[개정2판]

아로마테라피 마사지

실제적 접근

옮긴이: 조옥현 외

Massage *and* Aromatherapy 2nd Edition

A Practical Approach

Lyn Goldberg

T

■ **옮긴이** (가나다순)

김미숙 (사)한국과학마사지협회 경남지부장
김수연 제주한라대학 뷰티아트계열 겸임교수
김효철 중국 요녕 중의약 대학교 객좌 교수
서현규 대구보건대학 물리치료과 교수
성기석 경희대 체육대학원 대체요법과정 주임교수
이명희 송호대학 뷰티케어과 교수
이윤정 동서울대 뷰티코디네이션과 겸임교수
이은미 서라벌대학 웰빙테라피과 외래교수
BTS 아카데미 원장
이점안 숙명여자대학교 평생교육원 피부피용과 겸임교수
장예선 제주관광대학 관광뷰티디자인과 교수
정아람 경인여자대학 레저스포츠학과 외래교수
조근복 수원여대 피부미용과 외래교수
조옥현 경희대학교 체육대학원 외래교수
(사)한국과학마사지협회 부회장
최건식 서울 스포츠 대학원 대학교 교수
허홍임 대경대학 뷰티디자인학부 피부미용과 겸임교수

아로마테라피 마사지–실제적 접근 [개정2판]

2007년 4월 24일 초판인쇄
2007년 4월 30일 초판발행

지은이 : Lyn Goldberg
옮긴이 : 조옥현 외
발행인 : 박 병 조
발행처 : 도서출판 영문출판사
등　록 : 1987년 12월 21일 제2-419호
주　소 : 서울시 강남구 삼성동 69-1
전　화 : (02) 514-5590, 776-5590
팩　스 : (02) 756-8943
E-mail : yeongmunsa@empal.com
정　가 : 18,000원
ISBN 978-89-7224-151-5 93510

※ 파본은 교환해 드립니다.

차 례

헌 사

나는 이 책을 준비하는 동안 다음의 사람들에게 많은 도움과 조언을 받았다.

Carlton Professional & New Concept는 테이블과 장비를 공급받을 수 있는 관용을 베풀어주었으며 London College of Fashion의 Marion Campbell 교수에게 아로마테라피와 동양적 마사지를 도움을 받았고, Nelson Thornes의 Claire Hart에게는 필요할 때는 언제나 도움을 받았으며 남편과 딸이 잘 참아주었고 광고를 해주었다.

저작권을 가진 분들에게 되도록 연락하려 했으며 혹시나 우리가 간과하여 그렇게 하지 못한 경우엔 사과를 드립니다.

서 문

치료도구로서의 마사지는 최근들어서 더욱더 폭넓게 사용되어 왔다. 얼마전까지만해도 마사지는 정골요법학(osteopathy)이나 물리치료에서 특정한 병을 치료하기 위해 사용되었었다. 보조의학이 점점더 발전함에 따라마사지는 모든 종류의 스트레스와 관련 문제를 치료방법으로 인식되기 시작했다. 모든 시대, 모든 나라(영국을 포함한)에서 마사지는 어떤 형태로든 있었으며 오늘날 영국만 보더라도 많은 남녀들이 비의학적 전문 마사지사가 되기 위해 트레이닝을 받고 있다.

영국어로 마사지는 아라비아어 mass' h(부드럽게 누르다)에서 온 것 같다.

과거에 '문지르고(rub), 누르고(press) 하는 것이 치유과정의 한 부분이 아니다' 라는 문화는 거의 찾아볼 수 없다. 그리고 그것들 대부분이 현대의학의 실전과 병행하여 이어져 내려오고 있다. 아로마 오일과 허브 요법은 마사지와 함께 치유과정으로 사용되어오고 있으며, 아로마테라피 실전에서 이를 찾아볼 수 있다.

사람들은 시행착오를 거치며 무의식으로 음식물들을 찾아냈듯이 병에 걸렸을 때에도 약으로 쓸 만한 것들을 찾아내곤 했다. 고대인들은 그런 물질들에 대한 지식이 많았었고, 이것이 대를 이어 전승되었으며(특히, 엄마-딸을 거쳐 음식물을 준비하면서 치유 복용량을 어떻게 준비하는지), 아픈 부위를 문지르면, 통증과 불편함이 줄어든다 라는 본능적 느낌이 점점 체계화되면서 마사지가 된 것이다.

중국에서는 B.C. 3000년 전에 운동과 마사지에 관한 책이 있었다. 그 책에서는 마사지에서 누르고 문지르는데 가장 효과적인 몸의 포인트에 역점을 두었었다. 이런 기법은 일본으로 전해져 현재 시아추(shiatsu)가 되었다.

아메리카 인디언 부족들은 몸에 어떤 물질이 쌓여서 병이 생기며 그것을 제거하면 병이 낫는다라고 믿었다. 치료술사들은 여러 가지 제거 방법을 시행하였고 그중 하나가 통증제거법인 마사지였다. Navahos는 기도, 춤, 모래페인팅(모래목욕), 마법지팡이(sticks)같은 주술적 요소와 땀목욕(sweat bath), 향(incense), 약, 마사지 같은 좀더 그럴싸 한 요소들을 모아 긴 치료과정을 시행하였다.

마사지는 고대 힌두교의 아유르베다(Ayurveda : Art of life, B.C. 1800년)에서도 언급되었었다. 현재에는 마을마다 마사지에 특출한 사람들이 있고, 그들은 허브나 향신료, 정유들을 사용한다.

중동에서는 여러 형태의 마사지가 있었고, B.C. 7세기 경 앗시리아에서 발한(perspired) 치료를 위해 의사가 왕에게 허브와 격렬한 마사지를 처방한 기록이 있다.

인도네시아, 호주, 타이티에도 마사지는 문헌상으로 있으며, 타이티의 여자 마사지사가 쿡선장(Captain Cook)의 좌골신경통(sciatica)을 치료한 적이 있다.

유럽에서도 마사지의 역사는 길다. 고대 그리스나 로마에서 병사나 검투사들 뿐만 아니라, 근육을 많이 쓰지 않는 사람들에도 마사지는 주기적으로 사용되었다. 그리이스인들은 몸의 휘트니스(균형, fitness)을 가장 중요시 했으며 정기적으로 운동경기나 체육관에서의 매스게임(races and gymnastic display)을 했다. 이때 정기적인 마사지는 이들을 유연하고 균형잡히게(supple and fit)했다.

오딧세이의 작가 호머는 영양섭취와 동시에 마사지와 운동이 군인의 치유를 돕고, 건강하게 해준다고 했다. 그리이스 여인들은 체조, 춤, 마사지로 그녀들의 미를 가꾸었다. 기원전 5세기 철학자 헤로디쿠스(Herodicus, 의사, physician)는 허브와 오일을 마사지에 사용했으며, 동창인 히포크라테스는 혈류 순환의 개념이 있기 오래 전에 이미 마사지는 심장쪽으로 하는 것이 유용하다는 것을 알았다. 그는 의사(physician)들에게 이렇게 가르쳤다. 마사지는 문지르면서(rubbing) 강화(bind)하거나 유연화(loosen)시킬 수 있다.

신체 한 부분을 두툼하게 만들거나(flesh) 평평하게 할 수 있다(waste). 세게 문지르면(hard rubbing) 강화(bind)되고, 부드럽게 문지르면(soft rubbing) 연화(loosen)된다. 많이 문지르면(much rubbing) 소모(wasted)되고, 적절히 문지르면(moderate rubbing) 그 부분을 부풀릴(grow) 수 있다.

로마인들은 마사지와 목욕법을 그리스에서 배웠으며 히포크라테스의 방법을 답습했다. 부유한 로마시민에게는 목욕이 생활의 한 방식이었으며, 그 목욕은 네 가지의 단계를 거쳤다. 첫째로, 점차 몸을 덥히고 둘째로, 무척 뜨거운 목욕통들을 거치면서 땀을 배출하고 셋째로, 미지근한 욕조(tepid water bath)에서 몸을 식히고 넷째, 전신 목욕통으로 들어간다. 각 단계마다 노예들이 몸을 문지르고 피부를 자극하는 도구들을(utensils to scrape the skins) 사용했다.

서기 1세기 때의 의사 갈렌(Galen)은 피가 핏줄을 따라 움직인다는 사실을 알았고, 상처나 병을 치료하기 위해 시행하는 마사지는 필요에 따라 그 방향이 달라져야 한다고 하였다. 로마시대에 고안된 테크닉은 연타(주먹으로 pummel), 집기(pinch), 짜내기(squeeze)이다. 시이저는 신경통 때문에 매일 전신을 직접 문지르고 조였었다고 한다(rub and pinch). 중세에는 미용목적으로 때때로 사용되었다는 설이 있으나, 1570년대의 암브로이스 빠레(Ambroise Pare)라는 프랑스 의사가 관절 탈구에 부종을 줄이기 위하여 마찰동작(friction movement)을 사용한 후에 널리 퍼지기 시작했다. 그는 마찰동작을 부드러움-중간-격렬함(gentle, medium, vigorous)으로 구분하였으며, 스코틀랜드 메리여왕의 병을 마사지로 치료하여 더욱 유명해졌다.

그후 3세기간 마사지는 그 명성이 더 커졌으며, 1700년에 프러시아왕의 주치의인 호프만(Hoffman)은 이 배타적(aristocratic) 환자를 운동과 마사지로 치료하였다. 1800년 옥스퍼드 외과의사인 존 그로스베너(John Grosvenor)는 굳은 관절에 마찰법(friction)을 시행하였고, 에딘버러의 발포어경(Mr. Balfour of Edinburgh)은 류마티즘과 통풍에 문지름(rubbing), 두드림(percussion), 압박법(compression)을 사용했다. 1800년 대는 스웨덴 생리학자 피터 헨리 링(Peter Henry Ling)이 마사지와 운동요법을 말끔히 정리하였고 그것은 오늘날의 스웨디쉬 마사지(Swedish-style massage)라 불리우고, 그가 만든 용어도 현재 그대로 사용되고 있다. 그는 에플루라지(effleurage), 페트리사지(petrissage), 바이브레이션(vibration) 같은 용어를 새로 만들었고 후릭션(friction), 롤링(rolling), 슬래핑(slapping) 들도 함께 쓰였다. 19세기 중반 프랑스, 독일, 네델란드 생리학자들이 고대의 문지름 기법(rubbing skill)을 현대화, 변형시켰고 링(Ling)의 방법도 차용(adopt)하였다.

요한 메쩌(Dr. Johann Metzger)는 네델란드 의사인데 마사지를 의학에 도입하였다. 1860년 네델란드 황태자의 감염성 관절염(joint infection)을 치료하였고, 그러한 방법들을 당시 해부학, 생리학이론에 맞추어 과학화시켰다. 네델란드는 유럽에서 마사지 조직(organization)과 잡지가 처음 생겨난 곳이다. 그 나라의 많은 의사들이 메쩌(Metzger)의 방법을 이어갔다. 그를 따르는 사람들은 미국에까지 널리 펴졌으며, 그의 독일인 후계자인 폰 모젠게일(von Mosengeil)교수는 영국에서 이를 더욱 발전시켰다. 1866년 5월 영국의학잡지(British medical Journal)에서 윌리암 뮤렐(Dr. William Murrell)은 치료도구로서 마사지(Massage as a Therapeutic Agent)라는 기사를 실으면서 독일인 의사들과 매사츄세츠주의 치료 마사지 협회(Massachusetts Therapeutic Massage Association)의 그라함(Dr. Graham)의 마사지 치료법을 소개했다. 그라함(Dr. Graham)은 치료법을 새로이 개발하였고 후에 율리우스 울프(Julius Wolff)라는 독일 대서인(calligrapher)이 이렇게 치료받았다. 이것은 손가락 경련(writer' s cramp)이라는 병을 마사지와 운동으로 치료하는 것으로 효과가 너무 좋아 영국의사들이 이를 널리 받아들였다. 또 프랑스의 유명의사였던 샤르코(Charcot)과 루카스 샴포네르(Lucas-Championnaire)에 영향을 주었고 루카스 샴포네르(Lucas-Championnaire)는 골절치료에서의 마사지와 운동(Massage and Mobilization in the Treatment of

Fractures)이라는 책을 저술하였다.

1800년대 후반에, 영국의사들은 의료현장의 간호사들은 마사지를 배워야한다고 선언하였으며, 1894년 몇몇 여성이 훈련된 마사지사 협회(the Society of Trained Masseuses, TSTM)라는 단체를 설립하였다. 이들 여성들은 간호사라는 신분으로 특히, 고대로부터의 물리치료의 발달과 변화에 더욱 관심이 많았다.

1885년 경에 The Family Physician(가정의)이라는 잡지 속의 기사에서 젊은 여성들이 시술 시 마사지 경력에 주의하라는 경고문을 의사들이 대중에게 발표하기도 했다.

TSTM은 1차대전 시 그 구성원이 크게 늘어났다. 1920년에 왕립 면허장(Royal Charter)가 1920년에 허가되었으며, Chartered Society of Massage and Medical Gymnastics가 되었다. 1943년에 다시 이름을 the Chartered Society of Physiorheraphy로 바꾸었으며 1964년에는 나라의 허가를 받았다. 그래서 마사지는 의료의 일부분으로서 여러 해 동안 효과적으로 유지되었으며, 그전에는 병원에서 거의 쓰이지 않았지만, 그 이후부터 물리치료의 한 분야로서 직업적 독립성을 가지게 되었다.

의료의 일부로서의 마사지는 정통의학이 아닌 곳에서 전인치료(Holistic treatment)가 붐을 이루면서 조금씩 쇠퇴하기 시작했다.

전인치료(Holism)란, 옥스퍼드 사전 1990년 판에 '병의 증상치료가 아닌 의학적, 사회적 치료를 겸하는 것' 이라 정의되어 있다. 그래서 많은 마사지사들이 크리닉, 헬스센터, 휘트니스 센터, 기타 여러 종류의 이름으로 건강증진을 도우는 대체의학에 속하게 되었다.

최근에 간호사들과 직업적 건강 보조원들이 보조의학(complementary therapies)의 인기와 더불어 마사지에 관심을 가지게 되었다. 과거에 주류를 이루었던 의학을 보조하는 간호의 역할로 다시 돌아가자는 요구가 많다.

마사지의 기술은 치료적으로 환자와의 접촉을 하게 되므로 그들과의 의미있는 의사소통이 가능해졌다. 환자 간호에 접촉의 중요성은 특히, 노인이나 어찌할 바를 모르는 환자들에게는, 치료의 물리적 측면 이외에도 신뢰, 공감을 줄 수 있다. 그러나 환자나 피시술자들은 그런 방법으로 접촉되기 원치 않을 수도 있고, 적절치 못한 접근을 당해서 위협받는다고 생각할 지도 모른다. 사려깊은 설득으로 이를 극복해야 한다. 마사지는 스트레스에 의해 발생되고 걱정에 의해 악화된 상황을 치료하는데 도움이 된다고 믿어진다.

마사지와 정유를 사용한 아로마테라피는 이완을 위주로 하는 병원과 클리닉에서 환대받고 있다. 간호학과 학생들에게도 교과목에 마사지를 넣어 교육받고 있으며, 독일에서는 간호학과에 아로마테라피가 정규 교육과정이다.

미용치료 트레이닝 과정에서는 마사지가 중요한 과목이며, 전신 마사지가 아니더라도 여러 치료에 사용되고 있다. 얼굴 치료에도 마사지 동작은 클린징과 기타 처치에 응용된다. 발톱 치료에도 마사지 기법은 로션을 바르거나, 혈류 증가, 발과 다리의 이완을 위해서 사용된다. 미용치료에서 마사지의 비중은 사람들이 보조의학에 관심을 기울이면서 더욱 더 증대되고 있다. 1968년 City guilds of London Institute에서 미용치료에서의 마사지 코스가 정식으로 국가에서 인증 받았으며. 다른 기구들에서도 훌(full) 트레이닝 코스 강좌를 열어놓고 있다.

마사지와 아로마테라피 마사지는 National Council for Vocational Qualifications(NCVQ)와 기타 조직의 후원 하에 여러 과정에 포함되어 있다. 이런 과정에서 마사지치료사, 미용치료사, 간호사 등을 양성하고, 국가가 공인하는 독립구조의 면허장을 각각 발부한다. 사적인 조직도 여럿 있으며, 보조의학의 범주 내에서 훌륭한 자격증명서를 준다.

마사지와 아로마테라피는 훌(full)—혹은 파트(part)—타임 과정으로 배울 수 있으며 그 과정은 저녁에 배우는 3년 과정에서 단순 경력 혹은 취미로 즐기는 과정 등 다양하다. 이 책은 어떤 마사지, 어떤 아로마테라피에도 다 적합하게 만들어졌으며 다음의 과정에 더욱 그렇다:

- Edexcel(BTEC) National Diploma in Applied Science(Beauty therapy)
- Edexcel(BTEC) Level 3 Complementary Medicine Award
- Edexcel(BTEC) Higher National Diploma in Beauty therapy and Health Studies
- NVQ/SVQ in Beauty Therapy, Units 305 & 307

간호사들과 보조요법사들에게도 이 책은 유용할 것이다.

마사지와 아로마테라피 과정은 다음의 기구에서도 시행되고 있다.

- International Therapy Examination council(ITEC)
- Guild of Complementary Practitioners(GCP)
- Vocational Training Charitable Trust(VTCT)
- International Federation of Aromatherapists(IFA)
- International Society of Professional Aromatherapists(ISPA)

마지막으로 주요 기술(Key Skill)에 대한 언급이다. 키스킬 인증은 전부는 아니더라도 대부분에서 경험을 쌓고 현장에서 트레이닝 받을 때 중요하다. 키스킬은 공부과정 중의 하나이며, 대화(Communication), 숫자 응용(Application of Number), 정보 기술 산업(Information Technology)과 연관되어 있다. 이런 기술들을 사용하는 경우는 무척 많으나 다음은 그 일부분의 예이다.

- *대화*(Communication)는 면담 등에 중점을 둔다: 피시술자에게서 정보를 받고 기록하기, 피시술자와 대화 유지하기, 면담카드 개발하기, 여러 종류의 면담의 차이점을 그룹 토의하기
- *숫자 적용*(Application of Number)은 비즈니스 기술에 중점을 둔다: 건물, 장비, 물품 임대료, 치료 가격, 대차대조표 작성하기, 이익 창출 및 저축 관리정보
- *정보 테크놀로지*(Information Technology)는 여러 분야에 응용한다: 면담 카드나 피시술자 기록 카드를 만드는 문서 작성기술, 광고 리프렛(leaflets)(그림이 중요), 장비, 물품 공급자의 데이터 만들기, 전문 모임과 전문 공급자를 인터넷으로 찾기

Lyn Goldberg
MCSP, Grad. Dip. Phys., MRQA

역자 서문

현대 인류는 문명이 발달하고 과학이 급속하게 발전함과 더불어 인간의 삶과 질은 다양하고 풍요로워지고 있는 반면 새로운 질병의 노출이 우리의 삶을 위협하고 있는 실정이다.

이에 세계 여러 나라에서는 질병의 퇴치와 치료에 많은 노력을 기울임과 동시에 자연치료 즉, 자연의학으로의 다양한 방법들을 모색하고 있는 상황이다.

고대로부터 전통적으로 내려오는 치료방법들을 과학적이고 체계적으로 정리하여 정통의학이라 불리는 서양의학과 자연의학의 통합으로 가벼운 질병이나 예방의학 차원에서 다루어지고 있다.

특히, 아로마테라피와 마사지의 경우는 각각의 고유한 특성을 가지고 있는 아로마 오일을 각국의 전통적인 고유의 마사지 방법에 접근을 함으로써 많은 임상들이 이루어지고 있다.

본 역서는 아로마테라피에서 사용하는 다양한 오일들의 각론을 자세히 설명하고 있어서 누구나 전문적으로 사용을 할 수 있도록 하였으며 특히 마사지의 경우 현장에서나 가정에서 손쉽게 이용하고 응용할 수 있도록 비교적 자세히 설명을 하였다.

그리고 인체 해부학적인 근육, 뼈, 피부의 Anatomy와 작용들을 이해하도록 하였으며 각 기관별 마사지방법과 아로마 오일의 사용방법들을 의학적으로 제시해 놓았다. 이러한 아로마를 이용한 마사지를 통해 자연치료의 한 방법으로써 일반인들, 아로마테라피스트, 피부 미용인들과 마사지사 그리고 대체의료인들이 비침투적이고 화학적 치료방법이 아닌 자연치료로의 접근으로 건강을 영위하는데 도움이 되고 유익하게 활용할 수 있는 지침서가 되었으면 하는 바람으로 이 책을 번역하였다.

이 책의 번역을 흔쾌히 허락하신 Lyn Goldberg께 감사를 드리며 출판을 도와주신 영문출판사 편집부 임직원과 특히 박병조 사장님께 심심한 감사를 드린다. 바쁜 일정 중에도 번역에 노력해 주신 교수님들과 아로마 테라피의 의학적인 자문과 번역에 참여와 조언을 해주신 여러 교수님들께도 감사의 말씀을 드립니다.

2007년 3월
역자 일동

현장에서의 마사지사

(THE MASSAGE THERAPIEST IN THE WORKPLACE)

1

이번 장의 주요 목표는 다음과 같다.

- 마사지사 고용 기회의 다양성
- 현행법 관찰의 중요성
- 개인위생의 중요성의 인식

마사지는 손가락이나 손바닥을 이용하여 근육에 자극을 주어 신진대사를 돕는 요법으로 전신 순환의 효과를 주며, 인체의 근육을 이완하여 독소와 노폐물을 배출하려는 목적을 위해 시행될 수 있다. 전신이완을 위해 시행되거나 혹은 피부나 그 하부조직에 특이 효과를 위해 크림이나 로션을 바르면서 시행된다. 스포츠 요법사는 선수나 운동하는 사람에게 경기 전후로 시행할 수 있다. 아로마요법사는 각각의 치료목적으로 정유를 사용하기도 한다. 전체 혹은 부분 마사지는 병원, 호스피스(hospice・말기 환자를 위한 의료간호 시설)에서 심한 환자, 노약자에게 의료 혹은 간호(caring)의 일환으로 시행될 수 있다. 많은 간호사나 직업적 관리사들이 마사지를 배운다.

마사지나 보조요법으로 회복 정도나 삶의 질의 향상 등을 평가하기 위한 연구도 많이 진행되고 있다.

마사지실 형태(types of workplace)

마사지사가 있는 마사지실은 여러 형태로 발전하고 있다. 피부관리실에서는 얼굴과 전신을 다루는데, 비만과 이완요법을 위해 마사지를 시행한다. 마사지는 체중감소뿐만 아니라 피시술자가 자기 몸에 좀더 관심을 깊게 하고, 아울러 식사와 운동치료의 동기가 되기도 한다.

살롱(salon)에서는 모든 종류를 다루는데, 소규모 점포나 대기업에서도 이를 설치할 수 있다. 큰 백화점에서도 스파(spa)나 보조요법을 할 수 있는 살롱을 설치할 수 있고, 대도시 호텔이나 레져 타운에서도 국제적 손님을 위해 설치한다. 건강센터는 과거에 저체중 손님이 주 고객이었으나, 요새는 이완요법과 스트레스 해소를 위해 설치한다. 왜냐하면 마사지는 모든 손님들에게 적용할 수 있기 때문이다. 일단 건강센터에서 마사지를 받고 나면, 미용살롱이나 다른 센터의 고객이 되기 마련이다. 휘트니스(Fitness) 혹은 스포츠센터에서도 운동프로그램 전후에 손님들의 마사지를 위해 고용될 수 있다.

미용요법사, 마사지사가 가정, 병원, 호스피스에서 프리랜서로 일하는 경우도 많다. 어떤 병원에서는 마사지사나 훈련된 간호사를 심장병동이나 정신병동에 배치하기도 한다. 어떤 사무실에서는 중역들의 스트레스 해소와 등, 목 마사지를 위해 마사지사를 고용하기도 한다. 항공사에서도 주요 고객을 위한 VIP라운지에서 마사지와 이완 요법을 해주는 것이 보편화 되었다. 운동이나 요가를 병행한 마사지 수업을 열고 자기자신이 직접 마사지를 시연하기도 한다. 고객들은 살롱(salon)이나 휘트니스 센터(fitness center)에서 무슨 마사지 테크닉을 배우는지 알고 싶어하기 마련이다.

저명한 마사지사는 이런 기회가 많지만, 훈련 중인 사람도 많고, 마사지에 대한 관심도 증가하여, 경쟁은 더욱더 치열해지고 있다. 헌신적인 마음과 약간의 격무를 감수할 준비가 되어 있어야 한다.

마사지가 끝날 때마다 주변을 위생적으로 정리정돈하고, 프라이버시를 지켜주는 것이 가장 중요하다. 작은 사무실이나 클리닉에서 마사지를 시행할 경우, 다음과 같은 기준과 법규를 염두에 두어야 한다.

근로기준법(Employment standards and legislation)

작업 중 건강과 안전에 대한 법(health and Safety at Work Act) 1974

이 법에서 고용주의 준수사항:

- 고용주, 피고용인, 도급인, 공공 근로자 등의 건강, 안전 복지에 관한 안전 지침을 마련할 것.
- 모든 장비는 규격품을 사용할 것.
- 작업장에서 독성 매연을 제거할 것.
- 안전 장비를 정기적으로 검사할 것.
- 모든 스태프(staff)들이 안전 절차를 지키고 안전 정보와 안전 교육을 받을 것.
- 작업 과정을 안전한 시스템으로 만들 것.

피고용인은:

- 자신과 다른 사람이 상해를 입지 않도록 충분히 주의할 것.
- 다른 사람들과 협동할 것.
- 다른 사람을 방해하거나 어떤 장비를 오동작시켜 타인의 건강과 안전을 위협하지 말 것.

소방안전법(Fire Precaution Act) 1971

고용인은

- 모든 구내에는 작동이 잘되는 소방기구를 비치할 것.
- 이 기구들은 쉽게 접할 수 있고 예상되는 불의 크기에 적절히 대응할 수 있을 것.

- 화재 시 빠른 대피를 위해 문은 잠그지 말 것.
- 실내 가구가 출입구를 막지 말 것.

피고용인은:

- 인화물질을 불에 가까이 말 것.
- 전기회로의 과부하를 시키지 말 것.
- 전기선을 길게 늘어뜨리지 말 것.
- 사용 후 모든 전원을 내릴 것.
- 구내에서는 금연할 것.

작업장에서의 전기 안전(Electricity at Work Regulation) 1990

모든 전기용품과 부품들은 적어도 1년에 한번씩 점검을 받아야 한다. 이 검사 결과를 기록으로 남길 것이며, 건강과 안전위원회(authority)의 점검에 사용된다.

COSHH : The Control of Substances Hazardous to Health Act 1989 (유해물질 조절에 관한 법률)

고용주는 작업장에서 유해물질의 점검과 그 노출 정도를 조절하도록 규정하고 있다(대부분의 살롱이나 클리닉에서는 보통의 환경보다는 안전하나, 코롱(cologne)이나 정유는 불꽃에 인화성이 있다).

고용주 책임보험법(강제) [The Employers Liability (Compulsory Insurance) Act] 1969

이법은 고용주가 봉급 명세서에 고용보험에 들었음을 명시하고, 작업장에도 최근 계약서를 붙여 놓도록 규정하고 있다. 보험은 고용주나 다른 근로자의 부주의에 의해서 병이나 상해를 입으면 배상 받을 권리를 포함한다. 자기자신의 부주의로 입은 상해는 배상 받을 권리가 없다고 이법에는 명시되어 있다.

공공 책임보험(Public-liability insurance)

공공 책임보험은 법적 규제는 아니지만, 고용주들이 작업 시 자신이나 피고용자들이 개인재산을 손상, 파괴시켰을 때를 대비한 것이다. 특별한 전문 손해배상 보험으로 피고용자나 피시술자가 치료 후에 직접 손상을 입었을 때를 대비한 책임보험이다. 각 치료사들은 피시술자가 제기할 지도 모르는 배상에 대해 자기직업에 따른 조직을 통해서 보험에 가입해야 한다.

실습사항

자신의 마사지실과 대학 실습실에서 위험요소를 체크하고, 소방기구의 위치와 종류를 파악하라.

살롱, 크리닉, 사무실에서 손님을 받을 준비가 되었을 때, 그 지역 환경과에 사용신청을 해야 한다. 그러면 사무실은 어떻게 운영하며, 어떤 치료를 할 수 있는가를 명시한, 때로는 어떤 마사지까지 명시된 라이센스(license)를 교부 받게 된다. 마사지를 포함한 인허가는 보통 대도시에서 자체 조례(bye-law)에 의하며, 여기서 잠깐 살펴본다(마사지를 포함한 인허가는 자체조례에 의해 관찰되어져야 하는 대도시의 주요 인허가이다). 특별 치료 라이센스에 관한 조건은 1990년 the Birmingham city Council Act과 1991년 the London Local Authorities Act에 그 기준이 명기되어 있다. 라이센스는 보통 기한이 1년이고 환경부 공무원이 재교부해주거나, 기준에 맞지 않으면 취소(cancel)되기도 한다.

라이센스가 필요한지 아닌지는 기본법을 잘 관찰해 보라.
당신은:

- 당신이 접촉성, 혹은 전염성 질병을 가지고 있을 때는 시술을 그만 두어야 한다.
- 작업장을 깨끗이, 깔끔하게 유지한다.
- 모든 작업 과정에서도 위생상태를 좋게 유지한다.
- 피시술자가 부작용 없이 치료 받을 수 있는 대상인가를 체크한다.
- 피시술자에게 치료에 대해 명확하게 설명한다.
- 치료과정 전부터 후까지 안전 지침을 지킨다.
- 정확한 치료방법을 사용하고 건성으로 치료하지 말라.
- 각 개인에 맞는 치료방법을 선정하라.
- 사용되는 물품을 다루거나 버릴 때 주의하라.
- 쓰레기와 오물은 가능한 즉시 제거하라.
- 비정상적인 반응이나 문제 발생을 적은 정확한 치료기록을 작성 유지하라.

주의점

음식이나 연기로 옷에 붙은 냄새는 매우 혐오스러울 수 있다.

실습사항

지방정부의 환경부에서 마사지를 개업하려면, 어떤 조건을 갖추어야되는지 서면질문을 해보라.

유용한 정보

마사지 치료는 피시술자와 밀접해야 하므로 자신의 외모, 위생에 큰 주의를 기울여야 한다.

- 특히 손의, 보석류는 최소한만 착용한다.
- 머리는 짧고 얼굴을 가리지 않아야 한다
- 신발은 굽이 낮고 편안해야 한다.
- 체취와 구취를 없애야 한다.
- 손톱은 짧고, 메니큐어를 지운다.

핵심용어

이들 단어의 의미를 알아야 한다. 본문이나 용어(glossary)에서 이 단어들을 확인하라.

- 위험(hazards)
- 위생(hygiene)
- 보험(insurance)
- 이완(relaxation)
- 치료사(therapist)

시술실 환경
(THE WORKING ENVIRONMENTS)

2

이번 장의 목표는 다음과 같다.

- 시술 환경을 좋게 꾸미는 법
- 시술 환경이 시술자와 피시술자에게 미치는 영향을 아는 법
- 베드의 종류와 부속품의 사용법
- 적절한 도구 사용의 중요성
- 작업환경에 있는 적절한 마사지 테이블(coach), 기타 물품 선택법
- 베드 커버나 커튼 등의 선택법
- 피시술자에 맞는 마사지 제품 및 마사지 종류 선택법

시술실(The working area)

이미 알고 있듯이 마사지사는 다양한 환경에서 일하게 된다. 그러나 마사지는 도구가 거의 필요 없는 반면, 마사지사는 대개 마사지나 다른 치료를 위한 특별한 치료실에서 근무하게 된다.

크기(size)

시술실 혹은 탈의실(cubicle)은 마사지 테이블과 트롤리(trolley)가 설치되어 있고, 마사지사가 자유롭게 움직일 수 있는 공간이 되어야 한다.

장식(decor)

시술실은 긴장을 풀고 아늑해야(welcoming)한다. 시술실은 자연광이 잘 비추는 곳이 좋고, 인공 불빛은 피시술자의 눈을 어지럽히지 않을 정도로 너무 밝지 않고, 간접 조명으로 설치하는 것이 좋다.

바닥은 쉽게 청소할 수 있고 소리가 나지 않으며, 미끄러지거나 냄새가 나오는 재질은 피한다.

온도와 환기(Temperature and ventilation)

방은 냉기가 느껴지지 않게 해야 하지만, 시술자가 시술 시 더위를 느낄 정도면 안된다. 또, 답답하지 않게 환기가 잘되어야 한다. 따뜻한 계절에는 조용히 작동하는 에어컨이 필요하나 너무 차가운 것은 피한다.

프라이버시(Privacy)

피시술자의 프라이버시를 보장하기 위해 탈의실을 완전히 감싼다. 커튼이 아닌 벽으로 된 방에서는 문을 꼭 닫을 수 있어야 한다, 안팎으로 잠금장치는 없어야 한다.

> **주의점**
> 피시술자는 마사지 도중에 쉽게 한기를 느낀다. 반대로 시술자는 쉽게 더위를 느끼게 된다.

위생(Hygiene)

화장실은 가까이 있어야 하며, 치료탈의실(treatment cubicle)에는 세면대, 비누, 일회용 수건이 있어야 한다. 방방마다 샤워가 필요하긴 하지

만 꼭 있어야 하는 것은 아니다.

장비(Equipment)

트롤리(Trolley, 이동식 운반 손수레)

트롤리 위에는 마사지 동안에 사용할 물건들을 놓아둔다. 이동가능하고 조용히, 부드럽게 움직이는 바퀴를 가져야 한다. 청소가 쉬워야 하며, 치료 동안에 사용할 물품만 올려놓을 수 있게 작아야 한다.

테이블(Table or cupboard)

테이블에는 여분의 베개와 린넨(linen)과 기타 트롤리에 올릴 수 없는 큰 물건을 놓는다.

마사지 테이블(massage couch)

마사지 테이블는 무척 다양하다. 작은 살롱이나 가정 방문 시 편리한 이동식(portable), 접이식(folding) 마사지 테이블에서, 높이를 조정할 수 있는 마사지 테이블까지 있다. 어느 마사지 테이블를 사용하던 간에 충분히 넓고 길어서 피시술자의 키에 무관하게 완벽히 안전할 수 있어야 한다. 덜컥거리거나, 삐걱거리면 사용해서는 안된다. 왜냐하면 마사지는 이완을 위한 것이기 때문이다.

유용한 정보

마사지 테이블의 높이는 마사지사에게 중요하다. 너무 낮으면 웅크리게 되어, 등에 문제점이 나타난다. 너무 높으면 체중을 이용한 압을 손을 뻗어 시술하고자 하는 부위에 사용하기 어렵게 된다. 테이블 옆에 서서 팔을 똑바로 펴고 손바닥이 마사지 테이블 위에 올라가면 적당하다.

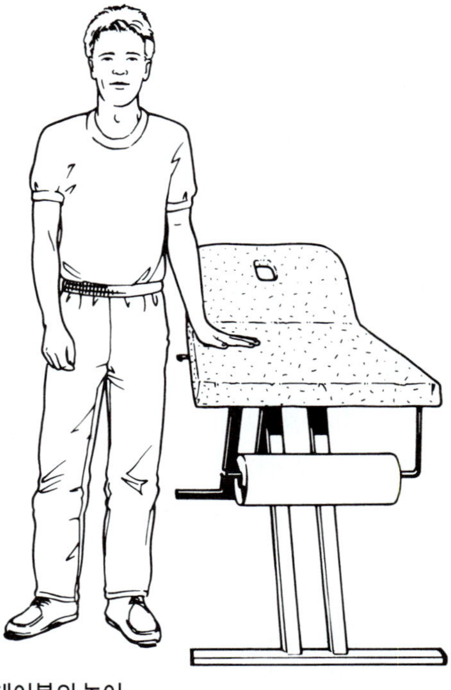

그림 2-1 적절한 마사지 테이블의 높이

조정할 수 있는 마사지 테이블은 비싸지만, 여러 면에서 장점이 있다. 마사지사의 키에 상관 없이 사용 가능하며, 보통 마사지 테이블이라면, 오르기 힘든 노인과 장애인에게도 높이를 낮춰줄 수 있고, 체중을 이용한 압이 좀더 필요한 스포츠 마사지 동작을 용이하게 할 수 있다.

모든 마사지 테이블에는 조절 가능한 등받이와 롤(roll) 종이꽂이, 숨구멍(breathing hole)이 있다. 숨구멍은 피시술자가 엎드릴 때, 얼굴을 내밀 수 있으며 머리를 옆으로 돌릴 필요없이 목 윗 부분과 어깨 부위에 접근을 용이하게 한다. 피시술자는 신장, 몸무게가 다르므로 적절히 테이블 높이, 길이를 조절해야 한다. 마사지 테이블을 비닐 같은 세척이 쉬운 덮개를 씌우면, 가벼운 패드 같은 느낌을 주어 좀더 안락하다.

주의점

고객의 신장과 체형에 맞춰 테이블의 높이를 조절해야 한다.

이동식/접이식 마사지 테이블(Folding/portable couch)

이동식 마사지 테이블는 높이를 조절할 수 있어야 하며, 펼치면 다리로 단단히 고정되게 하여야 한다. 때로 운반 가능한 케이스로 되어 있고, 무게는 7~15 kg 정도로서 먼 길을 운반할 때 힘들지 않게 한다. 이것은 피시술자의 집으로 방문할 때, 또 전시용으로 유용하며, 또 가끔 사용하면서 보관해야 할 때 접어서 탈의실 한편에 세워놓으면 된다. 때로 다리 길이를 조절할 수 있는 것도 있다.

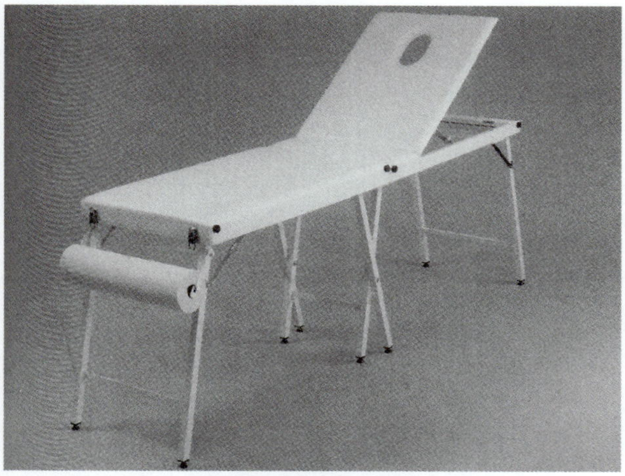

그림 2-2 운반할 수 있는 마사지 테이블: 세운 경우

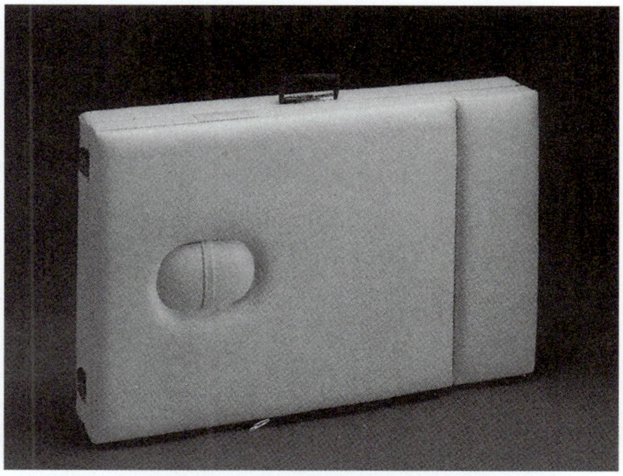

그림 2-3 운반할 수 있는 마사지 테이블: 접은 경우

마사지 테이블의 일반 용도

기본적으로 이런 마사지 마사지 테이블는 금속성, 목재성 프레임으로 되어 있다. 대개 마사지치료에 쓰인다. 평평하게 쌓아둘 수 있고, 필요하면 매우 빨리 조립할 수 있게 디자인된 것들도 있다.

다용도 마사지 테이블(Multipurpose couch)

이것은 마사지보다는 치료에 적합하며, 표준 마사지 테이블보다 좀더 용도가 많다. 적절한 발걸이와 등받이, 몸통으로 구성되며, 피시술자가 최대로 안락해질 수 있고, 필요하면 다리를 높일 수 있다.

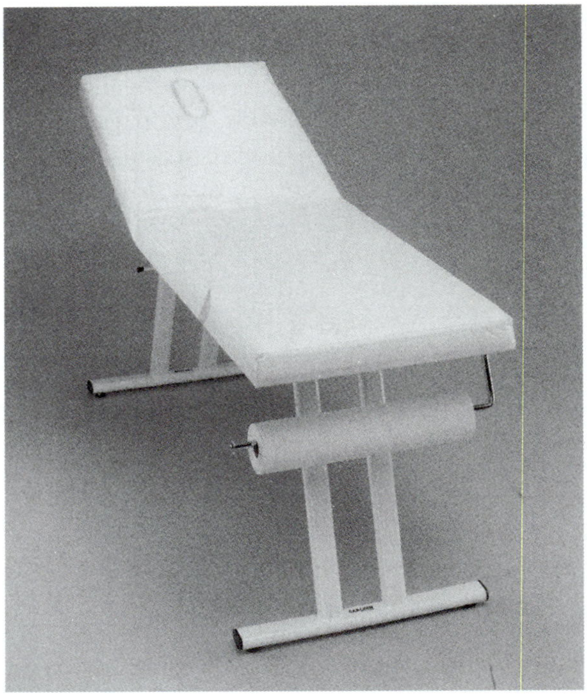

그림 2-4 일반 마사지 테이블

수압 또는 전기사용 높이조절 테이블(Hydraulic or electric height-adjustable couch)

이 마사지 테이블은 전기나 수압을 사용하며, 발로 높이를 조절한다.

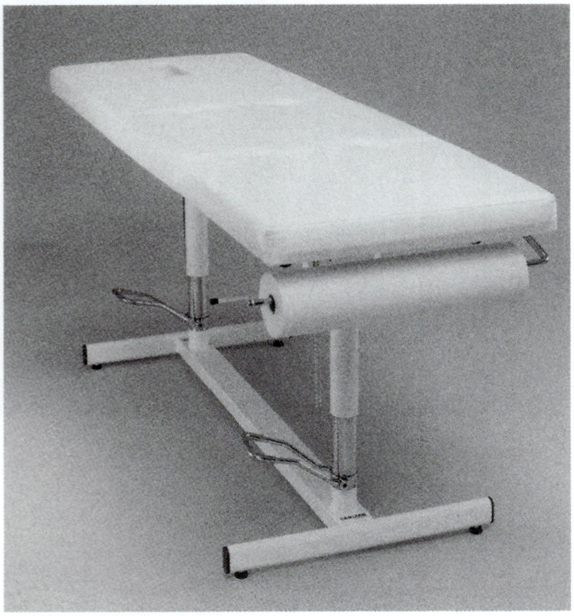

그림 2-5 수압조절 마사지 테이블: 눕힌 상태

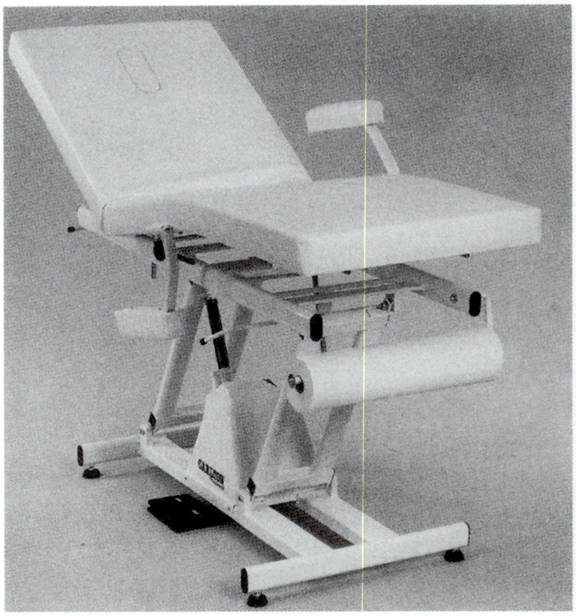

그림 2-6 다용도 마사지 테이블: 팔걸이가 있고 전기로 높이 조절 가능

스포츠 마사지용 테이블(Couch for sports massage)

스포츠 마사지에는 바닥이 탄탄해야 하고 높낮이를 쉽게 조절할 수 있어야 한다. 모든 마사지 테이블에서 가장 중요한 점은 마사지 때, 힘을 받아도 일정한 상태를 유지해야 하는 것이다.

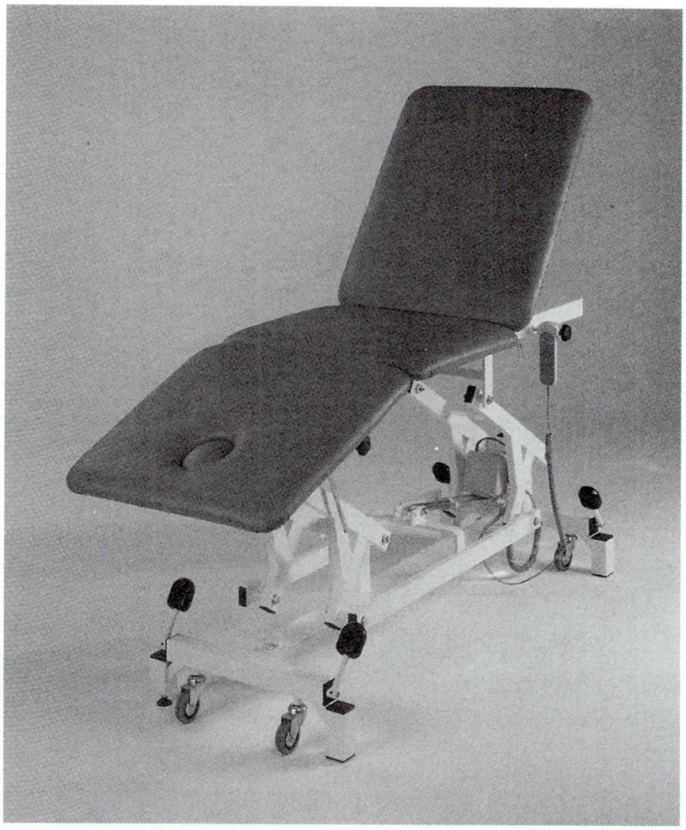

그림 2-7 전기 높이조절 마사지 테이블

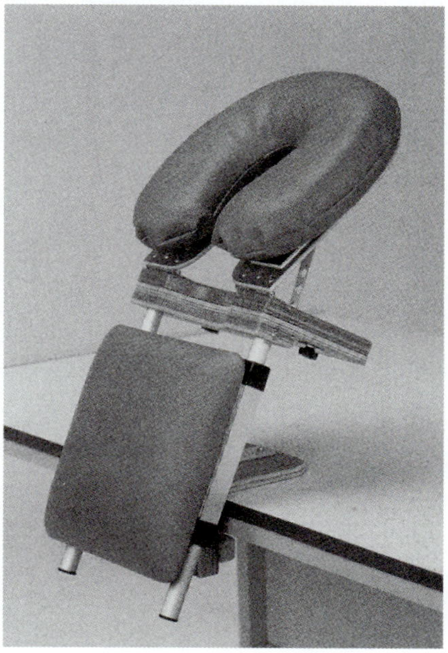

그림 2-8 머리 어깨 걸이

등 마사지의 보조기구(Support for back massage)

앉은 자세로 등 마사지를 받기 위해서는 피시술자의 머리와 어깨를 받칠 수만 있으면 되는 특별 보조 기구가 필요하다. 이런 유형은 사무실이나 기타 작업장으로 방문할 때 자주 사용된다. 그림 2-9, 10에서 보는 것 같이 구부린 자세에서의 등 마사지는 특별 마사지 의자가 필요하다.

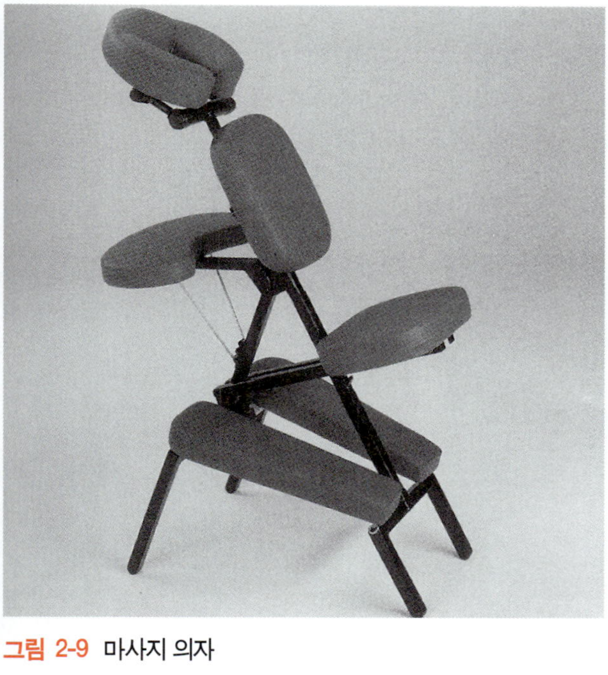

그림 2-9 마사지 의자

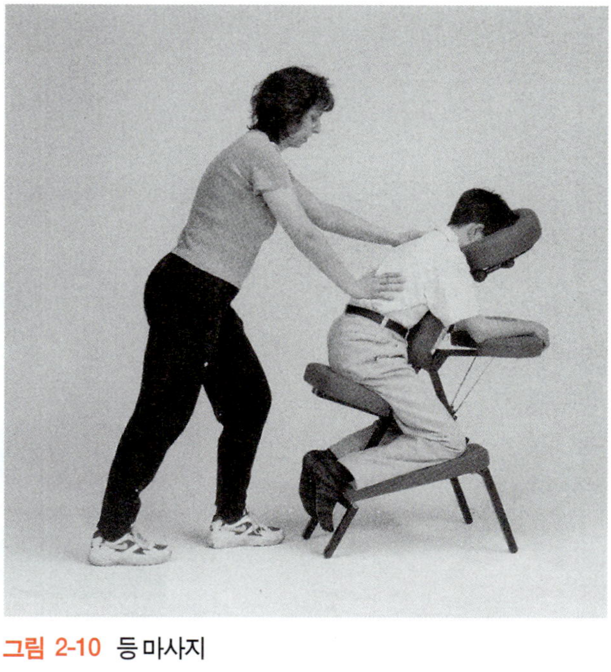

그림 2-10 등 마사지

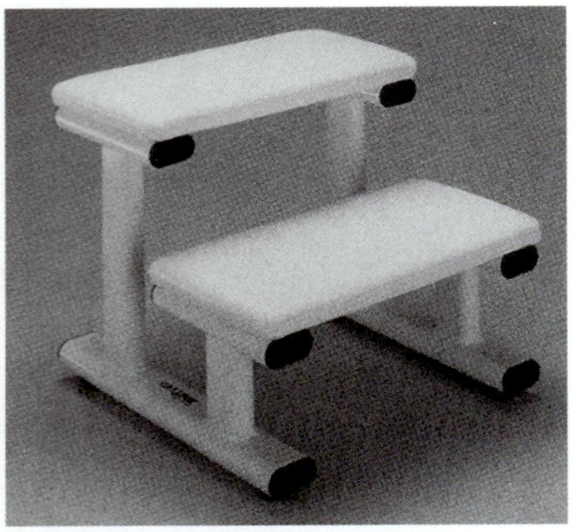

그림 2-11 마사지 테이블 계단

실습사항

회사마다 카탈로그(catalogue)를 보면서 마사지 테이블 종류별 가격을 알아보라.

계단(Steps)

마사지 테이블에 좀더 편하게 오르내리게 하기 위하여 계단이 사용될 수 있다. 견고해야 하며, 사용하지 않을 때는 차곡차곡 놓을 수 있어야 한다.

팔걸이가 없는 의자(stool)

발, 얼굴 마사지 때 팔걸이가 없는 의자에 앉아서 하면 편할 수 있다.

부대 기구(Accessories)

안면 쿠션(Face Cushion)

마사지 테이블에 숨 구멍이 없으면, 공기 주입식 안면 쿠션을 사용하여도 된다. 얼굴을 넣고 엎드리면, 목과 어깨를 좀더 쉽게 마사지 할 수 있다.

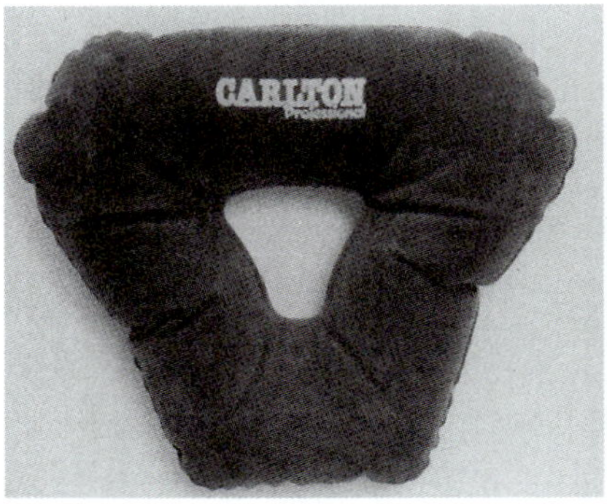

그림 2-12 안면 쿠션

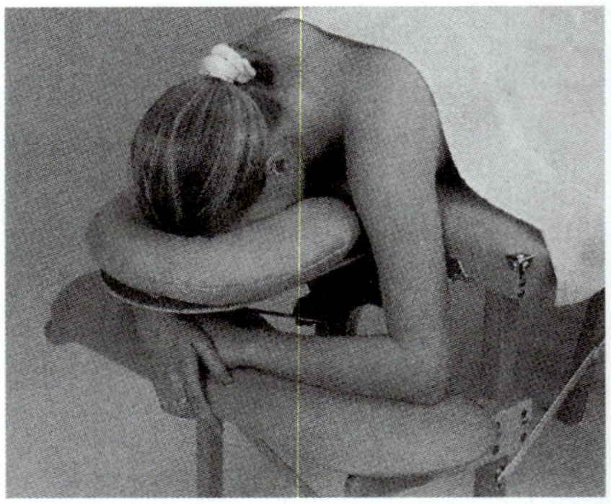

그림 2-13 머리 받침

머리 받침, 발걸이, 팔걸이(head, foot, arm rests)

피시술자가 몸집이 크거나 키가 커서 마사지 테이블를 좀더 연장하고 싶을 때, 마사지 테이블 한 쪽으로 머리받침을 사용하거나 발걸이, 팔걸이를 사용할 수 있다.

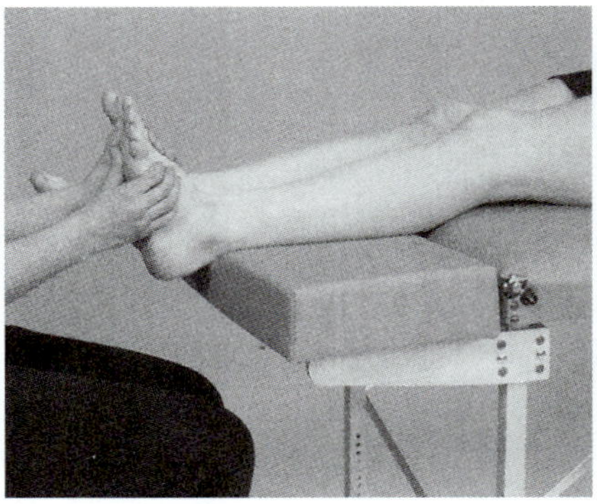

그림 2-14 발걸이

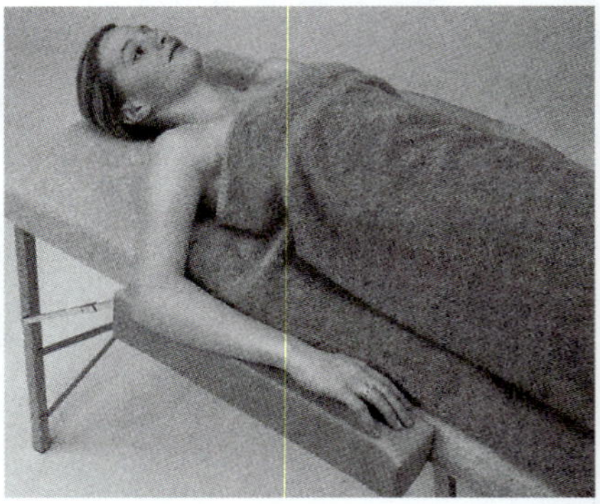

그림 2-15 팔걸이

린넨(linen)

새로 마련한 린넨을 많이 준비하고 다음과 같이 사용한다.

- 마사지 테이블에 딱 붙은 탄력 타올 혹은 비슷한 재질의 마사지 테이블 덮개를 덮는다.
- 베개(소형과 대형), 베개 커버
- 다양한 크기의 수건
- 가벼운 담요(blanket)

어쨌든 마사지 테이블은 편해야 한다. 타올 커버로 덮고, 머리부위에 베개 2개 정도를 둔 다음, 1회용 종이 티슈로 덮는다.

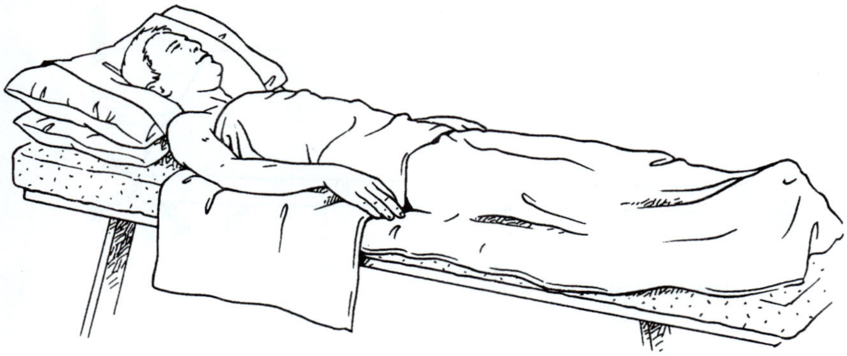

그림 2-16 피시술자 덮기

두 개의 목욕 타올로 피시술자를 덮는다. 하나는 몸의 상부, 또 하나는 하부를 덮는다. 이래야 전신 마사지가 쉬워진다.

마사지 도중에는 몸이 쉬 차가워 지므로 담요를 항상 준비해 둔다. 다리 뒷면을 마사지 할 때는 작은 베개를 둥글게 말은 타올을 발목에 끼우는 것이 좋다.

마사지 테이블를 만드는 또 다른 방법은 가볍고 평평한 쉬트(sheet)나, 담요(blanket)를 마사지 테이블에 올려 놓고, 1회용 티슈를 까는 방법이다. 쉬트는 피시술자에 엇갈려 접어놓아 접으면서 차례대로 각 부위를 노출시킬 수 있게 한다.

마사지를 위한 품목들

이동식 트롤리에는 다음과 같은 것들을 항시 준비한다.

- 마사지 크림, 오일(깨끗하고 리필 가능한 용기에 담은)
- 탈쿰 파우더(talcum)
- 코롱(cologne)
- 외과용 알코올(surgical spirit)
- 안면 클렌저(facial cleansers)

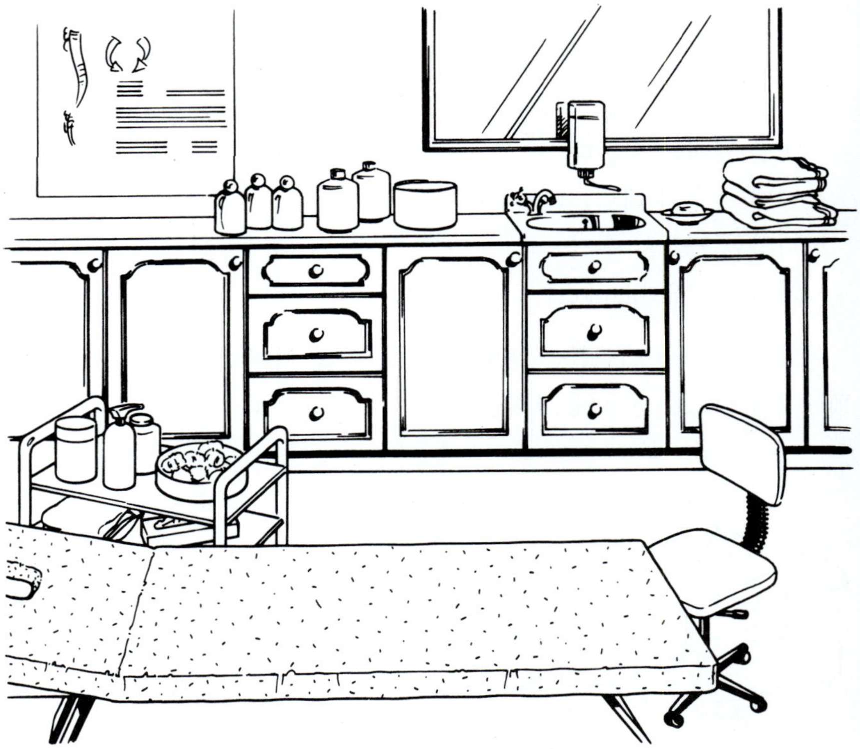

그림 2-17 시술 장소(treatment area)

- 티슈
- 솜뭉치, 작은 패드
- 작은 수거통(waste bin)

마사지 크림과 오일(Massage creams and oils)

오일과 크림은 값싼 미네랄 오일부터 비싸지만 적절한 상표의 오일까지 그 종류가 많다.

미네랄 오일(Mineral oils)

베이비오일 같은 미네랄 오일은 몸에 쉽게 흡수되지 않는 반면에 땀구멍을 막는 경향이 있다. 장기간 보관해도 쉽게 변질되지 않는 장점이 있다 — 식물성 오일은 그렇지 않은 경향이 있다. 비용 면에서 미네랄 오일은 견습기간에 적당하다.

식물성 오일(Vegetable oils)

해바라기, 잇꽃(safflower), 포도 씨, 아몬드 오일 같은 품질이 좋은 식물유를 사용한다. 아몬드 오일에 코코넛유를 조금 섞어서 사용하는 추세이다. 어떤 식물유라도 신선도를 유지시켜야 한다. 한번에 너무 많은 양을 구입하면 그렇지 못할 수 있다. 냄새가 거의 안나고 진하지 않은 오일을 고르는 것이 가장 좋다.

상업적 오일이나 크림은 특별히 관절염, 국소의 셀룰라이트, 스트레치 마크(stretch mark)를 치료할 때 쓰일 수 있다.

아로마 마사지를 하려면, 각 피시술자에게 맞는 오일을 섞어 만든다.

유용한 정보

피시술자가 향물질에 알러지가 있으면 패치테스트를 시행해야 한다. 이것은 팔 안쪽에 향물질을 조금 바르고, 반창고(patch)를 붙인 다음 24시간 동안 놓아둔 후 떼내어 반응을 본다. 그러나 식물유나 정유에 민감한 경우는 거의 없다.

탈쿰 파우더(Talcum powder)

때로 피시술자가 피부에 오일 바르기를 싫어한다면, 탈쿰 파우더가 대안으로 쓰인다. 탈쿰은 오일이나 크림보다 매끈한 정도는 떨어지지만, 스포츠 마사지같이 부분적으로 깊이 마사지 하려 할 때에는 적당하다.

코롱(cologne)

코롱은 마사지 후 과도한 오일을 제거할 때 쓰인다. 그리고 발 마사지 전에 발바닥 클렌저(cleanser)로 쓰인다.

수술용 알코올(Surgical spirit)

수술용 알코올은 언제든 필요할 때 기구를 닦는데 쓰인다. 그릇(bowl)을 소독하거나 트롤리에 떨어진 오일을 닦아낼 때 사용된다.

치료 과정에 안면 마사지가 있다면, 주된 스킨 타입에 맞는 클렌저와 안면 치료에 맞는 제품을 사용할 수 있다

상업적 제품을 사용하려면, 가정에서 사용할 만한 것을 구입하도록 피시술자와 토의한다. 그것은 탈의실이나 접대실에 비치한다.

심화 지침

마사지 전에 트롤리에 올려놓는 품목을 열거하라.

기타 옵션(Option extras)

음악(Music)

어떤 치료사들은 일하는 도중 음악 틀기를 좋아한다. 그러나 그 선택은 매우 어려운 일이다. 대부분 피시술자들은 조용한 것을 좋아하고, 그들이 동의했더라도, 취향이 맞느냐가 문제이다. 그래서 음악종류를 꼭 잘 선택해야 한다.

피시술자가 좋아하는 디스크나 테이프를 갖고 오도록 권유한다. 음악 소리가 나면 마사지와 음악의 리듬을 같게 맞출 필요는 없다. 최근에는 이완 음악이라는 장르가 생겨났으며 마사지나 비슷한 치료에 박자가 맞는다. 그러나 다시 한번 말하지만, 피시술자가 싫어하면 안된다.

기분전환(Refreshment)

마사지 후에 혹은 살롱을 떠나기 전에 기분전환을 시켜줄 수도 있다. 찬 물이나, 과일 주스, 커피, 차, 허브 티 모두가 적당하다.

실습사항

공급자, 카탈로그, 지역 대리점에 면담하여 마사지 동안 사용하는 물품들을 되도록 많이 정리해 보라. 가격, 이윤폭, 포장, 용도 등을 서로 비교해 보라. 당신의 피시술자에게 제공할 상품을 평가해 보라.

핵심용어

이들 단어의 의미를 알아야 한다. 본문이나 용어(glossary)에서 이 단어들을 확인하라.

- 장식(Decor)
- 환경(Environment)
- 위생(Hygiene)
- 광물성 오일(Mineral Oils)
- 이동식(Portable)
- 온도(Temperature)
- 패치 테스트(Patch test)

상 담
(CONSULTATION)

3

이번 장의 주요 목표는 다음과 같다.
- 피시술자 상담의 중요성 인식하기
- 상담의 주요 내용 열거
- 상담 진행 시 임기응변과 이해심의 중요성 인식하기
- 포괄적 기록 시스템의 중요성 인식하기
- 마사지에 연관된 효과적인 상담 진행하기
- 전신 마사지의 반작용을 열거하기
- 특별한 주의를 기울여야 하는 경우를 설명하기
- 의료의 도움을 받아야 하는 상황을 인식하기

피시술자는 여러 방법으로 당신에게 온다. 다른 마사지사가 소개하거나, 입을 통해 혹은 광고를 보고 올 수 있다. 어떤 경우든 치료 전에 상담을 하게 된다. 질문으로서 여러 가지 정보를 얻고 상담 시 혹은 치료 시에 치료받을 부위를 검사하게 된다.

주의점

상담은 계속되는 과정이다.

상담의 목적

상담의 목적은:

- 피시술자가 치료를 받은 후 무엇을 원하는 가를 발견한다.
- 피시술자가 치료를 받으면서 얻을 수 있는 것을 결정한다.
- 피시술자에게 치료가 적합함을 확인시킨다.
- 특별한 치료가 필요한지를 결정한다.
- 좋은 래포트(rapport: 관계)를 확립한다.
- 피시술자의 질문에 답한다.
- 치료 계획을 동의한다.

유용한 정보

치료 과정이 동의 되었으면, 피시술자에게 비용과 치료 스케줄을 충분히 이해시킨다. 논리적 이해 없이는 누구도 쉽게 치료받으려 하지 않기 때문이다.

상담 기록은 보관해야 한다. 카드나 컴퓨터로 상담 전체의 질문과 답, 검사결과 등을 기록한다. 대개 이 기록부를 보면 한 쪽에는 개인정보와 의료정보, 반대편에는 간호와 치료 기록을 적는다.

개인 정보를 물을 때 정중하고, 직업적인 태도를 보여야 하며, 이것은 상담에서 중요한 일이다라고 설명한다. 피시술자, 시술자 모두 누가 더

우위를 보이지 않게 하는 편안한 좌석에 앉아서 상담한다.

건강과 생활 습관에 관한 긴 목록의 질문들보다, 열린 질문(open question)을 하여 피시술자가 자신의 방식으로 자신을 설명하게 하는 것이 더 좋다. 예를 들어 '당뇨가 있었습니까?' 보다는 '건강상 문제가 무엇이었습니까?' 라고 묻는다. 열린 질문은 예/아니오 라는 대답이 나오지 않는다. 열린 질문은 어떻게 'How', 왜 'Why', 어디서 'Where', 무엇이 'What', 혹은 언제 'When' 로 시작한다.

유용한 정보

노인이나 장애인을 상담할 때는 호위 당한다거나, 보호 받는다 라는 느낌을 주지 않게 세심히 도움을 주도록 조심한다.

기본 정보

상담 기록은 피시술자의 기본 정보를 기록한다.

- 신상정보는 피시술자를 접하는데 중요하다. 예로, 약속을 변경한다, 메일을 보낸다 등에 쓰인다.
- 의료 정보로 마사지의 반적응증(contraindication)이 있는지, 의사의 도움이 필요한지를 알 수 있다. 이것으로 특별 치료가 필요한지 과거 요통을 앓았던 것처럼 그 부위에 대한 정보를 얻을 수 있다.

기본 정보는 상담 카드에 일목 요연하게 배열하고(그림 3-1), 피시술자에게 확인 후 사인을 받는다.

이외에 좀 더 많은 질문을 해야 한다. 예를 들면, 피시술자의 생활 습관, 스트레스 정보, 그가 마사지를 선택한 이유와 그것으로 무엇을 얻기를 기대하고 있는지 등등이다. 이런 질문은 시술자마다 취향에 따라서 다르다.

피시술자는 대개 치료의 본질이 무엇인지 관심 반, 걱정 반이다. 그래서 치료에 관한 질문을 할 기회를 주어야 한다.

상담카드의 반대편에는 간호, 치료, 치료 후 반응 등을 기록할 공간을 마련한다.

유용한 정보

피시술자에게 그들의 건강에 대해 요령있고 민감하게 질문해야 한다. 피시술자에게 왜 그런 질문이 필요한지를 설명하는 것이 적절하다. 피시술자에게 모든 기록은 비공개됨을 재확인시키시오.

이 름 ______	
주 소 ______	집 전화번호 ______
______	사무실 전화번호 ______
생 일 ______	직 업 ______
첫 상담일 ______	
담당의 이름 ______	전화번호 ______
전체적인 건강 상태 ______	
최근 투약 상황 ______	
최근 치료 상황 ______	
최근 대체/보완 치료 ______	
과거 의료/수술사항(가능한 날짜도 함께) ______	
피시술자 서명 ______	날 짜 ______

그림 3-1 상담카드

전신마사지의 반적응증은 많지는 않지만, 부분 마사지의 반적응증은 매우 많다. 이럴 경우, 의사와 상의한다.

모든 마사지의 금기사항(Contraindications)

- 열이 있을 때 감염증이나 전신상태가 좋지 않다.
- 류마토이드 관절염(Rheumatoid arthritis)의 발현기
- 암 치료 시–의사의 감독 아래 시행할 수 있다.
- 음주나 약물 복용의 영향이 있을 때.
- 임신을 하고 마사지가 임신에 나쁜 영향을 준다는 판단이 설 때.

주의점
금기사항(contraindication)이란 해서는 안되는 치료를 말한다.

부분 마사지의 금기사항

- 혈전(thrombosis)이나 정맥 염(phlebitis)의 과거력이 있는 부위
- 번질 수 있는 피부 질환 부위
- 반점이나 종기 같은 염증부위
- 일광 화상을 입은 부위
- 멍(bruising), 자상(cut), 최근의 흉터(scar), 미란(abrasion) 부위, 매우 얇고(thin) 무르게 보이는(fragile) 부위
- 최근의 염좌(sprain), 골절(fracture), 수술자국 부위
- 열이 나거나 부어 오른 관절 부위
- 어떤 경우라도 부어 오른 부위

- 통증이 있는 근육부위
- 심한 혈관류(varicose vein) 부위
- 검은 점(moles)이나 사마귀(warts) 부위
- 임신 초기(3달까지)의 복부 부위. 그 이후에는 매우 부드럽게 스트로킹(stroking)을 할 수 있다.

주의점
고객이 의사에게 허락 문서를 써주지 않는 한 의사에게서는 어떤 정보도 얻을 수 없다.

장기간 약물 복용 시 피시술자의 허락을 얻어 고객의 주치의와 만나보는 것도 필요할 수 있다.

특별 치료가 필요한 경우

당뇨(Diabetes)

때로 당뇨에서는 순환 장애, 피부 감각 이상으로 피부가 매우 무른 상태일 수가 있다. 특히 하지, 발에 생길 경우, 치유 과정도 매우 늦다.

간질(Epilepsy)

대부분 간질은 약으로 잘 조절될 수 있으나 테이블 위에 혼자 남겨놓지 않게 주의해야 한다.

심장병 혹은 혈압(Heart disease or blood pressure disorders)

대개 이런 경우에는 마사지로 오히려 도움을 받게 되나, 특별히 주의해야 할 경우가 있다. 어떤 고혈압이나 심장병에서는 평평하게 눕히는 게 위험하다. 저혈압의 경우 누웠다가 일어날 때 현기증을 느끼고 옆에서 도와줘야 한다. 심장병 환자는 가슴이나 목의 앞쪽 부위는 마사지를 피한다.

상담이 다 끝난 후 치료에 부적응증이 있는지 판단해야 한다. 피시술자가 정보가 맞다고 싸인한 상담기록부가 당신에게는 안전 장치가 될 것이다. 약속시간을 정하고 비용을 확인하는데 편리한 시간이 될수 있다. 피시술자는 상담과 치료에 대한 모든 질문을 할 수 있게 배려해줘야 한다.

상담카드는 안전한 장소에 보관하며, 치료받을 때마다 보완(update)해야 한다.

기록 보호법(Data Protection Act)

이 법에 의하면, 개인 정보는 컴퓨터로 피시술자가 직접 보고 오류를 고칠 수 있게 하고 있다.

실습사항

파트너와 함께 공부 중이라면, 새로운 피시술자로 가정하고 상담을 롤-플레이(역활 바꾸기)해보라. 전혀 마사지를 받아보지 않고, 다른 피시술자의 소개로 왔다고 가정하라. 편안하게 대했는지, 정확한 정보를 얻을 수 있었는지 롤-플레이를 관찰한 동료에게 대답해 달라고 물어보라.

핵심용어

이들 단어의 의미를 알아야 한다. 본문이나 용어(glossary)에서 이 단어들을 확인하라.

- 닫힌 질문(closed question)
- 열린 질문(Open question)
- 세부 의학 정보(Medical details)
- 투약(Medication)
- 반적응증(Contraindication)
- 세부 개인 정보(Personal details)
- 래포트(Rapport, 관계)

마사지와 몸의 시스템
(THE MASSAGE AND SYSTEM OF THE BODY)

4

이번 장의 주요 목표는 다음과 같다.

- 마사지와 연관된 기관의 주요 특징
- 이런 기관들의 주요 기능
- 마사지의 효과
- 마사지의 금기 및 이 기관들의 구조와 기능
- 스트레스가 몸에 미치는 영향
- 스트레스를 위한 마사지의 효과
- 아로마테라피 마사지의 효과

마사지와 연관된 몸의 기관

a) 외피계(피부, 손톱, 발톱, 머리카락, 털, integumentary system)
b) 근・골격계(뼈, 관절, 근육)
c) 순환계
d) 림프계
e) 신경계
f) 호흡계
g) 소화계
h) 신장계
i) 내분비계
j) 면역계

피부(Integumentary System)

외피계는 피부, 부속기관(피부, 손톱, 발톱, 머리카락, 털)으로 되어 있다. 외피계는 몸의 바깥 면을 싸고 있고, 마사지의 주 대상이다. 피부는 몸을 싸고 있고, 몸에서 가장 큰 기관이다. 어른 피부는 약 2제곱 미터쯤 된다. 피부는 부위마다 그 두께가 다르다[0.1 mm (눈꺼풀, 입술의)에서 3.5 mm까지(발바닥, 손바닥)].

구조(Structure)

표피와 좀더 깊은 진피로 되어있고, 표피는 5개의 층(stratum)으로 되어있다.

각질층(Stratum corneum)

이것은 가장 바깥 층이다. 여러 개의 납작한 죽은 세포들로 이루어져 있으며 세포내부는 질긴 케라틴(keratin)이라는 단백질로 차 있다. 이 층의 바깥쪽 세포들은 정기적으로 떨어져나가며, 마사지 때에도 벗겨질

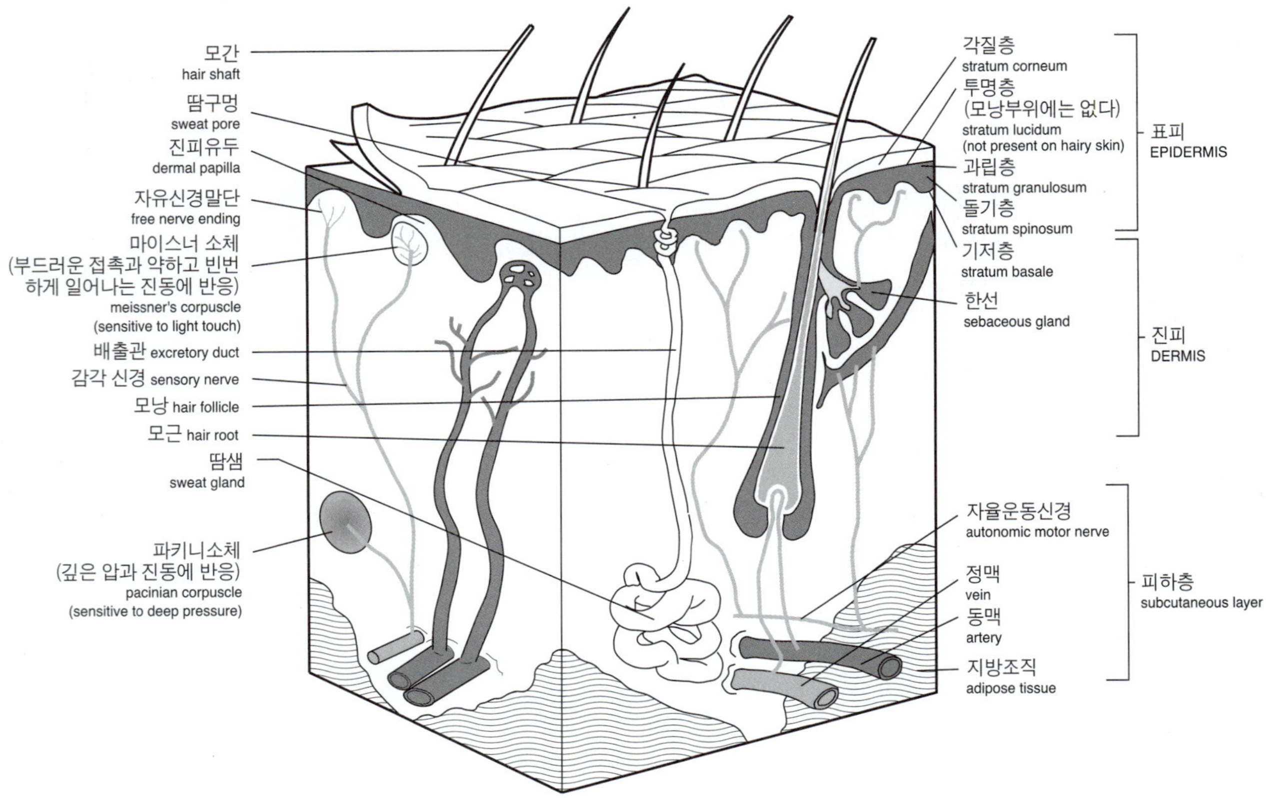

그림 4-1 피부의 단면도

수 있다. 특히, 필링(peeling)크림 등을 사용할 때.

투명층(Stratum lucidum)

이 층은 3~4개의 맑고 평평한 죽은 세포들로 이루어지는데 손, 발바닥에 보이며, 문지를 때의 저항층이 된다.

과립층(Stratum granulosum)

케라틴 생성물질을 포함하는 2-3개의 세포층으로 되어있다.

돌기층(Stratum spinosum)

빽빽하게 밀집된 다면체의 세포로 이루어지며 8-10층이다. 밑의 층과 함께 새로운 세포들이 태어나는 곳이다.

기저층(Stratum basale)

기다란 둥근 막대 형태의 세포들이 계속 분열하는 가장 깊은 층이다. 기저층의 세포는 점점 표면 쪽으로 이동하며 최종적으로는 각질이 되어 떨어져 나간다. 2~3주마다 이것이 반복된다.

진피는 좀 더 깊은 층이며 표피보다 훨씬 두껍다. 여기엔 연결조직이 있으며 피부에 탄력과 힘을 받쳐주는 부위이다. 모낭, 혈관, 신경, 분비선 등이 있다.

진피의 상부에는 표피 쪽으로 뻗어가는 손가락 모양의 돌기가 있다. 이 융기층(papillary layer)에 촉감을 담당하는 신경말단이 존재한다. 메이스너 소체(Meissner's corpuscles)는 가벼운 접촉을 느끼는 기관이며, 파키니 소체(Pacinian corpuscles)은 깊은 압(deep pressure)을 느끼는 기관이다. 그래서 마사지들 사이에 차이가 있게 된다.

진피에는 혈관, 림프관, 신경, 모낭, 땀샘, 교차섬유와 탄력섬유(collagen and elastic fibers)같은 연결조직이 있다.

탄력섬유는 나이가 먹어감에 따라 그 효율이 많이 떨어진다. 탄력섬유가 줄어들수록 느슨해지며 주름이 잡힌다. 피부가 늘어진 피시술자의 마사지는 깊게 혹은 과도한 에플루라지를 하면 불쾌감을 준다.

실습사항

손등을 꼬집어 비튼 다음 놓아서 얼마 만에 정상으로 돌아오는 가를 보라. 나이를 달리하여 이것을 해보고 그 차이를 느껴보라.

털은 진피내의 뿌리(root)에서 자라난다. 축(shaft)은 표피를 통과하여 피부 밖으로 나간다. 마사지를 하는 몸 전체가 손, 발바닥만을 제외하고는 털이 있다. 털은 길이, 촉감이 부위마다 다르다. 보통 털은 피부에 수직으로 서 있지만, 보통의 스트로크(stroke)는 털의 자연적인 방향으로 마사지를 한다. 특히 털이 많거나 심한 부위에서 그렇다.

진피에는 혈관들이 있다. 이런 혈관들은 외부자극(주로 온·냉이지만)에 반응하여 확장, 수축한다. 확장된 모세혈관에는 피가 많이 모이고 수축하면 줄어든다. 피부 색소의 양과 함께 이러한 혈관의 움직임은 그때 그때의 피부색깔을 결정한다. 따뜻한 상태의 피부는 차가울 때보다 더 붉어 보인다. 마사지를 하면, 이런 것이 관찰된다. 붉은 것을 홍반(erythema)이라 한다.

모세림프관은 세포간 공간에서 막힌 튜브모양으로 기시하며 피부 깊숙이 들어간다. 다음 페이지에서 자세히 설명한다.

두 종류의 샘(선, gland)가 있는데 땀샘(sweat gland)과 한선(sebaceous gland)이 그것이다.

땀샘은 몸 어디에나 있고, 손·발바닥에 특히 많다. 이마와 겨드랑이에도 많다. 각각의 땀샘은 진피에서는 꼬인 상태, 표피에는 곧은 관의 상태로 표피에 구멍(pore)를 가진다. 희석된, 염분을 포함한 땀(sweat, 땀을 흘리는 것을 perspiration이라 한다)을 생산한다. 이것의 주요 기능은 열에 반응하여 땀을 생산하며 체온조절을 한다. 마사지로 덥혀진 몸에서는 땀이 많이 나올 수 있으며 마사지사의 손에서도 땀이 나와 손이 미끄러질 수 있다. 특히 마사지사가 어떤 이유로든 흥분하면, 더욱 그럴 수 있으며, 학생, 초보인 경우에는 천천히 자신감을 가지고 마사지를 하여야 이런 경우를 줄일 수 있다.

두 번째는 한선(피지선, sebaceous gland)이며 피지선은 모낭에 위치하며 피지(sebum)를 생산한다. 피지선은 발바닥, 손바닥에는 존재하지 않으며 몸통과 팔 다리에는 소량, 윗 가슴, 얼굴, 목에 다량 존재한다. 피지는 피부와 털(hair)을 부드럽게 하고 유연하게 한다. 마사지 때문에 피지가 더 많이 생겨날 수도 있다. 진피 밑에는 지방조직을 포함한 결체조직(연결조직, connective tissue)이 있다.

지방조직(Adipose tissue)

지방을 저장하는 세포를 포함한 느슨한 결체조직이다. 피부 밑과 장기 주변에 보인다. 이 조직은 에너지 저장창고이며 열전도가 낮아 체온을 유지시키고 열 손실을 막는다.

마사지는 피하의 단단한 지방을 부드럽게 하여 좀더 깊은 조직으로 혹은 혈액 속으로 흡수되게 할 수 있다. 이때 대부분의 마사지 크림이 도움이 된다.

피하의 지방층의 분포는 성, 나이, 생활습관에 따라 다르다. 여자는 남자보다 두텁고, 근육이 감추어져서 몸이 남자보다 부드러운 곡선을 그린다. 폐경 후의 여자는 좀더 남성적인 모습을 보인다. 즉, 엉덩이, 넓적다리 보다는 허리, 배에 지방이 쌓인다.

흡수(absorption)

오랜 기간 동안 생물학자들은 피부는 외부 물질이 전혀 통과하지 못

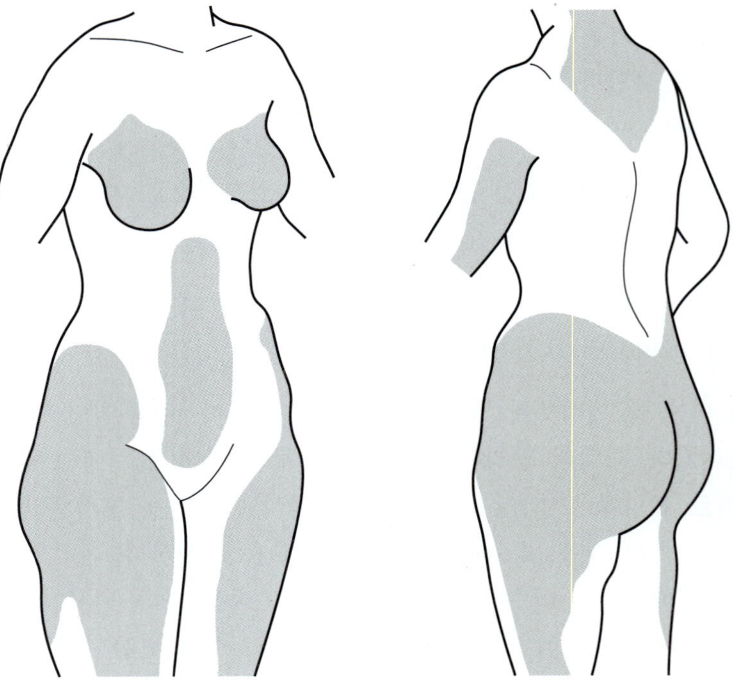

그림 4-2 지방 분포도(여자)

한다고 말해 왔다. 그러나 최근의 연구에서 이런 방어벽도 어느 정도 투과성이 있다고 밝혀지고 있다. 몇몇 화합물은 피부에만 흡수되고, 다른 것들은 혈관 속으로 들어가 전신으로 퍼지는 것도 있다. 이중에는 좋은 효과를 주는 것이 있다. 예로, 심장병이나 내분비계 질환 시, 약 성분이 포함된 패치로 이를 치료하는 것이다. 화학물질이 몸안에 들어와 해를 주는 경우도 있는데 수은이나, 살충제 같은 유독물질을 만지는 공장 근로자가 보호복을 입어야 하는 이유이다.

화학물질이 피부를 어느 정도 통과하는지는 여러 가지 요인이 있다. 다음은 그것들 중 일부이다.

- 피부에 접한 화합물의 양과 농도
- 피부에 접한 시간
- 피부 온도, 피부의 촉촉한 정도
- 모낭과 땀샘의 숫자
- 피부의 손상 여부

이런 것들은 모두 마사지제재의 피부투과성에 영향을 준다. 특히, 아로마테라피를 할 때, 정유의 경우가 더욱 그렇다.

정유의 흡수에 관한 연구는 정유는 표피를 지나 진피로 들어가며 혈관이나 림프관으로 들어간다. 이는 얇은 피부, 즉 안면, 안검(eyebrow)에서 투과량이 많고, 다리, 몸통, 배같이 두꺼운 피부 층에서는 투과량이 적다. 아이들은 어른보다도 더 많다.

이중 가장 중요한 두 가지는 물질의 농도와 투여 면적이다. 마사지와 열을 가하거나, 투여부위에 천을 덮으면 흡수를 돕는다.

알러지(Allergy)

피부에 접촉된 물질은 알러지를 유발할 수 있다. 이 경우에는 진피 중의 어떤 세포에서 히스타민을 분비하여 피부가 붉게 되며, 발열, 부종의 증상이 나타난다. 첫 접촉 시 감작되며, 두 번째 접촉부터 좀더 심하고 광범위한 반응이 나타난다. 일단 피부가 감작되면, 그 제재는 더 이상 쓰면 안 된다.

유용한 정보

피시술자에게 어떤 물질에 피부 알러지가 있는지 꼭 물어보아야 한다. 의심 나는 물질은 패치 테스트(patch test)를 한다. 작은 패치에 그 물질을 떨어뜨려 피부에 24시간 부착 후 반응을 본다.

아로마 제재는 순수 천연 식물성이며 비교적 안전하다고 생각된다. 그러나 정유는 강력하고 농축된 천연 화학물질이며 그 중 일부는 독성이 있다.

예를 들어, 페니로얄(pennyroyal) 식물은 간 독성을, 계피(cinnamon bark)는 피부 알러지를 유발할 수 있다. 각 정유의 금기사항을 체크한다. 장유는 마사지에 흔히 사용되며 마사지는 부분 혈류를 증가시켜서 정유의 흡수를 돕는다.

광 과민성(Photosensitivity)

어떤 화학 물질은 태양광에 노출 시, 강력하게 반응한다. 껍질을 압착하여 얻은 감귤류 정유들은 쿠마린(furocoumarin)을 함유한다. 조향과 아로마테라피에 사용되는 버가못이 그 대표이고, 잠깐이라도 자외선에 노출되면, 일광화상(sunburn), 반점(rash)을 유발한다.

유용한 정보

모든 광 감작 물질은 자연 광, 인공 광(sunbed)에 노출되기 전에는 피부에 바르면 안된다.

피부마사지의 효과

- 박피—사멸된 표피세포 제거 후 촉감을 좋게 한다.
- 땀샘, 피지선을 자극 클렌징(cleansing) 효과를 준다.
- 피부 순환을 도와, 영양공급과 노폐물 제거에 도움을 준다.
- 피부를 자극하여 일시적 홍반(erytheme)을 유발한다.

피부 마사지 제재는 각기 고유의 효과가 있다.

특별한 부위의 마사지의 금기사항

- 감염의 위험
- 얇고 짓무른 부위(thin and fragile)
- 쉽게 멍드는 부위(easy bruising)
- 피부의 절단(breaking)
- 사마귀, 점(moles and warts)
- 일광 화상 부위 (sunburn)
- 특정 제품 사용의 반대

핵심용어

이들 단어의 의미를 알아야 한다. 본문이나 용어(glossary)에서 이 단어들을 확인하라.

- 지방 조직(adipose tissue)
- 알러지(allergy)
- 콜라겐(collagen, 교원질 collagen fiber - 교원섬유)
- 결합조직(connective tissue)

- 진피(dermis)
- 박피(desquamation)
- 표피(epidermis)
- 홍반(erythema)
- 히스타민(histamine)
- 케라틴(keratin, 각질)
- 패치테스트(patch test)

근골격계(THE MUSCULO-SKELETAL SYSTEM)

골격은 인대(ligament)라는 단단한 결합조직이 관절 부위의 뼈에 붙고, 건(tendon, 힘줄)이 뼈와 근육을 연결하여 완성된다. 인대와 건을 마사지하면, 관절에 유연성을 주며 이는 스포츠 마사지의 주된 목적이다.

마사지는 골격이나 관절에 직접적인 영향을 미치지는 않아 보여도 간접적으로는 혈류를 증가시킨다. 마사지사는 골격의 부분 부분을 알아야 하며, 피시술자의 뼈의 돌기부분을 관찰하여 그 부분 마사지 때 주의를 기울여야 한다. 스포츠 마사지사에게는 전체 골격을 다 아는 것이 중요하다. 스포츠 마사지 시 그 방향을 필요에 따라 그 방향 혹은 반대방향으로 결정해야 하기 때문이다.

골격(skeleton)

골격은 몸의 구조물을 이루며, 뼈와 연골로 되어있다. 뼈와 뼈 사이는 관절이 있고 힘줄과 근육으로 연관되어 있다.

골격의 기능

- 몸의 연부 조직(soft tissue)을 지지한다.
- 뇌, 척수(spinal cord), 심장 같은 장기를 보호한다.
- 칼슘을 저장한다.
- 골수(bone marrow)에서 혈구(blood cells)를 생산한다.

골격의 구조

골격은 206개의 뼈로 이루어져 있다. 두 개의 부분으로 나눌 수 있는데 하나는 주축 골격(axial skeleton)이고, 또 하나는 부수 골격(appendicular skeleton)이다.

주축 골격은 몸 중심부에 있는 뼈들을 말한다. 표 4-1에 정리되어 있다.

부수 골격은 팔, 다리, 그리고 주축 골격, 흉부대(pectoral girdle), 골반대(pelvic girdle)에 붙어 있는 뼈들을 의미한다. 표 4-2에 정리되어 있다.

	뼈	뼈 갯수
머리	두개골 얼굴 귀 설골	8 14 6 1
흉부	흉골 갈비뼈	1 24
척추	척주	26

표 4-1 중추골격의 뼈

	뼈	뼈 갯수
흉부의 환상골	쇄골 어깨뼈	2 2
상지		60
골반의 환상골	골반뼈	2
하지		60

표 4-2 부수골격의 뼈

마사지는 골격의 윤곽을 따라가는데 뼈가 돌출된 곳은 연조직이 없으므로 가볍게 처리해야 한다. 어떤 부위는 매우 아플 수 있다. 손은 매우 예민하기 때문에 지방이나 근육 같은 연부조직과 뼈 같은 골조직을 쉽게 판단해낼 수 있다. 그래서 분명히 골 조직이면 마사지는 피해야 한다.

마사지의 금기사항 및 골격에서 특별히 주의해야 할 점

- 골절된 뼈는 완전 회복되기 전에는 하면 안 된다.
- 금속 판이나 핀을 삽입한 뼈는 주의를 해야하며 필요 시 의료지원을 요청한다.
- 의료 간호를 받는 모든 질병
- 골 통증이 있는 모든 질병

실습사항

그림 4-3, 4-4에서 다음의 부위를 찾아보고 몸에서 직접 만져보라.

- 후두골 기저부(base of occipital bone)
- 유양돌기(mastoid process)
- 7번째 경추(7th cervical vertebra)
- 빗장뼈(clavicle)
- 어깨뼈의 돌기(spine of the scapula)
- 봉우리돌기(acromion process)
- 팔꿈치머리돌기(olecranon process, 때로 funny bone이라 불리며, 신경이 비스듬히 지나가므로 주의하라)
- 척골의 경상돌기(styloid process of ulna)
- 장골릉(crest of ilium, iliac crest)

- 천-장골 관절(sacro-iliac joint)
- 전자(Greater trochanter of femur 대퇴골 상부의 돌기)
- 슬개골(patella bone)
- 경골의 앞면(anterior border of tibia)
- 비골의 머리부(head of the tibia, 신경이 엇갈려 지나가므로 주의)

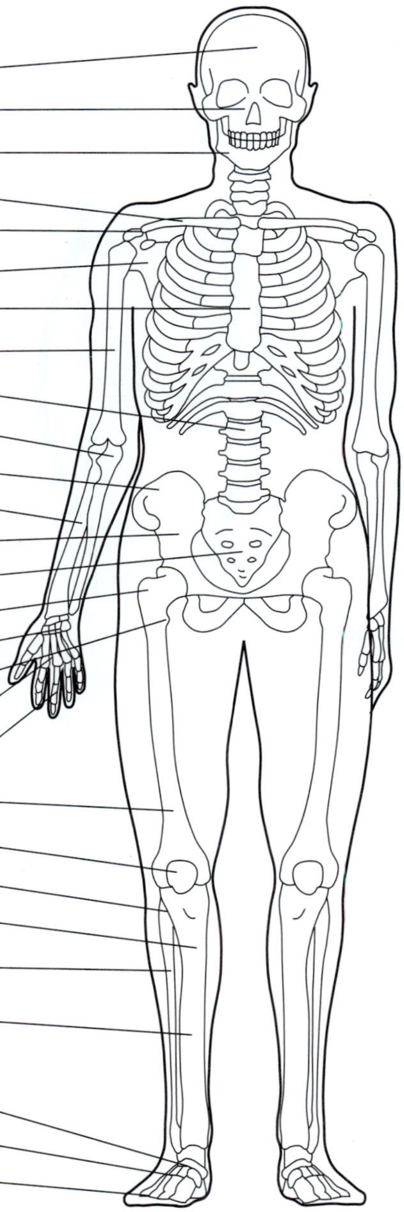

그림 4-3 골격의 앞면

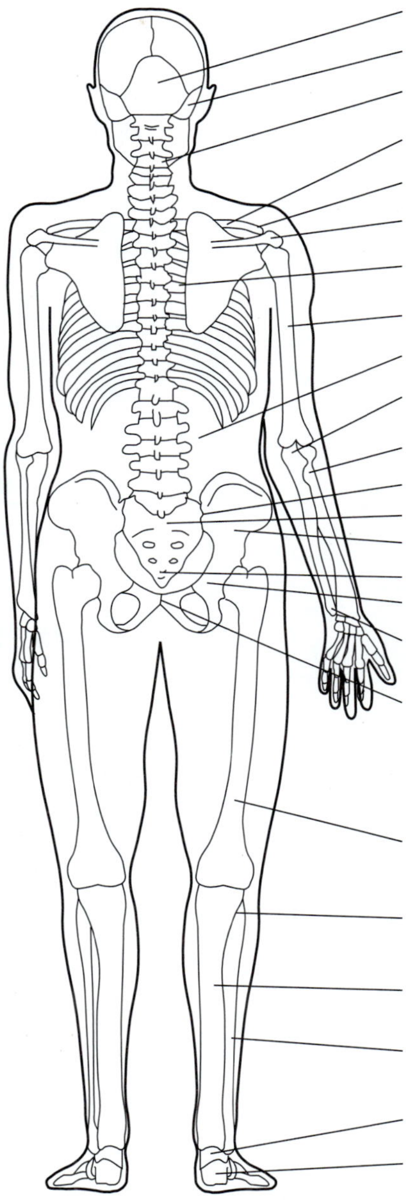

그림 4-4 골격의 뒷면

관절(JOINT)

관절은 뼈끼리 만나는 곳이다. 어른의 두개골같이 꽉 맞물려 움직이지 못하는 관절도 있다. 척추끼리의 관절처럼 유연한 연골에 의해 느슨하게 연결되었지만, 움직임은 제한된 것도 있다. 세 번째는 뼈 사이에 운동이 자유스러운 경우이다. 이것을 활액성 관절(synovial joint)이라고 한다.

활액성 관절(Synovial joint)은 가장 수가 많고, 여러 가지 공통적인 특징이 있다.

- 관절 주위에 근육이 있다.
- 건(ligament)이 뼈들을 단단히 묶는다.
- 결체조직인 캡슐이 관절을 감싼다.
- 관절막이 관절 속에 존재한다.
- 관절막에서 나온 관절액이 관절을 윤활한다.
- 뼈끼리 만나는 곳에 연골이 있다.

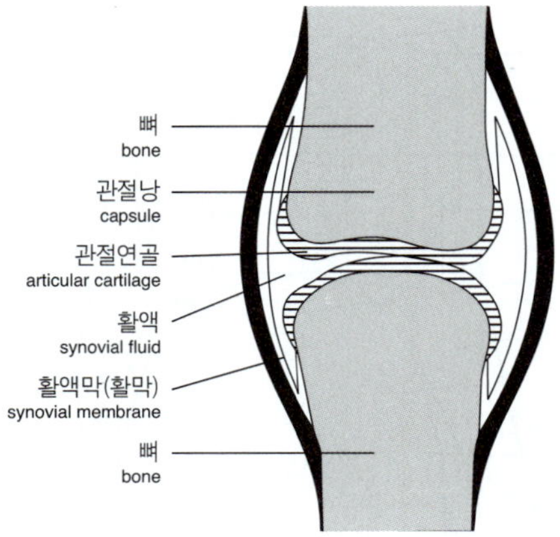

그림 4-5 활액성 관절의 단면도

마사지를 하면, 관절은 간접적 자극을 받아 혈액과 림프순환이 좋아진다. 어떤 마사지사는 마사지 치료에 수동적 움직임을 넣기도 한다. 수동적 움직임이란 마사지사가 피시술자를 이완된 상태로 운동 범위(range of movement) 내에서 관절을 움직여주는 것이다. 이러면 관절에 움직임(mobility)이 좋아지고, 혈액 순환을 돕는다. 수동적 움직임은 시아추에도 포함되어 있다.

관절과 관련된 마사지의 금기사항

- 원인 불명의 관절 부종(swelling)
- 뜨겁거나, 아픈 관절(hot or painful)
- 삐거나 겹질러진(strained and sprained) 관절

실습사항

가능하면 여러 관절염의 원인을 알아보라. 류마티스, 골관절염, 교착성 척추염 등. 그리고 또 혈액관절이 움직이지 못하게 되는 원인을 알아보라.

근육 조직(Muscle tissue)

세가지 근육조직 타입이 있다: 골격근(skeletal), 심장근(cardiac) 그

리고 내장근(visceral) 마사지 동안 느껴지는 근육 조직이 골격근의 근육들이다. 근육 조직은 몸 무게의 40~50% 정도이다.

- 그것은 신경 충격(nerve impulse)들을 받아들이고, 반응한다는 점에서 흥분하기 쉽다.
- 그것이 자극했을 때 수축(contract), 단축(shortening), 두꺼워질(thickening) 수 있다.
- 그것이 신장될 수 있다.
- 그것은 수축이나 신장 후 원래의 모양으로 되돌아간다.

골격근(수의근)은 힘줄(건, tendon)같은 결합조직에 의해 뼈에 붙어 있는데 이름대로 맘대로 움직일 수 있는 근육이다. 근섬유가 수축하려면, 반드시 신경자극이 필요하다.

각 근육 혹은 섬유군은 자신만의 신경과 혈관 분포를 받고 있다. 근육수축은 수축에 필요한 산소와 영양분을 공급하고 수축할 때 생겨난 노폐물을 제거하므로 충분해야 한다. 수축함으로써 골격근은 세가지 중요한 기능을 수행한다. 이것은 다음과 같다.

- 신체의 일부분을 움직인다.
- 몸의 직립자세를 유지한다.
- 발열한다 — 근육이 수축하면서 생긴 작용의 부산물

때로 마사지 동작 특히, 해킹 같은 터포트먼트(tapotement)는 근섬유를 수축시킬 수 있다. 이 반복적인 수축과 이완의 동작이 운동과 마찬가지로 혈류 촉진을 일으킨다. 해킹은 다른 동작보다도 혈류 촉진에 효과적이다.

근육은 무리 지어 작동하는 경향이 있다. 한 그룹의 근육이 한 동작을 일으키면, 반대 그룹의 근육이 이완되어 그 운동을 일어나게 허락한다. 예를 들면, 상완의 앞면 근육[이두근(biceps)과 brachilis]가 팔꿈치를

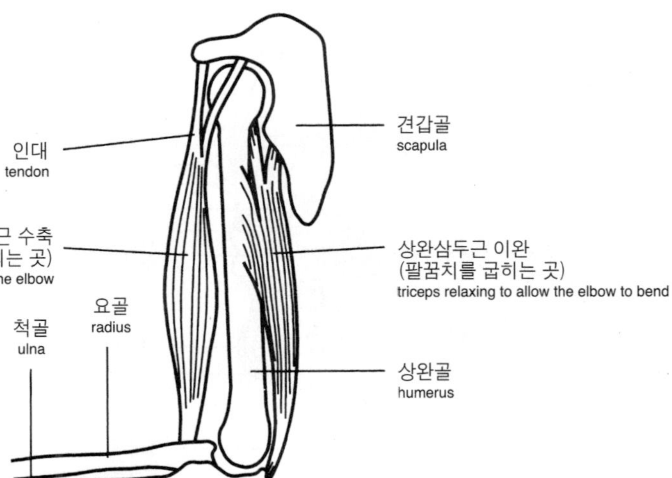

그림 4-6 상완의 근육들

굽히려고 수축하더라도 상완의 뒷면 근육인 삼두근(triceps)이 이완되지 않으면 팔을 굽힐 수 없다.

실습사항

저항을 받으면서 예를 들면, 테이블 밑에 손을 대고, 팔꿈치를 굽혀보자. 다른 손으로 이두근과 삼두근을 만져보고 그 차이를 알아두라.

근육 긴장(Muscle tone)

어느 한 시점에서, 근육 속의 어떤 섬유는 수축하고 다른 섬유는 이완되어있다. 운동을 일으키기에 충분하지 못한 양의 섬유 수축이지만, 그들은 특별한 노력 없이도 자세를 유지시키는 데 도움을 준다. 이런 부분적인 근육 수축을 근육긴장이라고 말하며 보통 근육의 딱딱함이나 흐물흐물함을 표현한다. 좋은 근육긴장은 운동을 함으로써 얻을 수 있으나 근섬유를 신장시키는 해킹 같은 마사지 동작은 표면의 근육의 긴장을 유지시키는 데 도움이 될 수 있다. 각기 다른 근육 긴장도를 가진 피시술자에 맞춰 마사지를 적용시켜야 한다. 그래서 운동을 자주 하지 않는 노인과 단단하고 긴장도가 좋은 운동 선수와의 마사지가 다를 수 밖에 없다. 시술자가 이런 차이를 민감하게 느끼게 자신을 개발하는 것이 중요하다.

근육 피로(Muscle fatigue)

부드럽거나 적절한 운동을 할 때에는 근육은 몸에서 포도당(글루코오스 glucose)을 산화시킨 에너지를 충분히 공급받게 된다. 운동이 증가되면 사용할 산소가 충분치 못하게 되고, 포도당이 무산소 분해가 되며

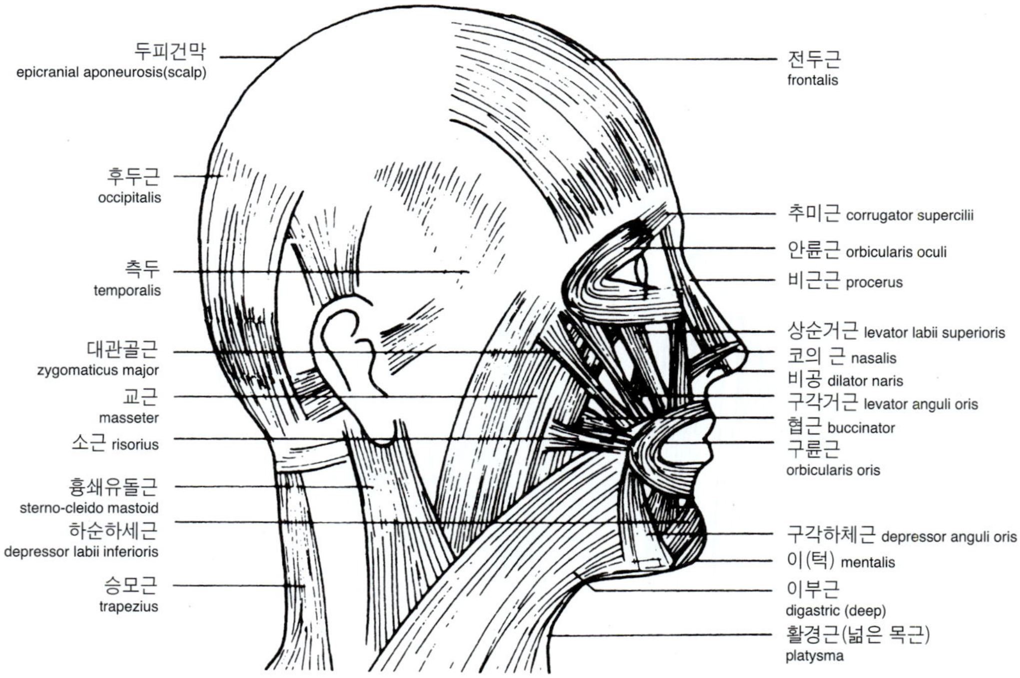

그림 4-7 안면 근육

근육이 무산소로 에너지를 생산하면 젖산이라는 노폐물이 생산된다. 젖산은 근육을 느려지게 하며 때로 경련(cramp)을 유발한다. 운동 후 마사지의 주 목표 중 하나가 근육에서 젖산 제거를 돕는 것이다.

전신 이완을 유도하는 전신 마사지이거나, 특별 운동에 쓰이는 근육에 대한 부분 마사지이던지 간에 마사지는 자주 근육의 이완을 위해 시행된다. 어느 경우이던 표면 근육의 모양과 위치에 관한 지식이 중요하다. 특히 스포츠 마사지에서 마사지 스트로크의 방향은 유발효과에 따라 종, 횡으로 바뀔 수 있다.

안면 근육 같은 것들은 작고 섬세하므로 여기에서는 가능한 곳에서는 근육 방향을 따라 마사지 동작이 이루어져야 한다.

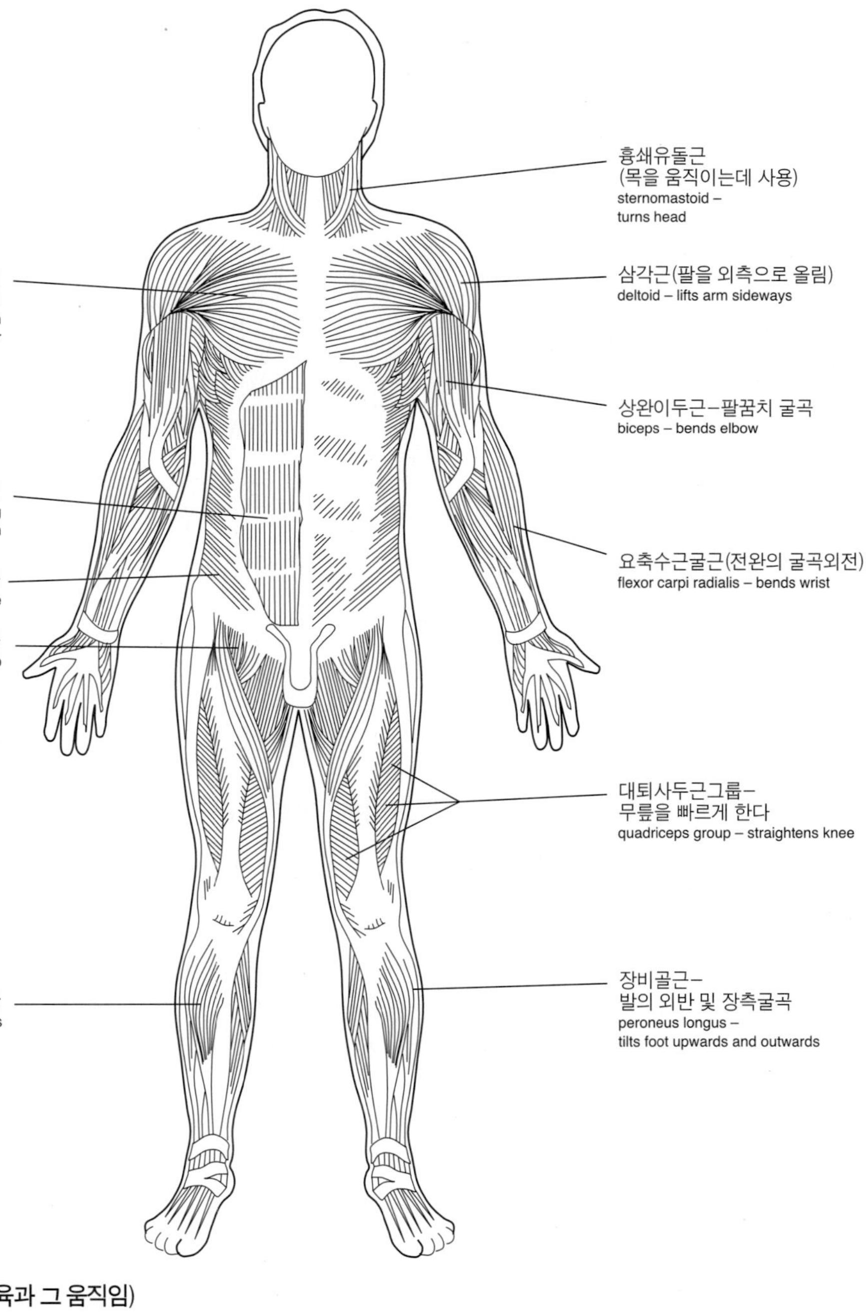

그림 4-8 골격근의 앞면 도해(주된 근육과 그 움직임)

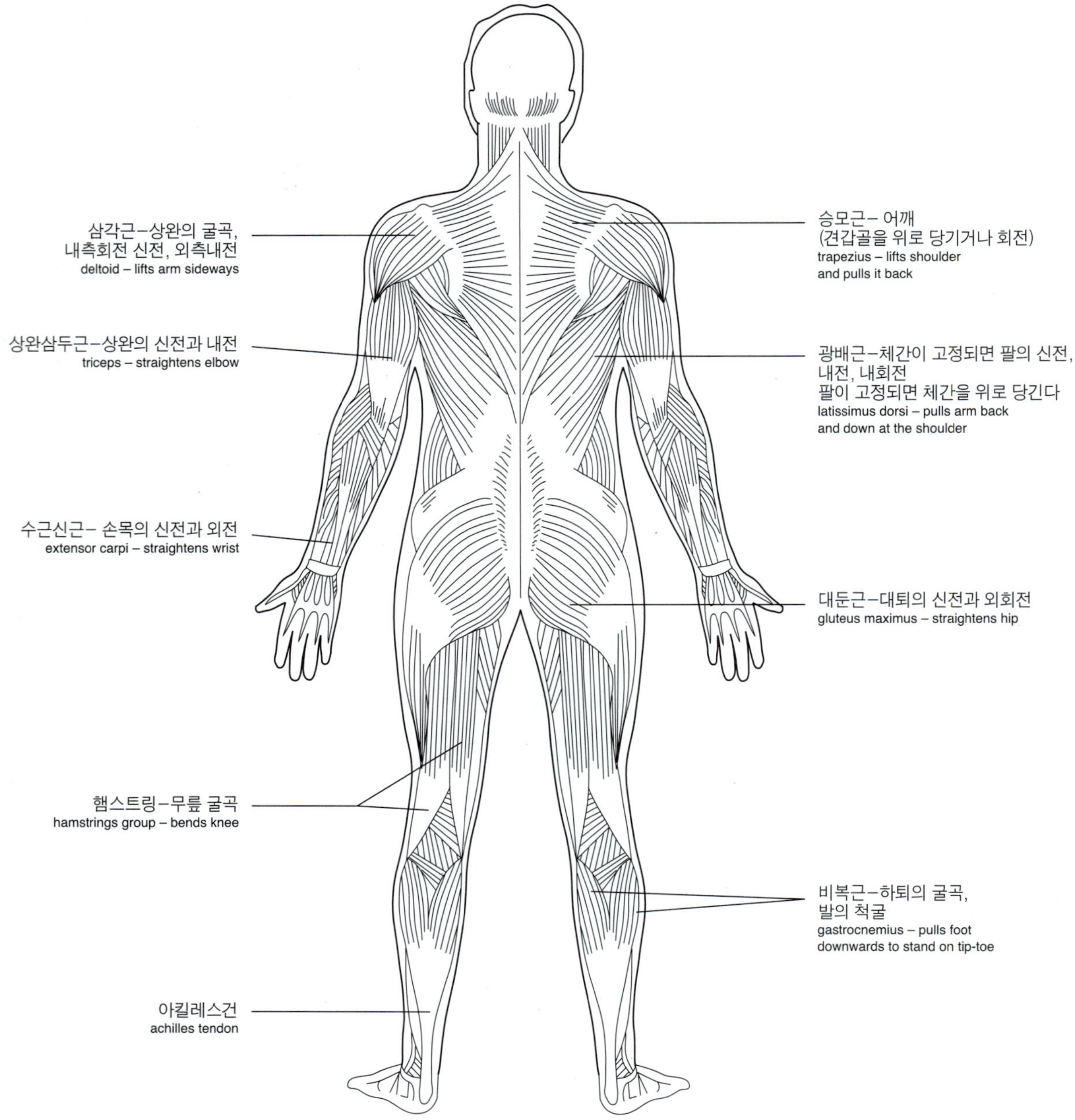

그림 4-9 골격근의 뒷면 도해(주된 근육과 그 움직임)

근육 조직에 대한 마사지 효과

- 혈액 공급을 늘려 신선한 영양분과 산소를 공급하고 노폐물을 제거한다.
- 근육 피로를 줄인다.
- 근섬유의 탄력성을 유지시킨다.
- 손상후 생길 수 있는 근육 유착 감소를 돕는다.

금기사항—근육 마사지

- 통증부위는 피한다.
- 만져서 아픈 부위도 피한다.

핵심용어

이들 단어의 의미를 알아야 한다. 본문이나 용어(glossary)에서 이 단어들을 확인하라.

- 보조(Appendicular)
- 주축(Axial)
- 연골(cartilage)
- 건(ligaments)
- 근육긴장(muscle tone)
- 활액성(synovial)
- 건(tendons).

순환계(THE CIRCULATORY SYSTEM)

혈액은 적혈구, 백혈구, 혈소판(platelet), 플라즈마(plasma)가 혼합된 복합 액체이다. 혈액의 기능은 다음과 같다.

- 산소를 폐에서 몸의 세포에까지 운반한다.
- 세포에서 폐로 이산화탄소를 운반한다.
- 소화기에서 세포로 영양분을 운반한다.
- 세포에서 노폐물을 신장, 폐, 땀샘으로 운반한다.
- 내분비기관에서 세포로 호르몬을 운반한다.
- 여러 가지 세포들에게 효소(enzyme)를 운반한다.
- 몸의 산도(pH)를 조절한다.
- 체온조절을 돕는다.
- 세포 내 물 함량을 조절한다.
- 감염과 독성 물질에서 몸을 보호한다.

심장은 심혈관계의 중심이다. 속이 빈 근육질 기관으로 움켜쥔 손 크기이다. 양쪽 폐 사이 중심부 약간 왼쪽에 위치한다. 기능은 피를 펌프질해서 온몸의 혈관으로 내보내는 것이다. 그것은 양쪽 펌프로서 작동하는데, 오른쪽은 정맥혈을 받아들여 (폐동맥을 통해) 폐로 보내고 왼쪽은 폐에서 (폐정맥을 통해 받아들여) 동맥을 통해 온몸으로 내보낸다.

피는 혈관 내에서 몸 전체로 보내진다. 혈관들은:

- 동맥 — 심장에서 피를 운반한다.
- 정맥 — 심장으로 피를 운반한다.
- 모세혈관 — 동맥과 정맥을 잇는다.

심장은 산소로 채워진 피를 큰 동맥으로 내보내고 이것이 가지를 쳐서 작은, 더 작은 동맥으로 가지 친다. 가장 작은 동맥은 모세동맥(arteriole)이라 하며 이들은 온 전신에 닿는다. 모세동맥은 조직 내에서 모세혈관과 연결되고 다시 모세정맥(venule)과 연결된다. 모세정맥은 점점 합쳐져서 정맥이 되고 심장으로 피를 보낸다.

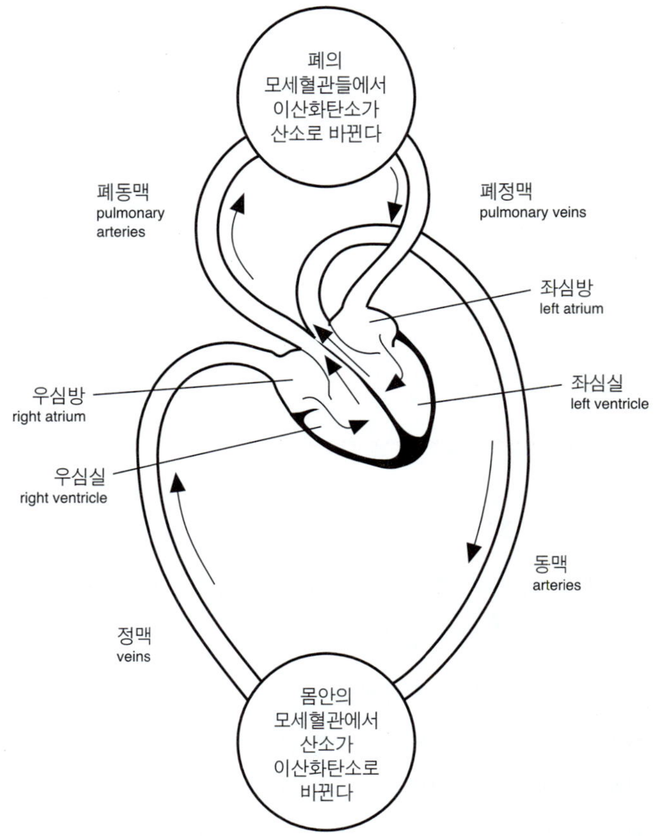

그림 4-10 양면의 순환계

동맥과 정맥은 구조가 다르다. 동맥은 벽이 두껍고 근섬유를 가지고 있어서 그 속을 흐르는 피의 양을 조절할 수 있다. 심장이 수축할 때마다 동맥으로 피를 밀어내고 동맥에서 그 맥박을 느끼게 된다(손목에서의 요골 맥- radial pulse).

정맥은 벽이 얇고 어떤 정맥은 역류를 방지하기 위해 밸브를 가지고 있다. 주변 근육이 수축과 이완을 반복하면서 정맥을 짜냄으로써 피가 움직이게 된다. 또 정도는 크지 않지만, 동맥이 모세혈관, 정맥혈로 피를 밀어내는 압력에 의해서도 움직일 수 있다.

정맥류는 역류하는 밸브가 제구실을 못함으로써 피가 고여서 정맥이 부풀어오르고 피부로 튀어 오르게 된다. 적절히 움직이지 않으면서 장기간 서있거나, 임신한 여자에게 잘 나타난다. 피부는 얇아지고 종이장(papery)처럼 된다. 그리고 상처를 입으면 괴양(ulcer)이 생긴다.

유용한 정보

짓무른 피부 부위에서 마사지할 때는 주의해야 한다.

때때로, 응고(혈전 clots)가 문제가 되기도 한다. 이런 예는 심장의 관상동맥(coronary artery)이 심장마비(heart attack)를 일으킬 수 있고, 뇌 혈전이 뇌졸중(stroke)을 일으키는 것이 그 예이다.

응고는 정맥에도 일어날 수 있다. 특히, 다리 얕은 곳과 깊은 곳의 정맥(superficial and deep vein)이 좋은 예이다. 혈전이 얕은 정맥에 생기면, 이것을 혈전성정맥염(thrombophlebitis)이라 하며 정맥류와 동시에 생길 수 있다. 이 부위는 발열, 부어오름의 증상이 있고, 만지면 아프고(tender), 통증이 있다. 응고나 혈전이 깊은 정맥에 생기면, 깊은 혈전성정맥염(deep thrombophlebitis)라 하며, 수술, 호르몬 투여 시, 다리 운동이 제한된 장기간 비행이 원인이 될 수 있다. 부분 부종이 있을 수 있지만 통증은 매우 깊이 찔러보지 않는 한 없을 수 있다.

유용한 정보

정맥염과 깊은 정맥 혈전은 마사지로 치료될 수 있는 것이 아니다. 특히, 종아리(calf muscle)의 부분 부종은 의사에게 조언을 구해야 한다. 마사지를 한다면, 혈전이 이동하거나 쪼개져서 순환하여 폐로 가서 큰 해를 입힌다. 피시술자가 이런 경력이 있는 사람이라면, 의사의 조언을 들어야한다.

마사지 스트로크(stroke)의 일종인 에플루라지(effleurage)는 정맥의 방향으로 (심장 방향으로) 시행할 때, 피의 환류를 돕는다.

실습사항

손목에서 팔꿈치 쪽으로 팔을 견고하게 스트로크 해보라. 표면 정맥이 비워지는 것과 곧 차오르는 것을 확인하라.

혈압(blood pressure)

동맥이나 모세동맥의 혈압은 심장이 수축할 때 가장 높아진다. 이를 수축기 혈압(systolic blood pressure)이라 부른다. 동맥의 탄력 때문에 점점 혈압이 낮아져 다음 심장 수축 바로 전에 최저가 된다(이완기 혈압 – diastolic blood pressure). 혈압은 두 가지로 표현된다. 수축기/이완기 혈압 즉, 120/80 같이 표기한다. 단위는 mmHg이다.

혈압은 나이, 성, 체중에 따라 다르다. 나이에 따라 늘어나는 경향을 보인다. 운동을 조금 하거나, 스트레스, 두려움이 있으면 올라가고, 쉬거나 만족스러운 상태면 낮아진다.

고혈압(high blood pressure)

혈압이 계속 높은 상태에 있다면, 뇌졸증, 심장마비, 신장 손상의 위험이 크다. 혈압을 낮추기 위해 지속적으로 투약을 해야 한다. 고혈압 환자는 마사지 시 완전히 눕히면 오히려 불편해질 수 있다.

저혈압(low blood pressure)

혈압은 서있을 때에도 뇌에 혈액을 공급하기에 충분히 높아야 하는데, 만약 그렇지 못하면, 현기증을 느끼게 된다. 저혈압 환자의 누워있다가 갑자기 앉히면 현기증을 느낀다.

순환기에 대한 마사지 효과

- 정맥 혈류의 속도를 높인다.
- 피부 발적(erytheme)을 일으켜 표면 정맥을 확장시킨다.
- 표면 조직에 신선한 산소공급을 해준다.
- 표면조직의 노폐물을 쉽게 제거해 준다.
- 혈액의 점성, 끈끈함을 낮춰준다.
- 아마 심리적 효과이겠지만 혈압을 낮춘다.

순환기 마사지의 금기사항

- 현재나 과거에 깊은 정맥염이나 혈전이 있었을 경우
- 정맥류 바로 위
- 부었거나 만져서 아픈 부위

실습사항

혈압의 정상범위를 확인해 보라.

핵심용어

이들 단어의 의미를 알아야 한다. 본문이나 용어(glossary)에서 이 단어들을 확인하라.

- 모세 동맥(arteriole)
- 모세혈관(capillary)
- 효소(enzyme)
- 호르몬(hormone)
- 혈액의 산도(pH value)
- 혈전(thrombosis)
- 독성의(toxic)
- 모세정맥(venule)

림프계(THE LYMPHATIC SYSTEM)

림프계는 조직의 과다한 수분 제거 시 순환계의 보조로서 작동한다. 그것은 다음과 같이 이루어져 있다:

- 림프절(lymph nodes), 때로 임파선이라 불리며 이것들은
- 림프관(lymphatic vessels)과 미세림프관(capillaries, 크던 작던 온몸에 튜브형태로 널려있는)에 의해서 연결되고,
- 림프조직(lymphatic tissue)은 편도, 아데노이드, 비장, 간에서 발견된다.

미세림프관은 과다한 수분뿐만 아니라, 박테리아, 바이러스, 기타 조

직에서 제거되어야 할 입자들을 모은다. 이 액체를 림프(lymph)라 하며 모세림프관을 거쳐 좀더 큰 림프관으로 들어간다. 림프는 림프절을 거치며, 입자들을 걸러내고 제거한다. 결국 림프는 결국 목의 기저부(base of neck)에 있는 두 개의 큰 정맥으로 림프액이 들어간다.

림프계의 기능은 다음과 같다:

- 과다한 수분제거
- 원치 않는 물질을 걸러냄
- 장(intestine)에서 지방의 흡수
- 지방과 지방에 용해되는 비타민의 운반
- T-와 B-림프구를 생산, 박테리아 파괴
- 면역계의 일환으로써 항체(antibody) 생산

림프절은 주변에 감염이 있으면 부을 수 있다. 림프절에서 감염과 싸우는 림프구를 다량 만들기 때문이다. 목에 감염이 있으면, 목의 림프절이 붓는다. 감염은 림프관을 따라 이동할 수 있으며 이때는 한 그룹의 림프절이 부을 수 있다. 예로, 손에 감염이 생기면, 팔굽, 겨드랑이 림프절이 붓는다. 다른 문제이지만, 암의 경우, 림프 경로를 따라 움직일 수 있다. 그래서 국소 암의 수술과 방사선 치료의 목표점이 림프절이 된다.

림프부종이란 병이 있는데 보통 암 치료 후에 생긴다. 림프부종은 수족의 림프 순환이 효율적이지 못하여 생긴다. 발병한 수족은 매우 붓고 단단해진다. 림프부종을 마사지로 치료하려면, 훈련된 림프마사지사가 하여야 한다. 심부 스웨디쉬 마사지도 좋은 면보다는 나쁜 면이 더 많다.

때때로 몸 일부분의 림프순환 지체가 있을 수 있다. 보통 부종이라고 불리우는 것으로 부어오름(puffiness)을 의미한다. 발과 발목이 밤에 부을 수 있고, 이런 사람은 낮에 꽉 끼는 옷을 입어야 한다.

마사지가 림프계에 미치는 효과

- 미세림프관과 표면 림프관의 유량을 높인다.
- 전신 부종과 조직의 부종을 줄인다.
- 노폐물의 흡수를 높인다.

림프계 마사지의 금기사항

- 부어 오른 림프절
- 감염된 림프관 (피부 밑에 붉은 선이 부어 오른 림프절로 이어진다)
- 암(의사의 감독 하에 시행)

마사지는 보통 한 부분이던지 전신이던지 간에 표층의 림프순환을 돕기 위해 쓰인다. 이런 경우에 스트로크는 림프 순환 방향 즉, 가까운 림

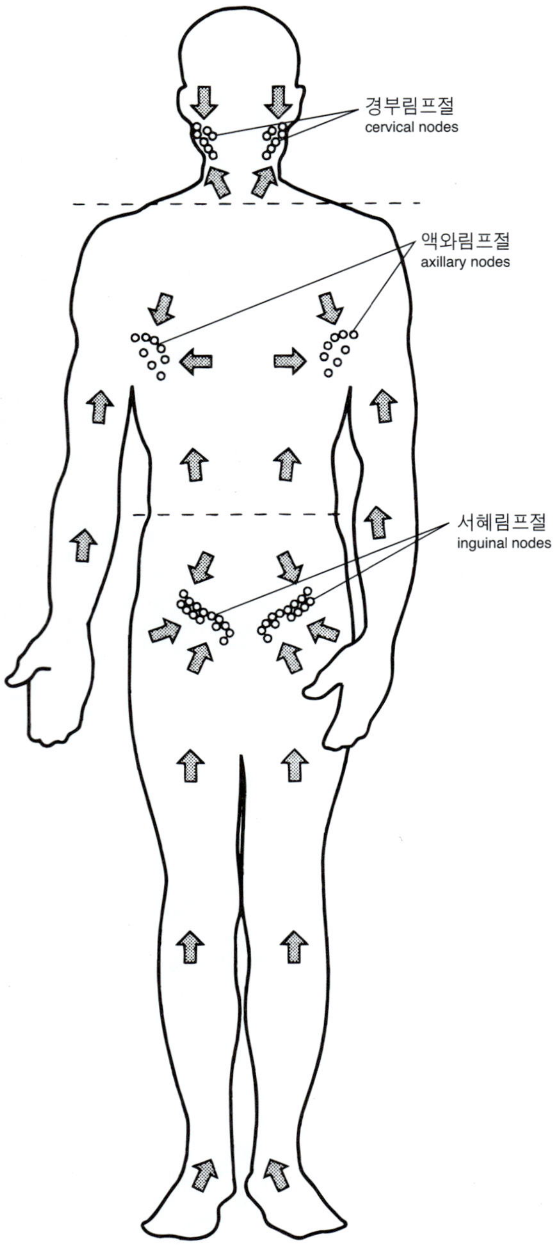

그림 4-11 림프계 전면

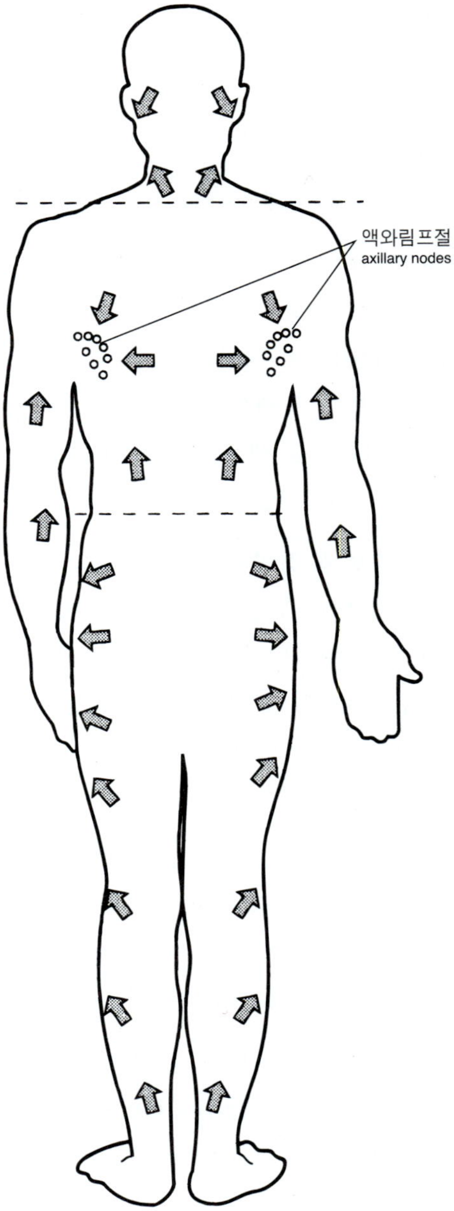

그림 4-12 림프계 후면

프절 방향으로 해야 한다.

핵심용어

이들 단어의 의미를 알아야 한다. 본문이나 용어(glossary)에서 이 단어들을 확인하라.

- 림프(lymph)
- 림프절(lymph nodes)
- 림프구(lymphocytes)
- 림프부종(lymphedema)
- 수분정체(부종 water retention)

신경계(THE NERVOUS SYSTEM)

신경계는 몸 주변의 신호를 전달, 조절하며 다른 시스템과의 상호 협동을 하는 것이다. 운동을 유발시키며, 내분비계와 함께 인체 항상성(homeostasis)을 유지시킨다. 몸 내부, 외부의 변화를 느끼며, 이 변화를 해석하고, 적절한 대응을 시작하게 한다.

신경계는 다음과 같이 이루어져 있다:

- 중추 신경계는 뇌와 척수로 이루어지며 중추 역할을 한다.
- 말초 신경계는 중추신경계로 혹은 중추신경계에서 신호를 전달하는 신경들

몸에서 느끼는 모든 감각(sensation)은 말초에서 중추신경계로 이전되어 해석되고 행동을 유발한다.

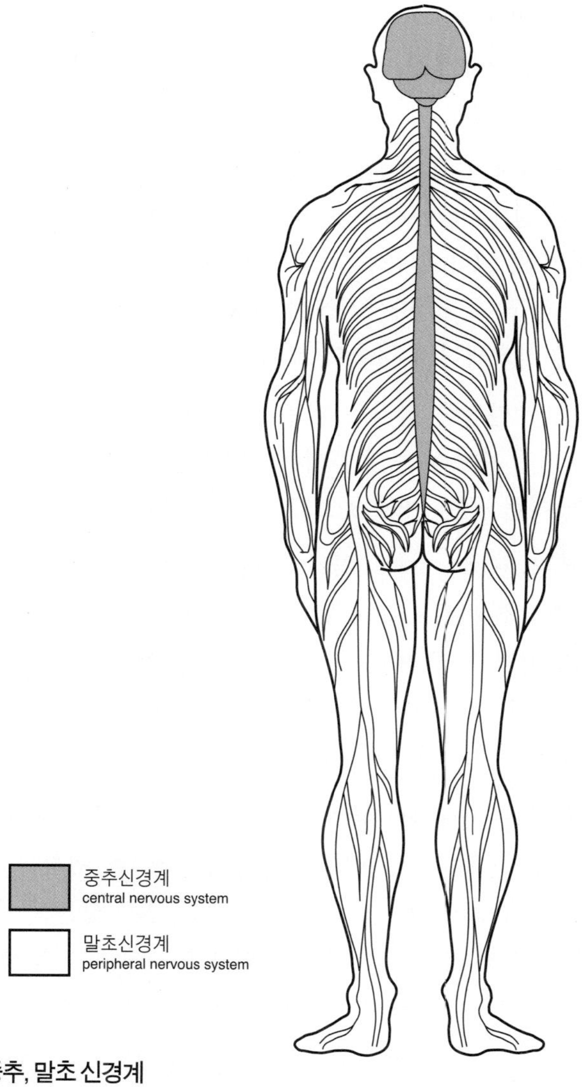

그림 4-13 중추, 말초 신경계

신경들은 중추신경계에서 근육까지 신호를 전달한다. 수의근인 골격근과 불수의근인 심장, 선(gland)의 근육이 그 예이다. 불수의근은 자율신경의 지배를 받아서 의식과는 무관하게 작동한다.

감각(sensation)

어떤 종류의 자극은 감각기관이나 수용체(sense organ, receptor)에서 받아들여져 전기신호(electric impulse)로 바뀌고 뇌로 전달된다. 마사지 때의 자극으로서는 빛, 열, 냄새, 촉각, 압력이 있다.

수용체(감각기)나 감각기관은 자극에 민감한 세포들을 가지고 있다. 즉 눈, 귀, 코, 피부 등이다.

외향 감각기관(exteroceptor)이라 불리는 기관은 외부 자극에 민감하며 자극으로는 듣기(hearing), 보기(sight), 냄새(smell), 촉감(touch), 압력(pressure), 온도(temperature), 통증(pain)이 있다. 외향 감각기관은 몸의 표면 가까이에 있다. 내향 감각기관(interoceptor)라는 수용체는 몸 내부에서 발생하는 자극을 감각하는 것에 민감하다. 통증(pain), 압력(pressure), 맛(taste), 피로(fatigue), 배고픔(hunger), 목마름(thirst)이다. 내향 감각기관(interoceptor)은 몸 깊숙이 존재한다. 자기수용체(Proprioceptor)라 불리는 수용체는 근육과 건, 관절(joint), 내이(inner ear)에 존재하며 몸의 위치감각에 민감하다.

자극을 계속 가하면 그 전달 효과는 시간이 지남에 따라 줄어든다. 이것은 특히, 접촉감(touch sensation)에 적용된다. 예로, 옷을 입을 때는 그 옷을 느끼지만, 그 느낌은 점차 감소한다. 이것을 감각 적응(sensory adaptation)이라고 하며 마사지에서 중요한 역할을 한다. 피시술자는 점차 마사지에 익숙해지며 적응이 일어나면, 이완된 상태로 될 수 있다.

마사지와 가장 밀접한 감각은 피부와 그 바로 밑 결합조직에서의 감각일 것이다. 이런 수용체는 온몸에서 발견된다. 그러나 좀더 농도가 많은 곳이 있다. 이런 곳은 아닌 곳보다 감각이 예민하다.

미세한 접촉을 느끼는 피부 감각기관은 진피 내의 표피 쪽에서 발견되는데 메이스너소체(Meissner's corpuscles)를 포함하며 손가락 끝, 손바닥, 발바닥에서 가장 많이 발견된다. 깊은 압(deep pressure)을 느끼는 기관은 진피에 있는 파치니소체(Pacinian corpuscles)이다. 이것은 미세접촉보다는 변이에 덜 민감하다.

피부의 수용체는 치료사나 피시술자 모두에게 중요하다. 너무 가벼운 터치(light touch)는 좀더 깊은 압(deep pressure)을 원하는 피시술자에게는 오히려 자극(stimulate)이 되고, 또 너무 깊은 압은 통증을 유발한다. 피시술자가 불편하면, 근육 긴장이 되므로 시술자는 항상 매우 민감한 손을 가져야 한다. 그래서 마사지에 적절히 적응시켜야 한다.

자율신경계는 중추신경계에서 순환, 호흡, 소화, 분비, 내분비계를 조절하는 신호를 주고받는 시스템이다. 두 부분으로 나눠며 서로 조절되어 균형을 이룬다.

교감신경계(sympathetic nervous system)는 심장과 호흡을 증가시키

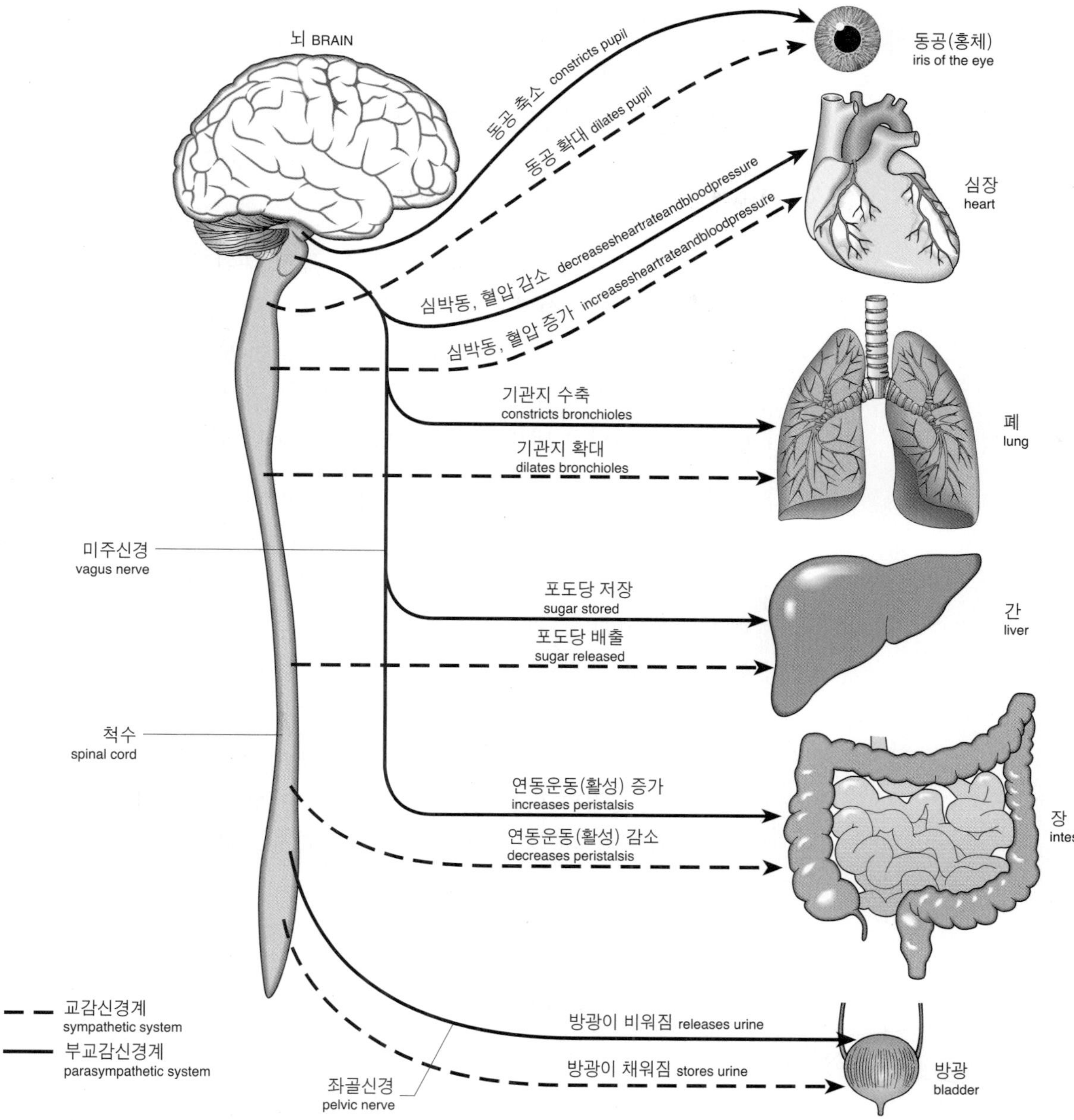

그림 4-14 자율신경계

며, 혈압을 높이는 작용을 한다. 좀더 많은 혈액이 근육으로 공급되게 하고, 소화는 줄어들며, 피부를 차갑고 건조하게 하고, 근섬유를 긴장시킨다. 이것은 통증이나 두려움, 스트레스 등에 의해 올 수 있다. 부교감신경계(parasympathetic nervous system)는 몸을 쉬게 만드는 부분으로서, 심박동(heart rate), 혈압을 낮추고, 소화를 촉진시킨다.

마사지는 본질상 이완을 시키고 스트레스를 줄이는 것이다. 스트레스는 삶의 일면이며 과도하거나 감당하기 힘들 정도로 오래 지속될 때에만 해롭다.

스트레스가 너무 많으면 신체증상이 나타나는데 호흡곤란, 걱정, 긴장성두통, 불면증이다. 이완방법은 많다. 요가, 명상이 스트레스의 효과를 조절하고, 마사지는 이완을 도우므로 매우 효과적이라 생각된다.

아로마테라피 마사지는 스트레스와 스트레스 연관 증상에 점차 많이 쓰여지고 있다.

아로마테라피에 쓰이는 식물의 정유는 모두 휘발성이고, 각기 특이한 냄새를 가지고 있다. 냄새를 맡는 감각기관은 코의 가장 높은 곳에 위치한다.

후각신경이 이런 세포들로부터 뇌의 특정 부위까지 감각을 전달한다. 거기서 냄새를 해석하고 냄새감각(후각)이 나타난다. 냄새감각(후각)은 순식간에 일어난다. 적응도 빨라서 거의 모든 냄새에 무감각해진다(이는 방안에 가스가 천천히 쌓이면 그 냄새를 감지하지 못하게 한다). 이런 후각은 다양한 냄새에 순차적으로 노출되면 쉽게 피로해진다.

냄새를 맡는 부위는 시상하부(hypothalamus)와 직접 신경이 연결되어 있다. 여기서 다시 변연계(limbic system)이라는 부위와 연결이 된다(이는 시상하부의 일부라고 생각이 되지만). 림빅시스템은 대뇌의 회백질(grey matter)과 연관되며 이들은 행동의 감정적인 면 즉, 통증, 기쁨, 걱정, 화, 두려움, 슬픔, 성감, 침착성, 감정 등을 다룬다. 시상하부는 내분비계와 자율신경계를 통하여 몸의 다른 활동을 조절한다. 그래서 아로마테라피에서는 정유가 혈류 속에 들어가 몸에 영향을 주고, 냄새 그 자체로 감정의 반응을 일으킨다. 냄새는 행복, 불행의 기억을 유발하며 피시술자의 감정반응에 영향을 주므로 중요하다.

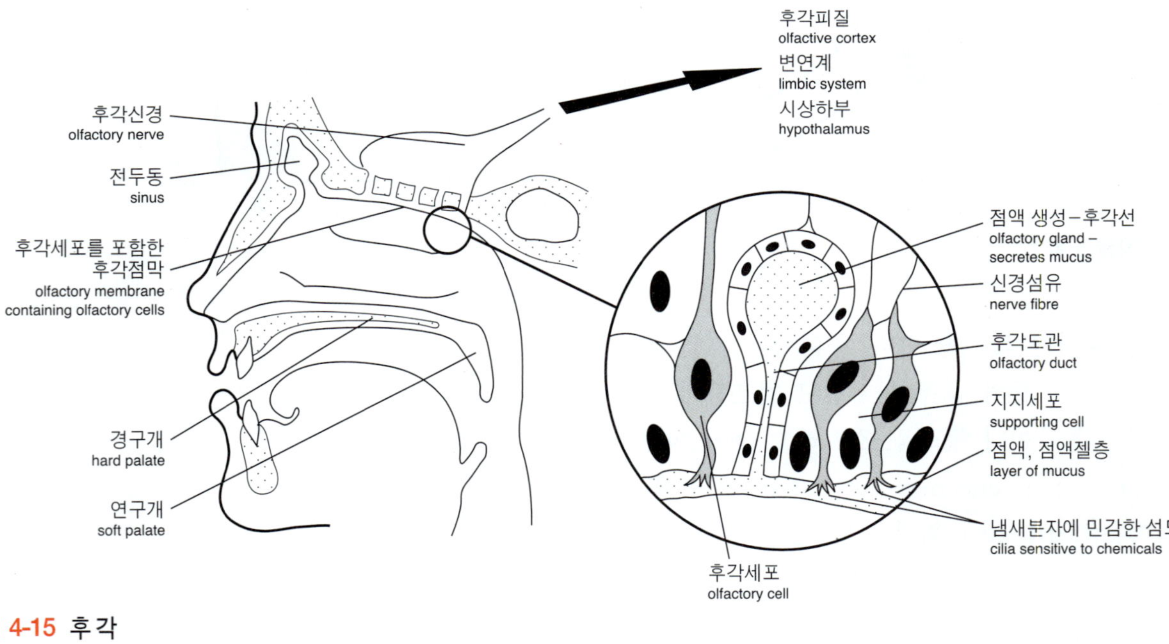

그림 4-15 후각

> **실습사항**
>
> 어떤 냄새가 좋고 어떤 냄새가 나쁜지 동료들에게 조사해보라. 그들에게 그 이유를 묻고, 기억이나 감정상태가 나타나는 지를 토의하라.

핵심용어

이들 단어의 의미를 알아야 한다. 본문이나 용어(glossary)에서 이 단어들을 확인하라.

- 자율신경계(autonomic nervous system)
- 항상성(homeostasis)
- 시상하부(Hypothalamus)
- 변연계(limbic system)
- 수용체(감각기, receptor)
- 자극(stimulus)
- 스트레스(stress)

호흡기(THE RESPIRATORY SYSTEM)

호흡기는 폐와 숨관으로 이루어져 있다.

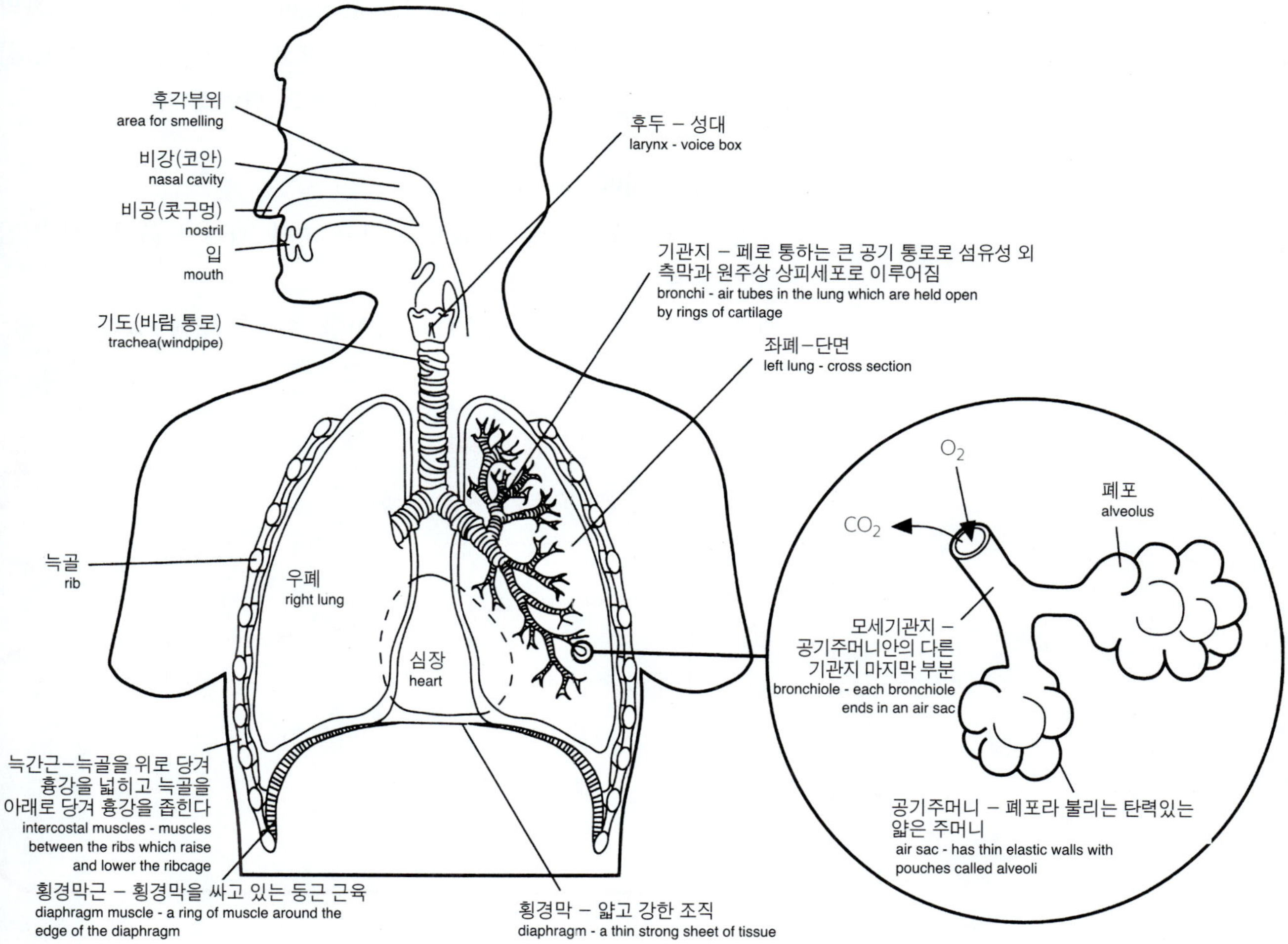

그림 4-15 호흡기

입이나 코로 숨을 들이쉴 수 있지만 코의 기능은 상당히 중요하다. 코는:

- 몸 안의 공기를 데운다.
- 가습을 한다.

- 먼지와 더러운 것을 거른다.
- 냄새를 맡는다.

공기는 기관(trachea)을 따라 두 폐의 기관지로(bronchi)간다. 폐는 가슴 대부분을 차지하며 그 가운데에 심장이 있다. 폐는 엽(lobe)으로 나뉜다. 기관은 각 폐에 한 개씩 처음은 두 개, 점차 잘게 나뉘어 가장 작은 모세기관지(bronchiole)로 되고 폐포(alveola)라는 공기주머니에서 끝난다. 폐포는 피에 적셔있고 여기서 공기와 혈액의 가스교환이 일어난다. 산소를 받고 이산화탄소를 내보낸다.

호흡은 어른은 1분에 14~18번, 운동하거나 병에 걸렸을 때는 증가한다.

천식(asthma)

천식은 종종 알러지라는 반응으로 천명(wheezing)과 호흡곤란(difficult breathing)이 온다. 먼지나 기타 공기 부유물질들이 이런 발작을 일으키는데 천식에 걸린 사람들에게는 알러젠(allergen, 알러지 유발물질)과의 접촉을 금한다. 때로 숨을 잘 쉴 수 있는 자세로 바꿔주어야 하는데, 천식환자에게는 눕는 것 보다는 앉은 자세가 좀더 편안하다.

마사지가 호흡기에 미치는 효과

- 흉곽을 진동 혹은 pounding으로 자극 주면, 가래가 묽어져서 기침이 나올 수 있다.
- 때로 정유는 흡입하면, 호흡기에 특이한 효과를 줄 수 있다.

호흡기 마사지에 관련된 금기사항

- 급성 호흡기 병(감기, 독감, 기관지염)

핵심용어

이들 단어의 의미를 알아야 한다. 본문이나 용어(glossary)에서 이 단어들을 확인하라.

- 항원(알러젠, allergen)
- 폐포(alveoli)
- 모세 기관지(bronchiole)

소화기(THE DIGESTIVE SYSTEM)

소화기는 소화관(alimentary canal)으로 이루어지며, 음식물이 지나가는 긴 터널로서 입에서 항문까지를 말하고 소화선(digestive gland)은 소화액(digestive juice)을 이 관으로 내보낸다.

소화선은 다음과 같다:

- 입의 침샘
- 위의 위선(gastric gland)
- 간(liver)
- 이자(pancreas)
- 소장의 소장선(intestinal gland in the small intestine)

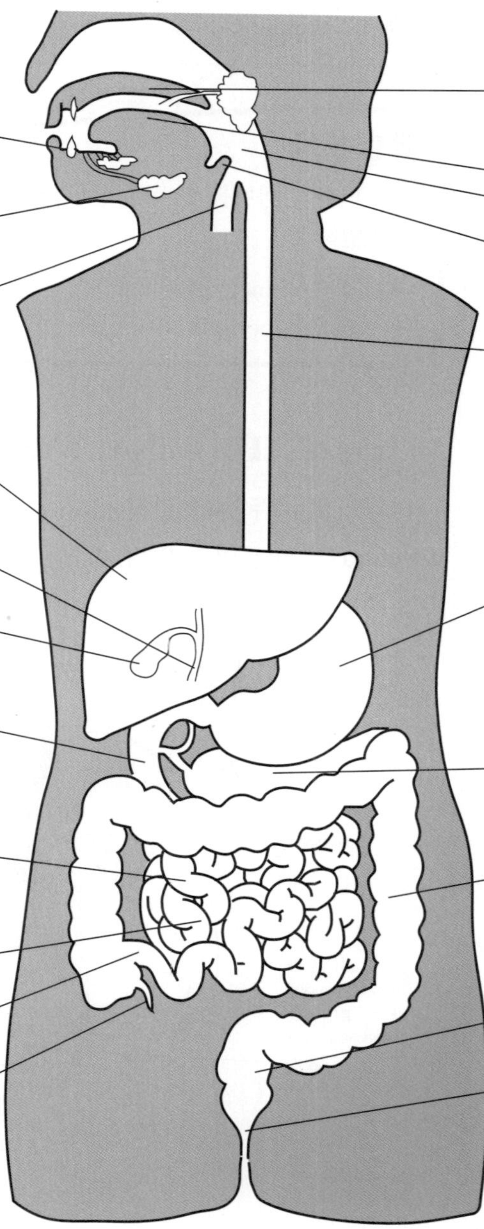

그림 4-17 소화기

식도에서 그리고 장에서 연동운동(peristalsis)이라는 리듬운동으로 음식물이 밀려 내려간다. 복부 마사지에는 위의 아랫부분과 대장, 소장 부위를 마사지하게 된다. 이런 장기의 위치를 아는 것이 중요하다. 이런 부위는 뼈로 감싸져 있지 않고 압력이 그대로 전달되기 때문이다.

소화기에 미치는 마사지의 효과

- 대장 부위를 부드럽게 시계방향으로 회전 압박하면, 연동운동을 촉진시켜 변비를 예방한다.

소화기 마사지에 대한 금기사항

- 식사를 너무 많이 한 후
- 복부에 통증이 있을 때

핵심용어

이들 단어의 의미를 알아야 한다. 본문이나 용어(glossary)에서 이 단어들을 확인하라.

- 소화관(alimentary canal)
- 연동운동(peristalsis)

비뇨기계(THE RENAL SYSTEM)

비뇨기계는 두개의 신장(kidney), 요관(ureter), 방광(bladder), 요도(urethra)로 이루어져 있다.

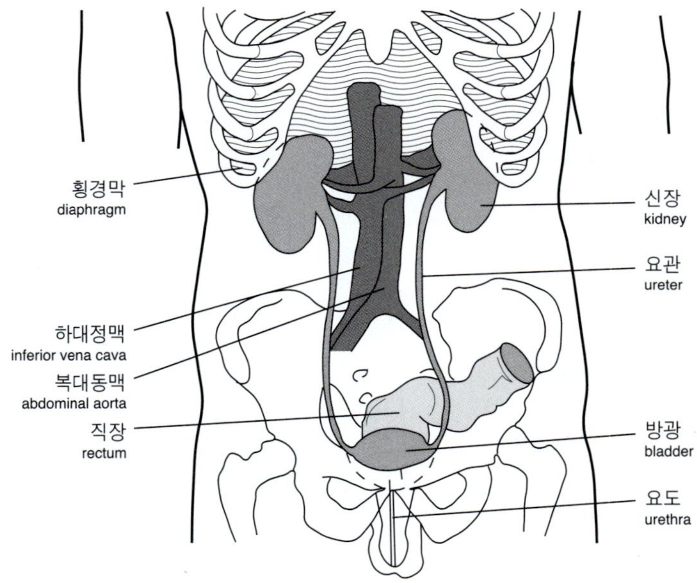

그림 4-18 비뇨기관

피가 신장을 지나면서 불필요한 물질을 혈액에서 제거하며 오줌이 되어 방광에 모은다. 방광 속 오줌의 압력이 어느 정도를 넘어서면, 출구를 관장하는 근육이 이완되는 반사반응을 일으킨다. 또 편리한 시간 이외에는 오줌의 유출을 막기 위한 수의근이 있다.

신장은 갈비뼈, 등 근육, 주변 지방조직에 의해 보호받는 섬세한 장기이다. 그러므로 그곳에 압을 가하면 매우 불쾌해질 수 있으며 마사지 때에도 두드리거나(beating), 연거푸 두드리면 안된다.

방광은 치골 뒤에 위치하며 비었을 때는 공기 빠진 풍선 같이 생겼다. 오줌이 점점 차게 되면, 배(pear)모양이 되며 가득 차면 복부로 팽창한다. 가득 찬 방광을 마사지하면 매우 불쾌해진다. 그래서 마사지 전에는 방광을 비워야 한다.

비뇨기관에 미치는 마사지의 효과

- 림프계 자극으로 소변량이 많아진다.

비뇨기과 마사지와 연관된 금기사항

- 신장 이식수술을 받은 사람의 배

핵심용어

이들 단어의 의미를 알아야 한다. 본문이나 용어(glossary)에서 이 단어들을 확인하라.

- 반사(reflex)
- 신장의(renal)
- 비뇨기의(urinary)

내분비계(THE ENDOCRINE SYSTEM)

내분비계는 신경계와 더불어 몸을 조절하며 항상성(homeostasis)을 유지시킨다. 이 말은 몸 안의 내적 환경을 항상 일정하게 만든다라는 의미이다. 신경계가 몸을 신경을 따라 흐르는 전기충격(electric stimuli)으로 다루듯이, 내분비계는 호르몬(hormone)이라는 화학물질을 혈액 속으로 내보낸다.

내분비선에서 방출되는 호르몬의 양은 그때그때의 호르몬 필요량에 따라 결정된다. 몸은 항상 정상 상태를 유지하므로 호르몬은 과, 소 분비가 없게 된다. 그러나 어떤 경우 조절 기능이 적절히 움직이지 않아서 호르몬이 너무 많거나 적게 될 수 있다. 이럴 경우 내분비계 혼란이 온다. 마사지사가 만날 수 있는 내분비계 질환은 다음과 같다.

1. 갑상선 기능 저하증(hypothyroidism) — 갑상선에서 호르몬이 적게 나와 몸에 수분이 쌓이고 얼굴과 몸이 부어 보이고, 피부가 두껍고 거칠어지며, 털이 가늘어지고, 멍하며 생기가 없어 보인다. 다른 증상은 쇠약(lethargy), 체중증가(gain weight)이다. 남자보다 여자에 많다. 폐경 때의 증상과 비슷해 보이며 이로 인하여 병원에 가지 않을 수도 있다.

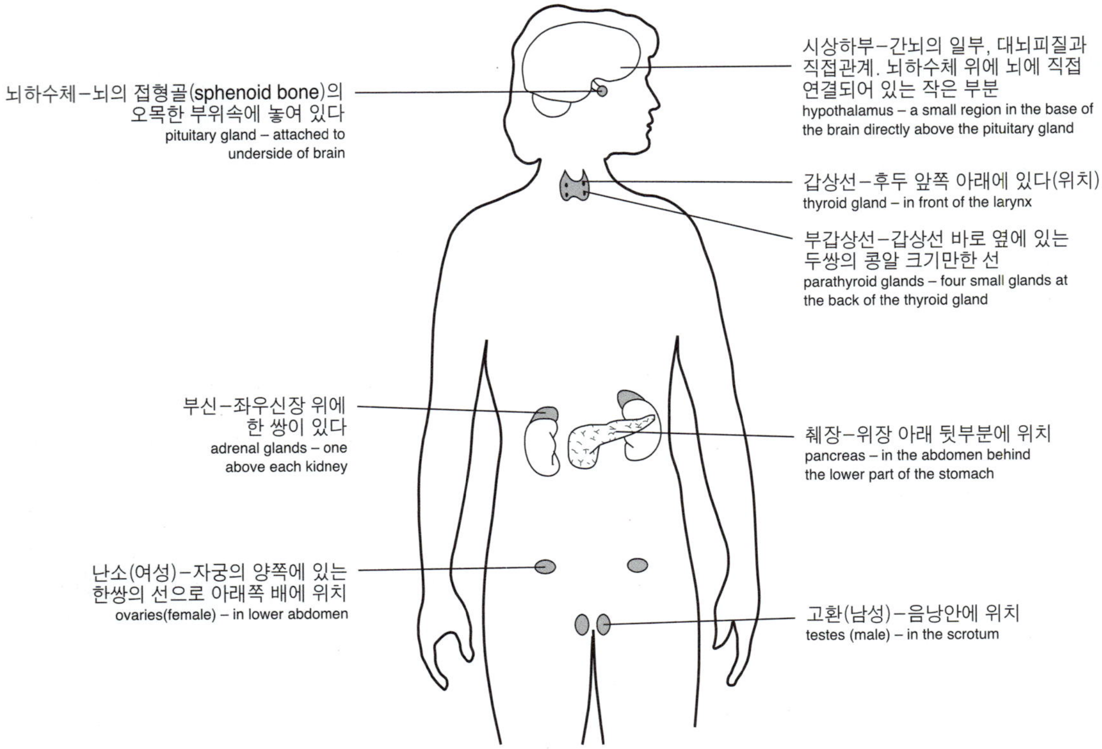

그림 4-19 내분비계

내분비선	호르몬	작용
뇌하수체(pituitary gland)	성장호르몬(growth hormone) 프로락틴(prolactin) 옥시토신(oxytocin) 다른 내분비선을 조절하는 호르몬을 생산함	뼈와 근육 성장 자극, 출산과 그 이후에 유선의 모유생산 자극 출산 시 자궁 수축 강화
시상하부(hypothalamus)	여러 가지	뇌하수체 조절
갑상선(thyroid gland)	갑상선 호르몬 (thyroid hormone)	대사율 조절
부갑상선 (parathyroid)	부갑상선 (parathyroid hormone)	혈액 속의 칼슘조절
부신(adrenal gland)	아드레날린(에피네프린, adrenalin, epinephrine) 피질호르몬(corticosteroid)	몸의 신체 행동 준비 항상성유지에 도움
이자(pancreas)	인슐린 (Insulin) 글루카곤(glucagon)	혈당 낮춤 혈당 높임
고환(testes) 난소(ovary)	안드로젠(androgen-남성호르몬) 에스트로젠(estrogen-여성호르몬) 프로제스테론(progesterone)	남성성기의 발달과 성숙, 이차성징 표출시킴 여성성기의 발달과 성숙, 이차성징 표출 시킴 임신의 준비 및 유지

표 4-3 내분비선과 그 호르몬

2. 갑상선 기능 항진증 (hyperthyroidism) — 갑상선 호르몬이 너무 많이 나와서, 체중감소, 불안(anxiety), 손떨림(hand tremor), 발한(sweating), 빠른 맥박(fast pulse)같은 증상을 보인다.
3. 당뇨 — 인슐린(insulin)이 너무 적게 나와서 혈액 속에 혈당량이 높아지는 것이다. 몇가지 타입의 당뇨병이 있고 전체인구의 1~2%

를 차지한다. 당뇨는 고혈압, 기타 순환장애, 팔, 다리의 감각이상, 시야 등의 문제를 일으키며 특히, 다리의 상처 회복 속도가 늦다.

실습사항

내분비계 질병을 발견하는 연구를 해보시오. 특히, 모습이 달라지는 경우를 알아보라.

내분비계에 미치는 마사지의 효과

전신 마사지는 스트레스를 줄여서 신체 항상성에 도움이 된다. 아로마테라피의 어떤 정유는 내분비선 자체에 영향을 줄 수 있고, 사람 호르몬에 해당하는 식물 호르몬의 작용을 할 수도 있다.

내분비계 마사지에 연관된 금기사항

- 당뇨에 걸린 부위를 마사지할 때는 특히, 주의하라.
- 어떤 정유는 그 호르몬 같은 효과로 임산부에 금기시된다.

스트레스(stress)

마사지와 아로마테라피는 스트레스 관련 증상 치료에 많이 이용된다. 그래서 스트레스의 본질을 이해하는 것이 중요하다.

스트레스는 몸의 항상성(homeostasis)을 깨뜨리는 어떤 자극을 말한다. 스트레스는 다음과 같은 이유로 생긴다

- 뜨거움과 차가움
- 소음
- 일이나 관계자에 대한 걱정
- 통증, 병

대부분의 스트레스는 심하지 않고 일상적이다. 몸은 이미 일상적인 스트레스에 대항하여 균형을 유지하는 기관을 갖고 있다. 스트레스가 너무 장기간이고, 대항할 수 없을 정도가 되면, 일상생활이 어렵게 되어 해롭다. 스트레스는 개인이 그것과 얼마나 잘 싸우느냐, 또 스트레스의 양과 스트레스의 기간은 얼마나 되나에 따라 해롭게 되는 것인지 아닌지 결정된다.

너무 많은 스트레스는 불안, 우울, 공포, 화 등의 감정을 유발시킨다. 이것은 다음과 같은 신체증상을 유발한다.

- 두통
- 가슴앓이
- 호흡곤란
- 피부 발진

- 복통과 소화불량
- 불안(irritability)
- 기분 변동(mood swing)
- 일에 성과 없음(poor performance at work)

장기간의 스트레스는 적응 증후(adaptation syndrome)를 보이며, 이것은 일시적 변화도 만성적으로 변하며 건강상태도 점점 떨어져가는 것이다.

스트레스와 관련된 질병(illness)은 다음과 같다.

- 심혈관계 병
- 호흡기 병
- 암
- 우울증
- 위궤양

스트레스는 몸의 면역계에도 영향을 준다.

면역계(THE IMMUNE SYSTEM)

면역계의 기본 기능은 감염에 대한 방어작용이다. 공격에 대한 면역은 항원에 대한 항체를 만들면서 얻어진다.

항원은 몸에서 항체를 만드는 것은 자극한다. 박테리아나 바이러스, 꽃가루, 어떤 음식물이 그러하며, 특정 림프구(T-혹은 B-림프구)를 자극한다. 항원은 외부 생물의 표면, 적혈구의 표면, 꽃가루, 독(독소), 음식물들에서도 발견된다.

항체는 림프구라 불리는 백혈구에서 생산되며, 조직, 혈액, 림프절 등 어디든 발견된다. 이것은 면역글로불린(immunoglobuline)이라는 단백질이다. 각각의 항원은 각각의 항체를 만들고 그럼으로써 항원을 파괴할 수 있다.

면역은

- 항원이 파괴되면 완전하다(complete)라고 말한다.
- 항원이 몸에 어떤 반응이라도 일으키면 부분적(partial)이라 한다.
- 항원이 파괴가 안되고 감염이나 반응이 일어나면 실패했다(fail)고 한다.

각기 다른 형태의 면역이 있다.

1. 능동면역(active immunity)은 감염이나 백신(vaccine)에 대해 자신이 직접 항체(antibody)를 생산하는 것이다. 홍역(measles)이나 소아마비(poliomyelitis)에 대한 면역력은 오래 지속된다.
2. 수동면역(passive immunity)은 특정 질병에 대한 항체를 주입 받

았을 때를 말한다. 파상풍(tetanus), 간염(hepatitis)같은 질병에 단기간 보호작용을 한다.

3. 내재면역(inborn immunity)은 아기가 자궁 속에 있을 때부터 어머니에게 물려받은 항체를 말한다. 아기는 엄마가 만든 항체로 엄마가 걸렸던 질병에서는 보호된다. 몇 달 지나면, 이 항체들은 없어진다. 그 후 아기가 자기 자신의 항체를 만들게 된다.

자가면역 질환(Autoimmune disease)

정상적으로는 면역계는 자기자신의 조직과 물질들을 알아본다. 그러나 자기자신을 몰라볼 경우, 그 모르는 자신에 대한 항체를 생산하여 그 조직을 파괴한다. 이런 예는 갑상선 질병, 류마티스관절염, 대장염 등이다.

알러지(Allergy)

알러지는 민감한 물질에 과잉 반응하는 것을 말한다. 항원에 과잉 반응하는 사람을 과민, 혹은 알러지라 말한다. 알러지를 일으키는 항원을 allergen(알레르겐)알러지 항원이라 한다. 알레르겐의 예는 견과류(nut), 과일, 화장품(cosmetics), 꽃가루(pollens), 미생물(microbes) 들이다. 알레르겐이 첫 번째로 몸 안에 들어오면 감작(sensitization)을 일으키며 두 번째부터는 세포손상을 일으킨다.

파괴된 세포들은 히스타민(histamine)을 분비하며 조직, 특히 숨쉬고, 가스를 교환하는 근육세포를 파괴하여 호흡곤란, 부종을 일으킨다.

과민성 쇼크(anaphylactic shock)는 심각한 알러지 반응으로서 항히스타민이나, 아드레날린으로 치료하여야 한다.

어떤 제품을 마사지에 사용하려면, 피시술자에게 알러지가 있는지를 꼭 물어봐야 한다. 아몬드, 피너츠 같은 너트오일을 사용하려면 알러지가 문제가 될 수 있다.

신장, 심장 같은 장기 이식을 받은 환자들은 새 장기에 거부반응을 없애기 위해 면역 억제제를 사용한다. 그런 사람들은 감염에 저항력이 적다.

면역계에 대한 마사지의 효과

진정효과(calming effect) 때문에 스트레스 치료에 효과가 있다. 마사지와 아로마테라피는 면역력을 활성화시킨다. 이 2가지는 AIDS같은 면역력저하의 병을 치료하는 데 광범위하게 쓰이는 보조의학 중 두 개이다.

실습사항

스트레스치료를 하는 다른 보조의학들을 찾아보라. 그리고 스트레스 치료효과를 어떻게 설명하는지 잘 관찰하라.

핵심용어

이들 단어의 의미를 알아야 한다. 본문이나 용어(glossary)에서 이 단어들을 확인하라.

- 항체(antibody)
- 항원(antigen)
- 자가면역질환(autoimmune disease)
- B-세포(B-cell)
- 내분비(endocrine)
- 항상성(homeostasis)
- 대사율(metabolic rate)
- 식물호르몬(phytohormone)
- T-세포(T-cell)

마사지 기법

(MASSAGE TECHNIQUE)

5

이번 장의 주요 목표는 다음과 같다.

- 손에 유연성과 힘을 기르기 위한 적절한 손 운동 보이기
- 올바른 서기 자세 보이기
- 지속성(continuity), 리듬(rhythm), 깊이(depth)를 설명하기
- 피시술자의 반응을 얻고 대처하기
- 마사지 5대 테크닉을 설명하고 보이기
- 각 테크닉에 맞는 사용법, 케어 포인트(care point)와 금기사항을 설명하기

마사지는 다른 말로 연부조직(soft tissue)을 다루는 기법이다. 연부조직은 뼈를 제외한 모든 피부와 그 밑에 조직을 의미하며, 피부, 지방, 근육, 인대(ligament), 건(tendon)같은 결합조직이며, 마사지에 영향을 받는 조직이다. 몸의 구조를 알고 마사지를 개발, 적용시키는 것이 중요한 반면, 깊이에 대한 지식은 초보자에게는 꼭 필요한 것은 아니다. 이상적으로는 마사지의 실제적인 기술(skill), 구조에 대한 논리적 지식, 몸의 기능을 같이 공부해야 한다.

손은 매우 예민하고 교묘한 부분으로서, 인체를 쓰다듬고 어루만지는 동안에는 여러 가지 몸의 정보들—즉, 온도, 피부의 촉감, 근육 경도(firmness), 지방 두께, 손이 뼈 위에 있는지 연조직에 있는지—알아낼 수 있다.

손의 예민한 감각은 조직의 상태를 평가할 수 있으며 피시술자의 즉각적인 반응에 의해서도 배울 수 있다. 마사지시 손이 통증이나 불편을 유발시켰으면, 피시술자는 곧 반응을 하게 될 것이고, 비슷하게 너무 가볍게 마사지하면, 사람들은 좀더 세게 하라고 할 것이다. 너무 깊지 않나요? 라는 질문으로 마사지사가 집중하고, 생각하고 있음을 표현할 수 있고, 그리고 각 피시술자에게 맞게 적용시키고 있음을 알게 될 것이다. 이것은 시술자-피시술자의 관계를 좋게 만들기 때문에 관리(care) 과정에서 매우 중요하다.

가능한 피시술자의 얼굴이나 반응을 확인할 수 있는 자세를 취하라. 결국 각 피시술자에 맞게 적용시키는 것은 창의적이고, 거의 자동적으로 되어야 하며, 부주의해서는 안 된다.

좋은 마사지사가 되기 위해서는 다음 세가지를 꼭 기억해 두어야 한다.

- 연속성(Continuity)
- 리듬(Rhythm)
- 심도(Depth)

주의점

마사지 때 마음이 흔들리기 쉽다. 이러면 마사지가 고통거리가 될 것이다. 마사지에 집중하라.

연속성

일상적 마사지 도중의 끊김은 최소한으로 줄여라. 손을 계속 접촉시키고 있던지, 한 스트로크 (stroke)에서 다른 스트로크로 전환할 때, 짬이 없어야 한다. 이것이 연속성이다.

리 듬

리듬은 평탄하고 지속적이어야 한다. 갑작스런 움직임이 없어야 한다. 속도(rate)는 이완을 위해서는 천천히, 자극을 위해서는 빠르게 한다. 어떤 마사지사는 음악을 틀기도 하는데 그 박자에 맞추지 않도록 하여야 한다(음악 선정이 피시술자를 자극하지 않도록 주의하라).

깊 이

마사지의 깊이는 피시술자의 요구와 신체 조건에 맞춰야 한다. 어리고 감당할 수 있는(fit) 사람과 나이 많고 허약한(frail) 사람과는 다를 수 밖에 없다. 그러나 대부분 사람들은 확실한 마사지를 더 좋아한다는 것을 알아야 하며, 첫 마사지 때 피시술자의 반응과, 의견을 물어서 다음을 위해 기록해둔다. 깊이는 마사지 때 몸의 체중을 어떻게 효과적으로 싣느냐에 따라서 조금씩 달라질 수 있다. 그래서 스탠스(stance, 발

유용한 정보

스탠스(stance)

마사지사는 마사지 하는 부위 전체를 긴장하지 않고 마사지 동작을 진행 시킬 수 있도록 하여야 한다. 이것은 좋은 스탠스, 자세에서 효과적으로 나올 수 있다. 발은 좋은 초석이 되어야 하고, 움직일 때 균형을 맞출 수 있어야 한다. 발의 연장선은 움직이는 방향과 같아야 하며, 따라서 한 발에서 다른 발로 체중을 실어 온몸을 움직이는 방향으로 나갈 수 있게 된다. 주로 발은 걷기-서기(walking-standing) 자세에서는 한 발이 다른 발 앞에, 활보-서기(stride-standing) 자세에서는 발위치(foot level)이지만, 떨어져서 놓여 있어야 한다. 등은 곧게 펴서 긴장을 피하고, 어깨는 이완시킨다. 무릎은 구부려서 키를 낮춘다. 등을 구부려서 키를 낮추지 말라. 팔은 몸 바깥으로 나가게 하여 이완된 움직임에 도달하도록 돕는다.

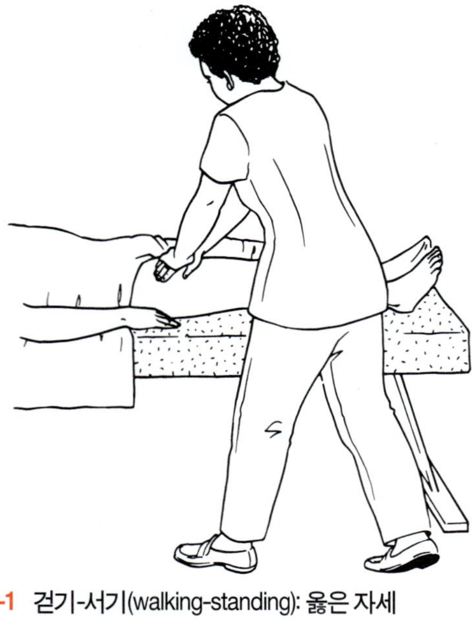

그림 5-1 걷기-서기(walking-standing): 옳은 자세

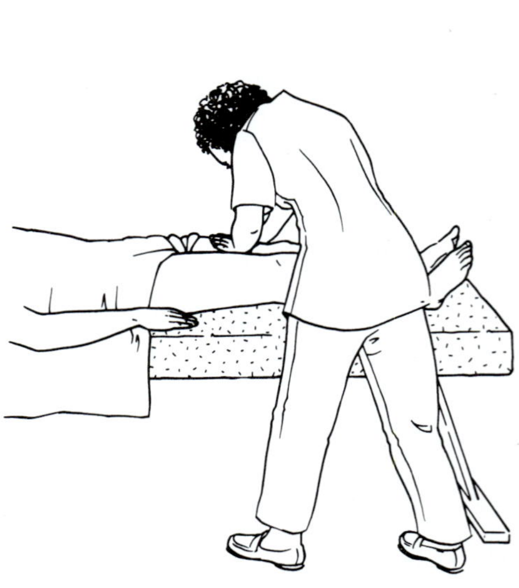

그림 5-2 걷기-서기(walking-standing): 틀린 자세

의 자세)와 자세(posture, 몸의 자세), 또 마사지 테이블의 높이가 효과적인 마사지를 위하여 기본적으로 중요하다.

손(Hands)

손은 이완되고 따뜻해야 한다. 손에 긴장이 있으면, 피시술자가 금새 눈치채며, 불안해 할 수 있다. 손은 마사지 동안 충분히 몸과 밀접해 있어야 하고 강함과 유연함, 그리고 피시술자의 마사지 부분의 상태를 알 수 있을 정도의 민감성을 가져야 한다. 마사지에 숙달될수록 손은 점차 강해지고 유연해진다.

손과 손목에 힘과 유연성을 주는 체조가 있다. 매일 하도록 하며 여기에 그 차례를 적는다.

1. 가슴 높이에서 손을 10셀 때까지 느슨하게 또 격렬하게 흔든다.
2. 한 손과 반대편 손의 손 끝을 맞대고 힘을 가하여 손가락이 벌어지면서 뒤로 꺾어지는 방향으로 누른다. 손가락의 운동 범위가 넓어지도록 손가락을 함께 튕긴다.
3. 손바닥을 합장하고 팔꿈치를 들어 손목을 직각되게 한다. 양쪽을 번갈아 가며 힘을 주면 손목의 운동범위가 넓어진다.
4. 가볍게 주먹을 쥐고 가슴 앞에서 한쪽으로 10번, 반대편으로 10번 돌릴 수 있을 때까지 돌린다.
5. 주먹을 쥐었다 폈다를 10번 반복하고 손바닥 흔들기 운동을 한다.

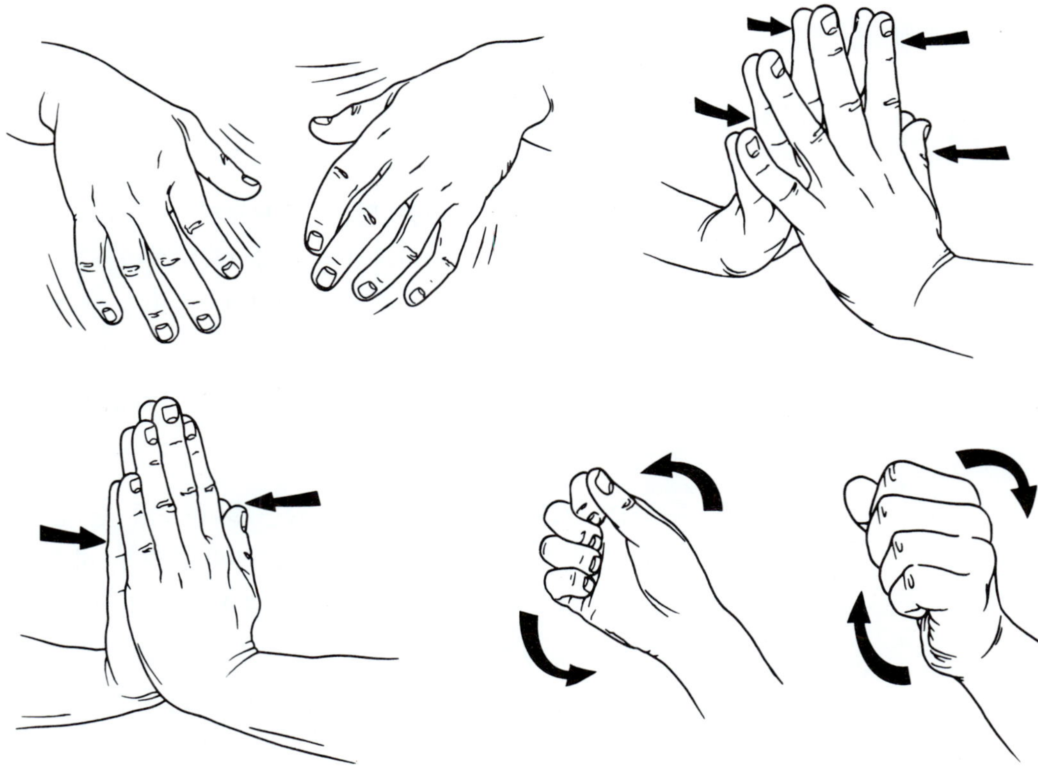

그림 5-3 손 연습(손 체조)

윤활제(Lubricant)

대부분 마사지사는 손에 윤활제를 사용한다. 어떤 종류를 쓰던 간에 끌림을 방지하고, 조절 안되는 미끄러지지 않을 정도로 최소량을 사용한다. 마사지 동안에 조금 더 윤활제가 필요하면 더 사용해도 좋다. 그러나 많다고 제거하는 것은 파괴적인 행동이다(disruptive).

크림, 오일, 탈크(talc) 중 어느 것을 사용하는지는 2장에서 설명했다.

마사지 시 오일을 더 사용하려면, 몸 위에 올려놓은 손등에 몇 방울 떨어뜨리고, 다른 손으로 그것을 찍어서 사용한다.

유용한 정보

마사지를 시작하기 전에

- 손 닿는 곳에 필요한 장비가 다 있는지 확인하라.
- 모든 것이 깨끗하고 위생적인가를 체크하라.
- 필요할 때마다 손을 덥히고 손 운동을 하라.
- 손을 씻어라.

이 장에서 마사지 기법은 전통적 방식에 따라 다음과 같이 설명한다.

1. 에플루라지와 스트로크(effleurage and stroking)
2. 페트리사지-니딩, 피킹, 링잉, 롤링(petrissage-kneading, picking, wringing, rolling)을 포함한다.
3. 터포우트먼트/퍼쿠션(tapotment/percussion)
4. 바이브레이션과 쉐이킹(vibrations and shaking)
5. 후릭션과 후릭션스(friction and frictions)

에플루라지와 스트로킹(Effleurage and stroking)

'에플루라지(effleurage)'라는 말은 '스트로크하다(to stroke)'를 의미하나, 두 단어는 현대 마사지에서는 조금 다른 의미를 가지고 있다. 양쪽 모두 같은 방식으로 피부 위를 움직인다. 그러나 그 방향이 다르다. 에플루라지에서는 동작이 림프와 혈관 방향이며, 이것들에 영향을 준다. 스트로킹은 비슷한 동작이지만, 방향은 중요하지 않으며 감각계에 영향을 준다.

에플루라지와 스트로킹에서의 리듬 있는 물 흐르듯 한 동작은 전신 마사지에서 가장 중요한 것이다. 치료받을 부위를 모두 시술해야 하므로 이런 동작은 마사지 시작과 끝낼 때, 윤활제를 바를 때, 다른 동작들을 서로 연결할 때, 무엇을 해야 할 지 생각이 안날 때 사용된다. 에플루라지와 스트로킹에서의 스피드와 깊이는 원하는 효과가 뭔지에 따라 다르다. 느리고 깊은 스트로크는 이완을, 반면에 활기찬 좀더 표면적인 스트로크는 자극을 준다.

에플루라지(Effleurage)

스탠스　손이 움직이는 방향으로 견고-서기 자세

손　치료 받을 부위의 크기에 따라 하나 혹은 두 개의 손을 쓸 수 있다. 한 손만 쓴다면, 다른 손은 그 부위를 지지시켜 준다. 보통 손바닥, 손가락 전체가 쓰여지지만, 작은 부위는 손가락과 엄지 베이스의 두툼한 부위만을 사용한다.

손바닥과 손가락은 그 부위에 꼭 맞게 이완되어야 한다. 어느 부분이라도 긴장하면, 에플루라지의 움직임은 딱딱하다고 느껴질 것이고 불편을 느끼게 된다. 에플루라지를 시작할 때, 손은 심장에서 가장 먼 곳에 위치시킨다. 즉, 발이며 에플루라지는 발에서, 다리로, 혹은 다리에서 등으로 진행된다. 손가락은 움직이는 특정한 방향을 향할 것이며, 중심 쪽으로 향할 때는 좀더 견고하게, 시작점 쪽으로 내려올 때는 좀더 가볍게 움직인다.

사용

- 마사지를 시작하고 끝낼 때
- 다른 스트로크들을 연결시킬 때
- 피시술자에게 시술자의 접촉을 숙지시킬 때
- 윤활제를 골고루 효율적으로 퍼뜨릴 때
- 피부를 덥혀서 발적(erythema)을 유발시키려 할 때
- 이완을 유도하고 근육 긴장을 줄이려 할 때
- 림프와 정맥 혈류의 개선
- 죽은 세포 제거, 땀샘과 피지선 자극으로 피부의 유연성을 개선

> **주의점**
> 마사지의 신체 효과는 앞에서 설명했다.

스트로킹(Stroking)

스탠스　에플루라지와 같은 자세

손　이완되고, 피부에 완전 접할 수 있게 변형된 모습이며, 스트로크는 어느 방향이든 상관 없다. 다리에서 아래쪽을 향해도 좋고, 견갑골 주변에서 원운동을 해도 좋으며, 허리에서 옆쪽을 향해도 좋다. 깊이와 속도는 필요에 따라 가감하며, 양손을 겹치면 깊이가 깊어진다. 이를 강화된 스트로크라 한다(reinforced stroke).

사용

- 다른 동작 사이를 연결할 때
- 연속성을 유지하며 손을 새로운 위치로 옮길 때
- 따뜻하게 하여 발적을 유발 시킬 때
- 이완을 유도하고 근육 긴장을 줄이려 할 때
- 죽은 세포 제거, 땀샘과 피지선 자극으로 피부의 유연성을 개선

안전한 실습 지침

에플루라지(쓰다듬기)와 스트로크(어루만지기)(Effleurage와 stroking)의 주의점

- 피부를 끌지 않는다.
- 털 많은 곳에 윤활제를 더 많이 쓴다. 그리고 가능한 한 털이 난 방향으로 마사지한다. 털이 무척 많이 난 곳은 에플루라지를 생략한다.
- 뼈 부위나 민감한 부위는 가벼운 압으로 지나간다.

주의점

3장에서의 의료 조언 난을 참고.

에플루라지와 스트로킹의 금기사항

- 감염이나 확산될지 모르는 피부조건이 있는 부위
- 멍든 부위
- 분명한 정맥류로서 아프거나 만지면 아픈 부위. 아프지 않은 표피 쪽 정맥은 가볍게 스트로크한다.
- 깊은 정맥염이나 정맥 혈전이 있는 부위

실습사항

다음의 연습을 해보라(주의, client라는 용어는 동료, 기타 다른 실습을 당하는 사람을 말한다).

1. 등의 에플루라지(effleurage to the back)

피시술자가 적절한 높이의 마사지 테이블 위에 엎드리게 한다. 다리와 엉덩이를 타올로 가리고 등을 노출시킨다. 팔은 몸 옆에 놓거나, 구부려서 머리 옆에 놓는다.

스탠스 마사지 테이블 옆에 걷기-서기자세로 피시술자의 어깨에서 꼬리뼈까지 모두 닿을 수 있게 엉덩이 부분에 선다. 발은 마사지 테이블의 머리 쪽을 향한다.

손 손은 이완되고 따뜻하게 또 오일이나 윤활제 약간 바른다. 양손은 등 아랫부분에 놓고 손가락은 등 윗부분을 향하며, 손 전체를 등에 닿게 한다. 손을 천천히 위쪽으로 향하며 척추 옆을 따라 어깨 높이까지 가서 어깨위로 방향을 튼다. 이렇게 하려면, 시술자의 몸 중심이 발 뒤에서 발 앞으로 옮겨져야 하며 앞발의 무릎을 약간 구부리게 된다.

접촉(contact)를 유지하면서 손을 다시 등 아랫부분으로 움직인다. 이때는 좀더 가볍고 표면적이며, 약간은 옆구리 쪽을 향한다. 이런 동작을 리듬이 생길 때까지 여러 번 반복한다. 위쪽으로 에플루라지할 때 속도는 지속적으로 평탄하지만,

좀더 깊이를 증가시켜 보라. 몸무게를 발 앞으로 이동시켜라. 몸무게를 얹어서 압을 가해라.

안전한 실습 지침

등의 긴장을 막기 위해서 곧게 편다.

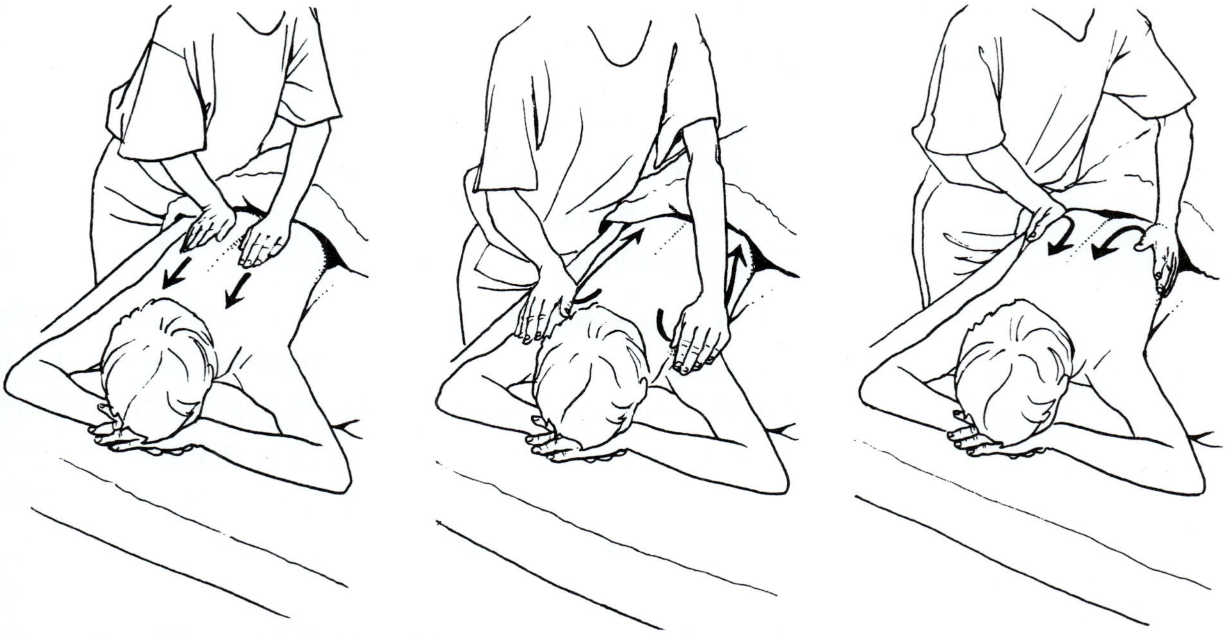

그림 5-4 등에 에플루라지하기(시술하는 손의 방향에 유의)

2. 강화된 스트로킹(Reinforced stroking)

피시술자는 등을 노출시킨 상태로 엎드린다.

스탠스 허리 부근에서 마사지 테이블의 머리를 보면서 걷기-서기 자세

손 손에 윤활제를 듬뿍 묻힌 후 견갑골 사이에 손을 겹쳐 놓는다. 양손을 양 견갑골 사이로 올리고 견갑골 주변으로 8자 모양을 그린다. 압은 위쪽방향에서는 깊고, 뼈의 돌기부분에서

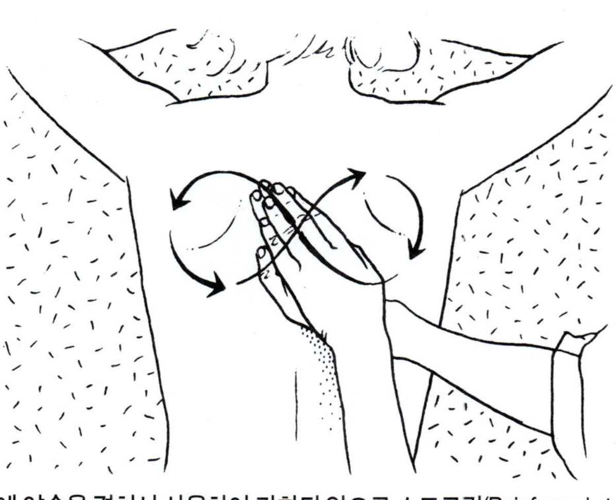

그림 5-5 등에 양손을 겹쳐서 사용하여 강화된 압으로 스트로킹(Reinforced stroking)

주의점

속도는 지속적이며 평탄하고 몸 중심을 이동시키면 좋은 자세가 나온다.

는 압을 가하면 안된다.

페트리사지(Petrissage)

페트리사지 동작은 연부조직을 밑의 뼈에 대고 압박하거나, 쥐어짜며 반죽하듯이 하는 기법을 말한다. 니딩(Kneading)이란 용어는 모든 페트리사지를 얘기하기도 하지만, 좀더 정확히 말하면 뼈에 대고 누름을 의미한다.

페트리사지에는 이런 것들이 포함된다.

- 니딩, 주무르기(Kneading)
- 피킹엎, 꼬집기, 집어 올림(Picking up)
- 링잉, 비틀기(Wringing)
- 롤링, 말기(Rolling)

이런 짜고(squeezing), 누르는(compressing) 움직임은 연부조직에 혈액과 림프를 펌프질 하는 효과를 준다. 페트리사지 동작 대부분은 또 피부의 탄력(elasticity)과 운동성(mobility)에 도움을 준다. 특히, 링잉(wringing)에서 근육방향으로, 롤링(rolling)에서 근육을 가로지르는 방향으로 근섬유를 신장시키므로 피부 표면 쪽의 근육에 더 잘 적용된다. 이 동작은 표면의 혈관을 넓혀주므로 발적이 생긴다.

니딩(Kneading)

니딩(주무르기)은 좀 깊은 조직 위의 피부에서 원운동 하는 것을 말한다. 다음 치료 부위로 가는 중이 아니면, 그 부위의 피부에는 손이 닿지 않는다.

스탠스 주움직임 방향으로 걷기-서기 자세

손 치료부위의 크기에 따라 양손을 동시에 쓰기도 하고, 한 손만으로 또 작은 곳은 손바닥, 엄지로도 한다. 압은 각기 다른데, 원 위쪽에서는 몸무게를 실어서 세게 압을 가한다. 양손은 동시에 혹은 교대로 사용하기도 하며 한 손만 사용할 때는 다른 손은 그 부위를 지지한다. 조직이 단단하고 두꺼울 때는 양손을 겹쳐서 여분의 압을 가한다. 이를 강화된 니딩(reinforced kneading)이라 한다.

사용

- 근육과 기타 조직에 림프순환 촉진
- 근육과 기타조직에 동맥혈 보급 촉진
- 표면 혈관 확장시킴(발적 유도)
- 피하조직 움직임(mobilise)

니딩의 금기사항

- 멍들거나 만져서 아픈 부위

안전한 실습 지침

니딩(주무르기)할 때 주의할 점

- 니딩은 수근을 사용하여 압을 가할 수가 있는데, 이것은 피시술자에게 불편을 주므로 하면 안된다.
- 뼈 부위에 압을 가하면 안된다.
- 피부 위에서 질질 끌지 마라.

실습사항

한 손 또는 양손으로 다음의 연습을 해 보라.

1. 대퇴부 한 손 니딩하기(single handed kneading to the thigh)

피시술자는 눕고 가까운 다리는 노출시킨다.

스탠스　무릎 부위에서 마사지 테이블의 머리 쪽을 향한 걷기-서기자세

손　미끄러지지 않을 정도로 손에 오일을 약간만 묻히고, 한 손은 무릎 안쪽을 지지하고, 반대 손은 대퇴부 상부의 바깥 면에 팔꿈치는 무릎 쪽에 다리에 붙이지 않게 놓는다. 이것이 동작하는 손이다. 대퇴부 바깥 면의 깊은 조직 위를 원을 그리면서 움직인다. 이 원은 3~4번 정도이며 무릎 바로 위에까지 내려온다. 이 동작을 시작점까지 반복하며 올라간다. 그리고 손을 바꿔서 바깥쪽 손이 지지하고, 안쪽 손이 똑 같은 동작을 한다. 안쪽에서의 압이 조금 작아야 한다. 대퇴부 안쪽이 더욱 민감하기 때문이다.

주의점

전자(대퇴골 상부돌기) 같은 뼈의 포인트는 가볍게 지나치듯이 시행하라. 거꾸로 시행하지 않는 손으로 압을 가한다.

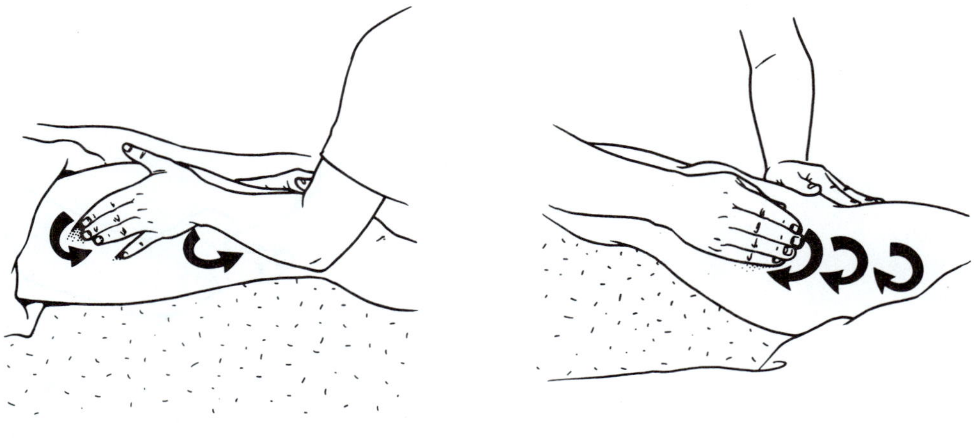

그림 5-6 대퇴부 한 손 니딩하기

2. 양손 니딩(double handed kneading)

스탠스 한 손 니딩과 같다.

손 허벅지 상부를 양손으로 감싸고 양손을 동시에 사용한다. 어깨는 굽혀서 대퇴부에 닿지 않게 한다. 대퇴부를 양손으로 짜내듯 한다. 손은 교대로 원운동을 하며 짜내는 듯한 움직임으로 점차 무릎 쪽으로 내려간다. 무릎에 닿으면 양손이 미끄러지듯 시작점으로 돌아가고 이 과정을 반복한다. 꽤 어려운 시술이며 긴장없이 이것을 하려면 연습을 많이 하여야 한다.

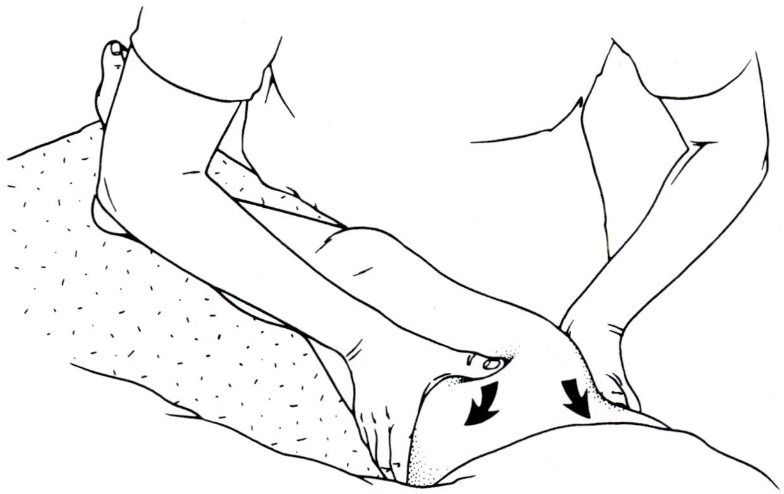

그림 5-7 양손 니딩하기

> **주의점**
> 이 마사지를 하더라도 숨을 참지 마라. 숨을 참으면 긴장할 수 있으며 마사지에 영향을 미친다.

피킹업(Picking up)—근육을 잡았다 놓아주기

연부조직을 뼈나 깊은 조직에서 집어올려 짜고 놓아주는 페트리사지의 한 동작이다.

스탠스 움직임 방향으로 걷고-서기 자세

손 한 손, 혹은 양손을 사용하지만 한 손 사용으로 시작하는 것이 쉽다. 한 손으로 픽업하기는 엄지와 검지 사이의 V자 모양을 이용한다. 여기로 조직을 잡아서 들어올리고, 짜내고, 놓아

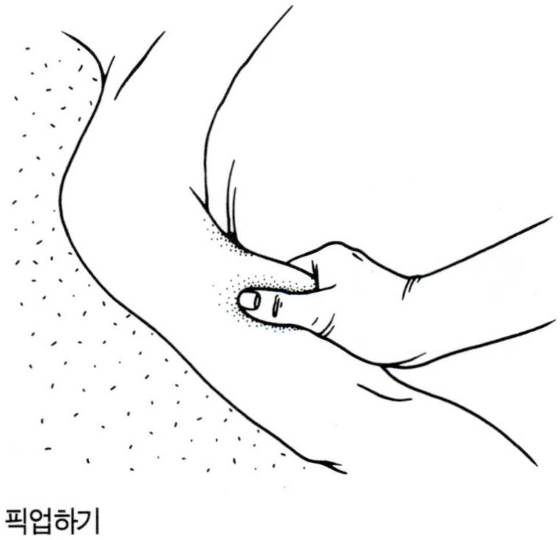

그림 5-8 한 손으로 픽업하기

준다. 손가락이나 엄지가 살 속으로 들어가지 않게 주의하며, V자 전체와 손바닥이 접하게 하되 꼬집지는 말아라. 시작하려 할 때, 손으로 압을 가하고, 조직을 잡아서 들어올리고, 놓아주고를 반복한다.

양손으로 픽업하기는 대퇴부 앞쪽의 큰 근육을 쥐려고 할 때 필요하다. 한 손의 엄지가 다른 손의 검지와 비슷하게 놓여서 좀더 큰 V자를 형성하여 근육을 움켜쥔다. 효과는 같다—압박하고, 짜내고, 들어올리고, 놓아주고 이동한다. 손바닥 전체를 사용해야 한다.

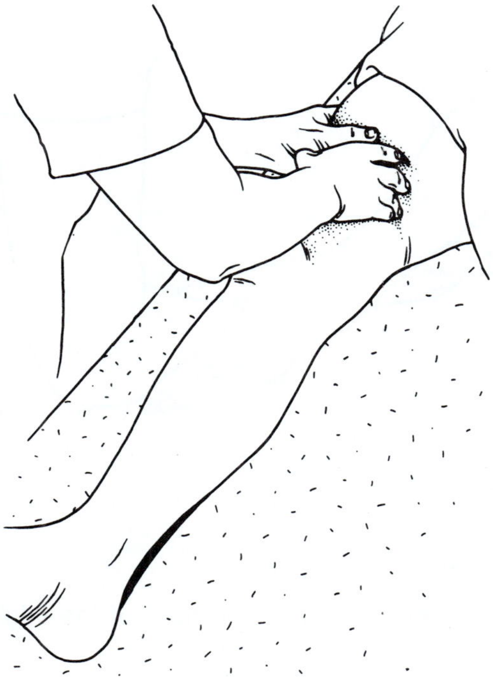

그림 5-7 양손으로 피킹업하기

사용

- 정맥과 림프흐름을 자극
- 동맥 흐름을 자극
- 빡빡한 피하조직을 느슨하게 함

안전한 실습 지침

주의점

- 손바닥을 접촉시켜라.
- 손가락으로 파지 마라.
- 어깨를 이완시켜라.

피킹업의 금기사항

- 무르거나 만져서 아픈 부위

실습사항

다음 과정을 한 손, 양손으로 연습하라.

1. 한 손으로 피킹업하기(single handed picking up)

팔뚝의 팔꿈치 바로 밑 부위에서 엄지 쪽 근육을 잡아보라. 그래서 근육이 엄지와 검지 사이의 V자 안에 들어가게 하라. 그 근육을 뼈에서 들어올리고, 짜내고, 놓아주고, 다시 약간 아래로 이동하라. 손목까지 반복하라. 다시 시작점까지 올려서 반복하라.

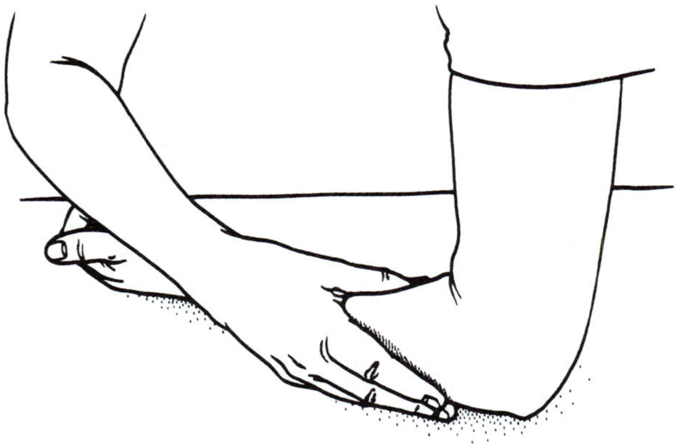

그림 5-10 한 손으로 피킹업하기 연습

2. 대퇴부 앞면 양손으로 픽업하기 (double handed picking up on the front of the thigh)

피시술자는 다리를 노출시키고 누운 자세

스탠스 무릎 부위에서 걷기-서기 자세

손 양손을 설명한 위치로 하여 허벅지 앞면에 놓는다. V자는 되도록 넓게 만든다. 양손으로 사두근(quadriceps)을 눌러 내리고, 손안으로 잡아서 들어올리고 부드럽게 놓아준다. 약간 밑으로 내려서 반복한다. 무릎까지 갔다가 다시 원위치까지 반복한다.

링잉(Wringing)—근육을 비틀어 주듯 교차하기

이것은 피킹업과 비슷한 페트리사지 동작이다. 조직에 압을 가했다가 픽업하고, 이 손에서 저 손으로 옮기면서 놓아주는 것이다(링잉에서의).

스탠스 치료부위에 맞대고 활보-서기 자세나 걷기-서기 자세

손 링잉은 항상 두 손을 사용한다. 손가락이 한쪽에 다른 손 엄지는 반대편에 있게 한다. 팔은 살에 닿지 않도록 들고 팔꿈치를 약간 구부린다. 근육과 표면 조직에 압을 가하고, 손가

락과 다른 손 엄지로 들어올린다. 손가락은 시술자의 몸 쪽으로 밀고 엄지는 멀리 민다. 손은 근육의 방향으로 움직인다. 근육이 작으면 손 전체보다는 손가락을 더 많이 쓴다. 어깨에서는 손 전체를 쓸만한 여지가 없다.

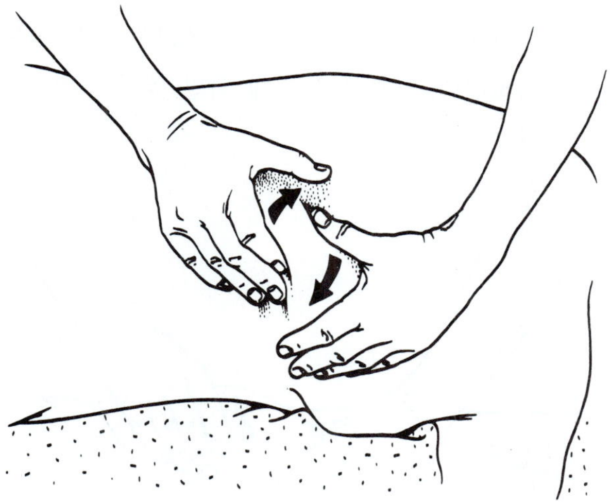

그림 5-11 표면 조직의 링잉

사용

- 근육 방향으로 스트레칭시켜서 탄력성 개선
- 피하 지방조직을 부드럽게 한다.
- 국소 혈류 증가

안전한 실습 지침

링잉의 주의점

- 손을 살 위에서 비틀지 마라. 통증이 수반된다.
- 손가락과 엄지는 곧게 펴서 살을 파지 마라.

링잉의 금기사항

- 짓무른, 눌러서 아픈 부위
- 피부가 늘어난 자리
- 근육 긴장도가 나쁜 부위(노인)

실습사항

다음의 링잉을 실습하라.

1. 대퇴부 근육을 링잉하기(wringing to the muscles of the thigh)

스탠스 피시술자와 엇갈려 활보-서기자세

손	양손을 대퇴부 윗부분 안쪽에 놓고 엄지를 넓게 벌린다. 한 손으로 근육을 픽업하고 또 다른 손으로 픽업한다. 한 손의 손가락으로 밀어서 끌고 동시에 다른 손 엄지는 밀어낸다. 역으로 이 동작을 반복한다. 그러면서 근육이 뼈에서 들어올려지게 되고 이 손에서 저 손으로 옮겨 다니게 된다. 점차 안쪽면에서 아래로 내려가면서 한다. 올라올 때는 앞면 다시 옆면에서 내려간다. 옆면으로 오게 되면 높이를 맞추기 위해 무릎을 약간 굽히게 된다.

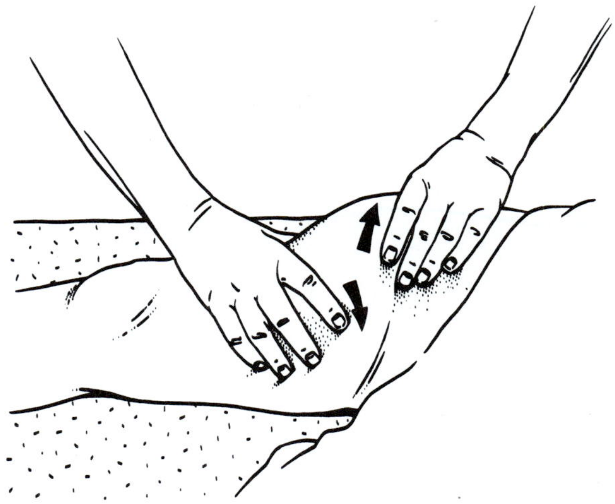

그림 5-12 대퇴부 근육을 링잉하기

2. 어깨를 링잉하기(wringing to the shoulder)

피시술자는 엎드려서 등 상부를 노출시킨다.

스탠스	마사지 테이블의 머리 쪽을 향하여 걷기-서기 자세

손	가장 먼 어깨부위에서 컵 모양을 만든다. 어깨 맨 윗부분의 근육을 양손의 손가락과 엄지 사이로 피킹업한다. 손가락은

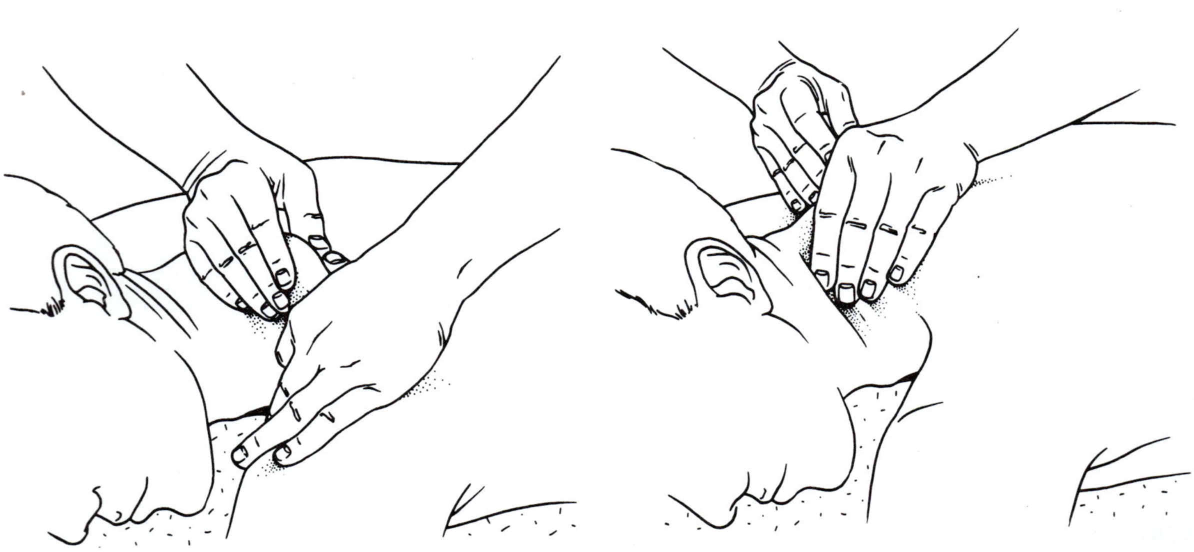

그림 5-13 어깨 링잉하기

잡아 끌고 엄지는 밀어낸다. 목 쪽으로 향하여 링잉을 한다. 목에 닿으면 한 손은 놓아두고 다른 손은 반대편 어깨로 간다. 가운데 있던 손이 어깨로 다가가서 링잉을 계속한다. 이것을 어깨 꼭대기까지 앞뒤로 반복한다.

롤링(Rolling) — 근막을 들어올려 이동하기

가장 많이 쓰이는 롤링은 피부 롤링이다. 피부와 피하조직을 손가락과 엄지 사이에서 롤시킨다. 근육 롤링은 근섬유를 엇갈리게 하는 깊은 형태로 이루어진다.

피부 롤링(Skin rolling)

스탠스　치료부위를 마주보고 걷기-활보 자세

손　엄지를 쫙 펴서 끝을 맞닿게 한다. 손을 치료부위에 펴서 놓는다 손가락은 조직을 잡아서 엄지 쪽으로 롤링시킨 다음 다

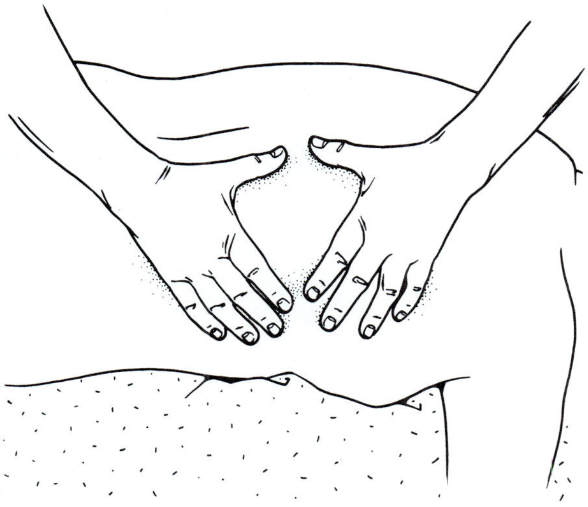

그림 5-14 피부 롤링: 손 위치

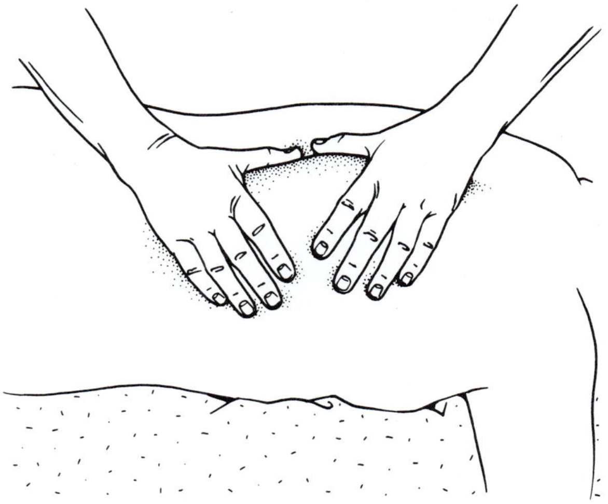

그림 5-15 피부 롤링: 손가락으로 조직을 끌어 만다.

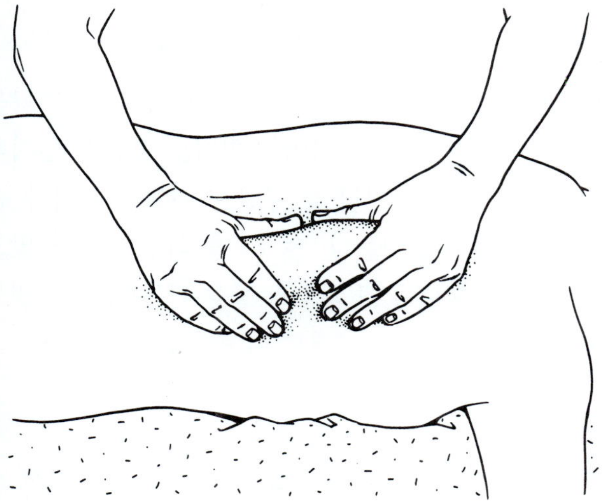

그림 5-16 피부 롤링: 짜내고 들어올린다.

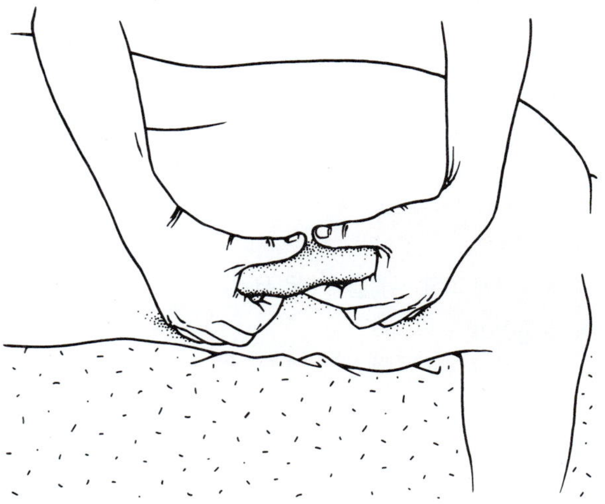

그림 5-17 피부 롤링: 엄지로 롤을 뒤로 민다.

시 손가락 쪽으로 민다. 지속적인 리듬으로 손을 위·아래로 이동시킨다. 이 동작은 시술자의 반대편 몸을 할 때는 쉬우나, 가까운 쪽을 할 때는 어렵다.

사용

- 피부의 혈류를 자극
- 지방 같은 단단한 조직을 부드럽게 한다.
- 스트로크가 리듬감 있으므로 이완을 유도한다.
- 피부에 탄력을 준다.
- 오래된 흉터 부위를 부드럽게 만든다.

안전한 실습 지침

피부롤링에 주의점

- 손가락과 엄지로 꼬집지 말라.
- 갈비뼈 부위에서 간지럼을 타는 고객이 있을 수 있다.
- 가까운 쪽은 등에 무리가 가지 않는다면 몸과 팔을 틀어서 시행하라.

롤링의 금기사항

- 신장되거나 느슨한 피부
- 짓물리거나 만져서 아픈 부위

실습사항

피부 롤링의 다음 과정을 실습하라.

등의 피부 롤링(Skin rolling to the back)

피시술자는 엎드려서 등을 노출시킨다.

스탠스 허리부근에서 피시술자를 대해서 걷기-서기 자세

손 피시술자의 허리에서 먼 쪽의 등 옆에 위치시킨다. 손가락은 쫙 펴서 곧게 한다. 엄지와 검지 사이를 최대로 벌린다. 엄지의 끝부분은 터칭이고, 다른 손가락 끝 부분은 거의 터칭이다. 손바닥을 곧게 펴고 피부에 닿는다. 손가락을 피부를 끌어 앞으로 당기고, 엄지는 밑으로 눌러 피부의 롤을 만든다. 몸의 옆부분에서 부드러운 리듬으로 위 아래로 이 동작을 반복한다.

주의점

등을 곧게 펴고 무릎을 구부려서 키를 줄여라.

근육 롤링(Muscle rolling)

이것은 피부 롤링과 비슷하다. 그러나 더 깊고 근섬유를 엇갈려서 시행한다.

스탠스 피부 롤링과 같다.

손 근육 위에 피부롤링에서처럼 놓는다. 손가락과 엄지는 눌러서 그 사이에 근육 덩어리가 들어오게 한다. 엄지를 손가락 쪽으로 근육을 가로질러 (약간 근육방향이긴 하지만) 말아 올린다. 그래야 피시술자가 편안함을 느낀다.

사용

- 근육 긴장을 줄이고 유착을 완화시킨다.
- 근육에 혈류 증가시킴

실습사항

근육 롤링의 연습을 하라.

척추 발기근을 롤링하기(Muscle rolling to the erector spinae)

피시술자는 엎드리고 등을 노출시킨다.

스탠스 가슴부위에서 피시술자와 엇갈려서 걷기-서기 자세

손 등의 먼 쪽에 손을 놓고 엄지를 척추와 긴 근육(erector spinae) 사이의 긴 홈에 놓는다.

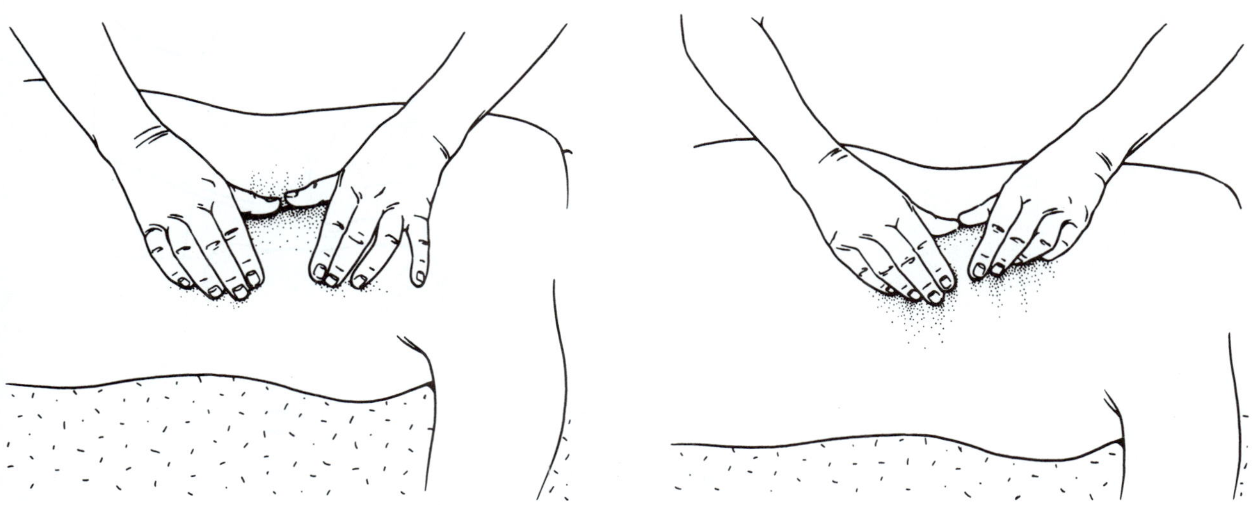

그림 5-18 근육 롤링

터포우트멘트/퍼쿠션(Tapotement/percussion)

Tapotement와 percussion이라는 용어는 서로 바꾸어 사용될 수 있다. 그리고 손으로 가볍게 반복적으로 두드리는 기법으로 고타법이라고도 한다. 양손이 보통 쓰이지만 교대로 두드릴 수도 있다. 이 동작은 가볍고 탄성을 가져야 하며 무겁고 딱딱하면 안된다. 연습을 해야 하며 쉽게, 지치지 않는 리듬으로 시행한다. 손목은 느슨하게 하고 팔도 이완시

킨다. 이 동작을 할 때에는 어깨부분을 구부리고 숨을 참는다. 여기에 포함된 동작들은 모두 자극적이므로 이완용 마사지에는 대개 생략되기도 한다.

터포우트먼트/퍼쿠션 동작은 다음과 같다.

- 해킹(hacking)
- 파운딩(pounding)
- 클래핑(clapping)
- 비팅(beating)

가장 연습하기 쉬운 방법은 베개나 쿠션을 마사지 테이블 위에 놓고, 피시술자에게 시술해도 만족스럽다 라고 느낄 때까지 심도와 리듬을 연습한다.

해킹(Hacking)

스탠스 치료부위에 엇갈려서 걷기-서기자세

손 해킹은 손의 척골 쪽 작은 부위와 3, 4, 5번째 손가락 등을 이용한다. 팔꿈치는 굽히고 충분히 옆으로 벌리며 손목도 가능한 한 굽힌다. 손가락은 느슨하게, 각 손가락은 서로 떨어져 있고, 약간 굽힌다.

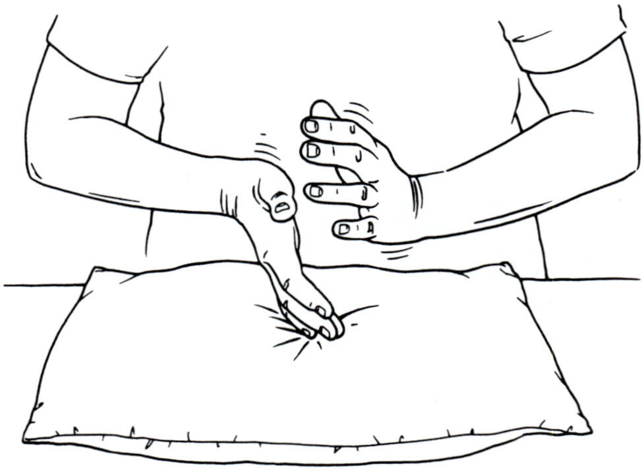

그림 5-19 베개에서 해킹 연습하기

이 동작은 양손을 번갈아 빨리 치는 동작이다. 전완과 손목만 움직이며 어깨나 팔꿈치는 움직이지 않는다. 바르고 가벼워야 하며 두드리는 소리가 나야 한다. 근육이 많은 부위에서는 약간 느리고 심도가 깊게 할 필요가 있다.

사용

- 피부 혈류 촉진하여 발적 유도
- 반사적 수축 일으켜 표면 근육 자극하기

안전한 실습 지침

해킹의 주의점

- 손의 옆날 전부를 사용하지 마라.
- 뼈 부위나 피하조직이 적은 부위에는 사용하지 마라.

해킹의 금기사항

- 멍들거나 민감한 부위
- 정맥류 위

실습사항

다음의 해킹을 연습하라.

해킹(Hacking)

마사지 테이블 위에 베개를 놓는다.

스탠스 마사지 테이블에 대해서 활보-걷기자세

손 손의 척골쪽 면을 베개에 놓고 양손을 마주 보게 한다. 손은 이완되고 약간만 떨어뜨린다. 팔꿈치는 직각으로 굽히고 몸에서 떨어뜨린다. 손목은 최대로 신장시킨다. 팔꿈치를 움직이지 말고, 양손을 순차적으로 베개를 두드린다. 척골쪽 면과 3, 4, 5번 손가락 등 만을 사용하여 베개를 친다. 이것은 때린다고 하기보다는 가볍게 튕긴다 라는 기분이 들어야 한다.

일단 리듬감이 오면, 베개 전체를 커버하며 여러 가지 속도와 심도를 연습해본다.

파운딩(Pounding)

해킹보다는 좀 더 무거운 두드림이다. 그래서 둔부 같은 넓은 잘 커버된 부위에서만 시행한다.

스탠스 해킹과 같다.

손 팔꿈치와 상박은 해킹에서와 같은 위치로 고정시킨다. 손은 느슨하게 쥐어 부드러운 주먹이 되게 한다. 양손을 순차로 사용하는 것과 손의 측면을 사용하는 것은 해킹과 같다.

사용

- 국소 혈류 증진
- 지방조직 부드럽게하기

파운딩의 주의점

- 주먹을 꽉 쥐지 마라.
- 손목은 느슨해야 한다.

파운딩의 금기사항

- 뼈 부위나 깡마른 사람
- 근육 긴장도가 약하거나 나쁜 경우
- 멍든 곳이나 정맥류 부위

실습사항

다음의 파운딩을 연습하라.

주의점

가까운 쪽에서 작업할 때 키를 줄이려면 무릎을 굽힌다.

파운딩(Pounding)

베개를 사용하여 느슨하게 주먹을 쥐고 해킹과 같은 동작을 한다.

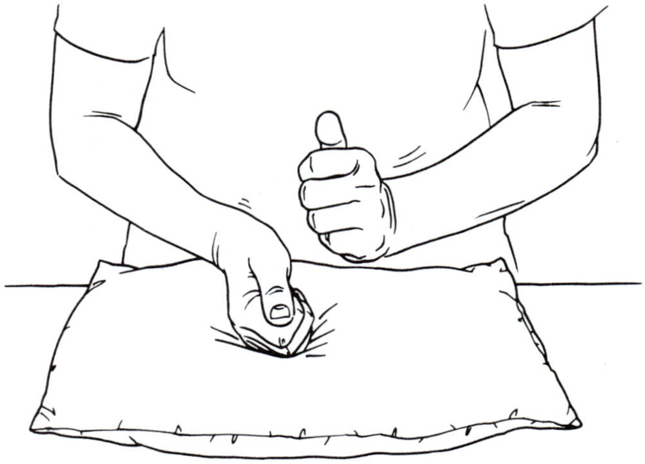

그림 5-20 베개로 파운딩 연습

클래핑(Clapping)

클래핑은 컵 모양의 손을 만들어 퍼쿠션하는 것이다.

스탠스 치료부위에 엇갈려서 걷기- 혹은 활보자세

손 손바닥을 사용하지만 손이 컵 모양이므로 손바닥 중앙은 사용이 안된다. 엄지는 검지에 붙이고 손가락은 쭉 편다. 팔은 몸 옆으로 멀리 떨어뜨리나 손목이 가장 많이 움직이며 팔꿈치는 약간 움직이게 놓아둔다. 손은 순차적으로 두드리고, 찰

싹 하는 소리가 아닌 둔탁하고 속이 빈 소리가 나도록 한다.

사용

- 피부 혈류 촉진
- 좀 더 깊은 조직을 흔들어 혈류 촉진

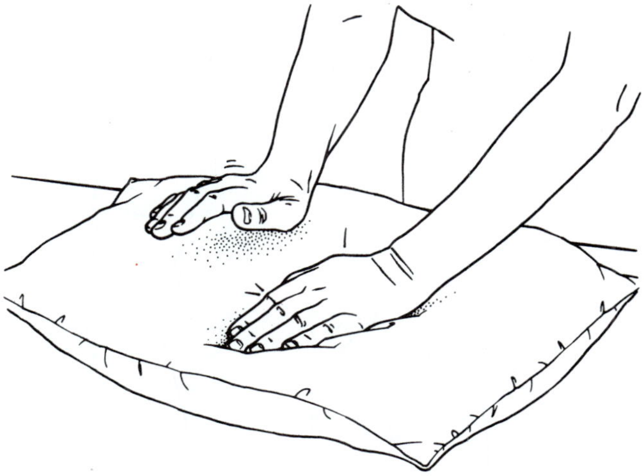

그림 5-21 베개로 클래핑 연습하기

안전한 실습 지침

클래핑의 주의점

- 민감한 피부에서 이 동작은 타올이나 담요로 덮은 후 시행한다.

클래핑의 금기사항

- 멍든부위나 만져서 아픈 부위

실습사항

다음의 클래핑을 연습하라.

클래핑(Clapping)

스탠스 마사지 테이블 위의 베개를 보고 걷기- 혹은 활보자세

손 양 손바닥을 베개 위에 놓고 손바닥 중앙을 끌어 올려 베개와 떨어지게 한다. 양손을 교대로 베개를 친다. 베개 길이를 따라서 이동하며 양손은 비교적 가깝게 위치하도록 한다.

주의점

잠시 리듬을 잃었다면 다른 스트로크를 하다가 다시 시도해 본다.

비팅(Beating)

비팅은 클래핑처럼 퍼쿠션의 한 동작이나 주먹이 더 느슨하다.

스탠스 부위에 가로질러 걷기 혹은 활보자세

손 느슨하게 주먹을 쥐나, 손가락의 맨 끝 마디는 안으로 넣지 않고 편다(이럼으로써 치는 면이 평평하게 된다). 엄지는 주먹 옆에 꼭 붙이며 손목은 느슨하게 놓아둔다.

시술자는 상완을 들어서 손목이 떨어지게 하며, 주먹으로 치게 된다. 손을 열거나 컵으로 만들면, 바로 클래핑으로 변하는 자세이다. 상완의 움직임은 같다.

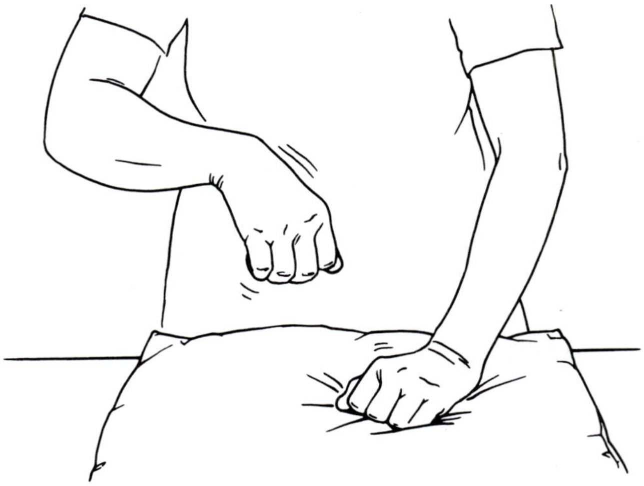

그림 5-22 베개로 비팅 연습하기

사용

- 단단한 지방 조직을 부드럽게 한다.

안전한 실습 지침

비팅의 주의점

- 둔부(gluteal) 같은 잘 커버된 부위에만 사용하라.

비팅의 금기사항

- 멍든 부위, 만져서 아픈 부위
- 약한 근육위

실습사항

다음의 비팅을 연습하라.

비팅(beating)

느슨하게 주먹을 쥐고 손가락은 곧게 펴서 연습을 반복하라.

바이브레이션과 쉐이킹(Vibrations and shaking)

이런 종류의 동작은 조직 내에서 떨림이나 흔들림을 만드는 것이다. 그러나 테크닉과 사용법은 무척 다르다.

바이브레이션(Vibrations)—근육에 파동 주기

바이브레이션에서의 효과는 시술자의 손과 손가락이 진동시켜 부위에 전달되어 나오는 것이다. 진동은 위-아래 혹은 옆-옆으로 할 수 있다. 잘 할 수 있을 때까지는 많은 연습이 필요하다.

스탠스 부위를 따라서 혹은 마주보고 걷기-서기자세

손 한 손은 시술하는 손, 다른 손은 지지 손이다. 상완은 밖으로 뻗고 손은 그 부위에 굳게 올려놓는다. 손가락과 엄지를 붙인 손 전체를 사용하거나 손끝들만 사용한다. 손 그리고/또는 손가락 끝을 위 · 아래로 움직여 조직 내에 미세한 떨림을 만들거나 손을 옆으로 돌려 앞 · 뒤로 흔든다. 어느 경우에도 손은 피부에 접해있도록 한다.

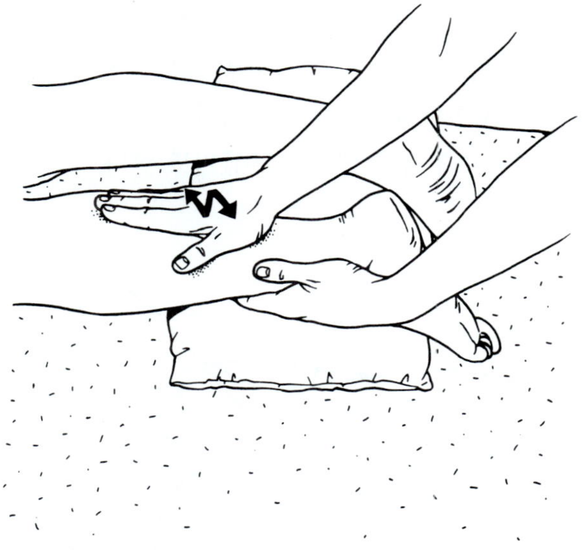

그림 5-24 바이브레이션

사용

- 진정시킬 목적으로 신경의 주행을 따라서
- 림프 배액을 자극할 필요가 있는 부위에

안전한 실습 지침

바이브레이션의 주의할 점

- 손끝으로 후비지 마라.

바이브레이션의 금기사항

- 피부가 얇은 부위

실습사항

다음의 바이브레이션을 연습하라.

대퇴부 후면 바이브레이션하기(Vibrations to the back of the thigh)

피시술자는 엎드리고 한쪽 발을 노출시킨다.

스탠스 무릎 부위에서 마사지 테이블의 머리 쪽을 보면서 걷기-서기 자세

손 시술하는 손은 평평하게 하여 대퇴부 중앙에 올려 놓는다. 다른 손은 대퇴부 측면에 놓아 그 부위를 지지한다. 시술하는 손을 쭉 펴서 손을 위·아래로 매우 빨리 진동 시킨다. 동시에 손을 대퇴부 후면 중앙선을 따라서 무릎부위까지 미끄러지듯 내려간다.

쉐이킹(Shaking)

이것은 바이브레이션보다 훨씬 정교하지 못한 동작이다. 근육부위를 손이나 손가락으로 움켜쥐고(보통 기시부 혹은 도입부 쪽으로) 천천히 옆으로 흔든다. 스포츠마사지나 시아추에서 손이나 발을 잡아서 전체 팔이나 다리를 위·아래 혹은 옆으로 흔들기도 한다.

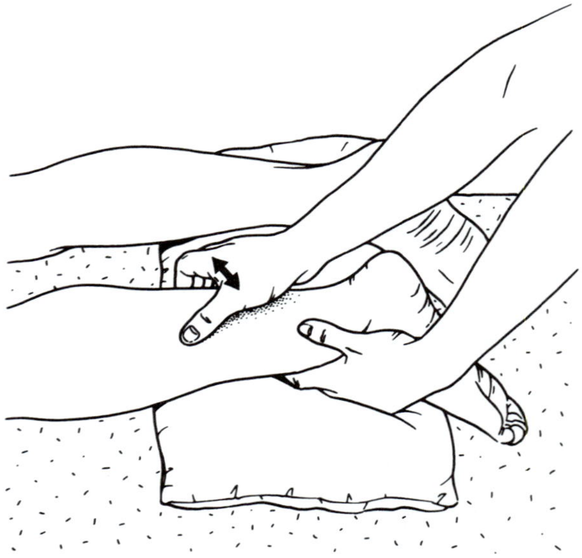

그림 5-24 쉐이킹

주의점

때로 시술자가 자기 어깨를 이완시키는 것도 도움이 된다, 어깨를 아래로 끌고 목을 신장시킨 다음 원위치 시키면 된다.

사용

- 근육을 이완시키기 위해

안전한 실습 지침

쉐이킹의 주의사항

- 손가락이 파고들어가지 않게 쭉 편다.

쉐이킹의 금기사항

- 얇거나 과신장된(over stretched) 근육

후릭션과 후릭션스(Friction and frictions)

후릭션(friction)이나 후릭션스(frictions) 동작은 같은 말로 들리지만 서로 다르며 그 차이점을 설명한다. 후릭션은 재빨리 피부를 문지르는 것이며 피부를 데우기 위해 사용되고, 후릭션스는 국소에서 작고 깊은 동작으로 표면 조직을 깊은 조직 위에서 움직이게 하는 것이다. 후릭션은 빠르고 강한 동작이고 후릭션스는 깊은 페트리사지이다.

후릭션(Friction)

스탠스 동작 방향에 대해 걷기-혹은 활보-자세

손 평평한 손바닥과 손가락 부위를 사용하며 손은 단단히 고정시킨다. 손으로 어느 방향이든 재빨리 문지른다.

사용

- 국소 혈류 개선
- 치료부위를 따뜻이 한다.

안전한 실습 지침

바이브레이션의 주의할 점

- 튀어나온 사마귀나 피부가 늘어진 부위를 피한다.
- 이완용 마사지에서는 피시술자에게 후릭션을 한다고 말해준다.
- 느슨한 피부에서는 단지 가벼운 압만 준다.

후릭션의 금기사항

- 매우 민감한 곳
- 털이 많은 곳

실습사항

다음의 후릭션을 연습하라.

등에 후릭션하기(Friction to the back)

피시술자는 엎드려서 등을 노출시킨다.

스탠스 허리부근에서 마사지 테이블의 머리를 보고 걷기-서기자세

손 등에 안정되게 대고 손을 활발하게 움직인다. 짧게 마음대로 움직이면서 등 전체를 문지른다.

후릭션스(Frictions)

스탠스 충분한 힘을 유발시키기 위해 마사지 테이블에 다가서서 걷기 혹은 활보자세

손 손끝은 후릭션스을 하고 손가락은 안정되게 유지해야 한다. 손끝으로 굳게 누르면서 미끄러지지 않게 원을 그린다. 이동할 때 손가락을 들어올리며 다음 장소로 가서 반복한다. 어떤 근섬유 위에서는 작게 앞뒤로 후릭션스를 할 수도 있다. 두 경우 모두 표면 조직을 누르게 되고, 더 깊은 조직 위에서 이동한다.

사용

- 국소 발적을 일으키기 위해
- 반흔이나 근육 유착 같은 단단한 조직을 부드럽게 하고 신장시키기 위해
- 특히, 등 상부의 근육에서 느껴지는 단단한 근육 띠인 건막염(fibrositis)을 완화시키기 위해
- 척추 옆으로 나오는 신경을 자극할 필요가 있을 경우
- 인대(ligament)에 스포츠마사지를 할 경우

안전한 실습 지침

후릭션스의 주의사항

- 시작은 표면적으로, 점차 심도를 깊게 한다.
- 압을 줄 때는 손가락이 뒤로 휘게 하면 안된다.
- 불편감을 줄이려면, 후릭션을 하면서 에플루라지를 간간히 끼워 넣어라.
- 건막염(fibrositis) 부위는 만지면 아프다. 그래서 피시술자의 반응을 알아야 한다.
- 다른 부위로 진행할 때는 손가락은 항상 피부에서 떼어야 한다.

후릭션스의 금기사항

- 통증부위
- 뼈 부위
- 염증 부위(어느 곳이던)

실습사항

다음 후릭션을 연습하라.

등의 후릭션스(Frictions to the back)

피시술자는 엎드리고 등을 노출시킨다.

스탠스 허리 부위에서 마사지 테이블에 다가서서 걷기-서기자세

손 작업 손의 중지를 등 상부의 척추 바로 옆 부분에 놓고 손 끝에 자연스럽게 맞춘듯한 얕은 홈을 느껴보라. 손가락을 곧게 펴서(필요하면 검지로 지지하면서) 손끝으로 작은 원을 그리면서 더 깊은 조직으로 진행한다. 시작은 무척 가볍게, 점점 더 심도를 증가시킨다. 5-10번 정도의 원을 그린 후, 손가락을 떼서 다음 홈으로 이동한다. 다른 손은 옆구리를 지지한다.

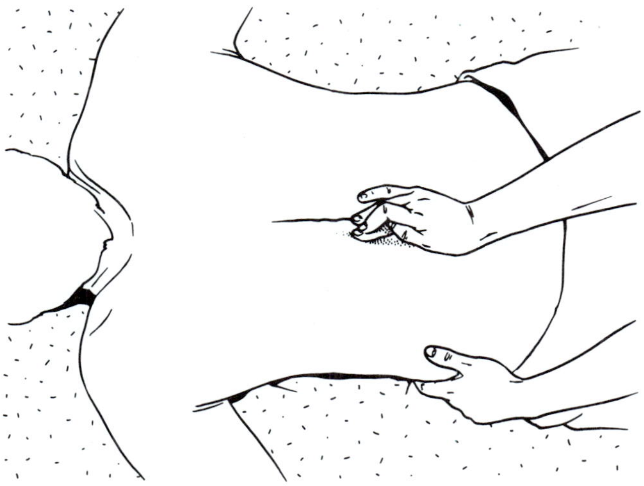

그림 5-25 등의 후릭션스

주의점

손가락은 정보를 수집한다. 치료부위에서의 긴장 같은 여러 반응을 감지해 보라.

핵심용어

이들 단어의 의미를 알아야 한다. 본문이나 용어(glossary)에서 이 단어들을 확인하라.

- 원위의(Distal)
- 에플루라지(Effleurage)
- 마찰법(후릭션, Frictions)
- 페트리사지(Petrissage)
- 엎드린(Prone)
- 스트로킹(스트로크, Stroking)
- 누운(Supine)
- 가볍게 두드림(Tapotement)
- 척골의(Ulnar)

마사지의 체계적 순서 (THE MASSAGE ROUTINE)

6

이번 장의 주요 목표는 다음과 같다:

- 피시술자가 전신마사지를 받을 수 있게 준비한다.
- 적절한 마사지스트로크를 사용하여 전신마사지를 한다.
- 전신마사지에 적합한 타이밍을 결정하고 적용한다.
- 부분마사지의 타이밍을 결정하고 적용한다.
- 피시술자의 반응을 얻고 이해한다.

몸을 마사지하려면, 5장에서 설명한 움직임을 치료받을 부위에 어떤 종류, 어떤 순서로 할 것인지 결정해야 한다. 여러 종류의 스트로크를 연습할 때와는 달리, 온몸을 마사지 하기 시작하면 적용할 수 있는 몇 개의 기본 원칙을 가지는 것이 중요하다. 주로 첫 번째 타입의 마사지는 숙련되어야 한다. 이것은 정통적인 일반 목적의 마사지이며 자체로 모든 종류의 마사지 스트로크를 포함하고 있다. 일단 숙련이 되면, 다른 목적의 마사지에도 적용시킬 수 있다.

예를 들어, 이완 목적의 마사지는 대부분의 에플루라지와 약간의 페트리사지로 이루어 지는데, 좀더 자극적인 마사지는 퍼쿠션(두드림, percussion)이나 좀더 격렬한 페트리사지로 이루어진다. 스피드와 심도(깊이)도 이완을 위해서는 천천히 하지만, 좀더 기운 나게 해야 할 경우에는 빠르게 한다. 그러나 목적이 무엇이던 간에 스트로크는 항상 지속성(continuity)과 리듬을 가지고 치료에 적당한 깊이(심도)를 가져야 한다. 실제의 마사지 체계적 순서는 — 몸의 부분들을 치료하고 스트로크를 적용하는 순서 — 특정 피시술자에 따라 혹은 시술자의 취향에 따라 때로 변경될 수 있는 것이다. 전문 마사지사마다 그들 자신의 순서를 가지고 있다. 이것은 계속되는 배움의 한 과정으로 적용되고, 변경된 것이다. 당신이 전문가에게 마사지 시작할 때의 움직임을 보여달라고 한다면, 그들 대부분은 기억을 되돌이키기 어려움을 느낄 것이다. 그러나 그들은 몸 어느 부위를 다룬다 해도, 일단 스트로크나 비슷한 것을 배워서 익혔고, 발전, 변화, 적응, 완성시켰다.

6장에서의 마사지의 체계적 순서는 배우기 쉽고, 기억하기 쉬우며, 시술자나 피시술자에게 모두 변경과 적응 시킬 수 있는 마사지이다. 5장에서 설명한 모든 스트로크 중에서 퍼쿠션(percussion)을 제외하고, 좀더 격렬한 페트리사지를 줄인 완전한 이완 마사지이다.

전신 마사지를 시도하기 전에, 시술자는 한 부위, 한 부위마다 완전히 숙련시킨 후에 다음 부위로 나아가야 할 것이다, 각각의 부위에 숙련되면, 그것을 한 개로 묶어서 전신마사지를 할 수 있다.

하려고 하는 전신 마사지가 무엇이던 간에 일단 시작했으면 즉, 일단 손을 머리 위에 얹었으면 연속성(continuity)을 깨지 말아야 한다. 물론 이것은 마사지를 시술시 외부로의 방해를 없애는 것뿐만 아니라, 모든 것을 익혀서 뭔가를 생각해 내려고 마사지를 중단할 필요가 없게 끔 익숙해 있어야 한다. 작업장의 준비와 적절한 도구 선택, 면담에 대해서는 전에 설명했다. 모든 것이 준비되면 피시술자를 조용히 눕히고, 마사지를 시작한다. 이때 시술 부위만 노출시키고, 나머지는 금방 추워질 수 있으므로 감싼다는 것을 기억하라. 물론 매우 덥고, 습기 많은 기후에선 적용 안되지만, 가볍게라도 커버를 씌워야 한다.

마사지의 시간 측정은 매우 어렵다. 자동적으로 되기에는 매우 오랜 기간이 걸린다. 그래서 각 부위의 시간을 책정해두는 것이 유용하다. 피시술자의 준비시간을 제외하고 마사지에 한 시간이 걸린다면, 각 부분을 체계적 순서 안에서 적절히 배분하면 된다. 물론 이런 시간 배분도 각 피시술자에게 변경 적용시킬 수 있다.

다음의 마사지 순서는 초보자에게 적당하나 피시술자, 시술자의 선호에 따라 변경, 적용시킬 수 있다.

이것은 한 시간에 해당하는 시간 배분의 일례이다.

피시술자가 눕고 머리에 베개를 놓은 상태

1. 오른발 7분
2. 왼발 7분
3. 왼팔 5분
4. 가슴 5분
5. 오른팔 5분
6. 복부 5분

엎드려서 베개 제거 후

7. 오른발과 엉덩이 5분
8. 왼발과 엉덩이 5분
9. 등과 어깨 15분

이 순서는 시술자에게 마사지 테이블 주변을 맘대로 이동할 수 있게 한다. 때로 벽에 대고 마사지 테이블을 밀어 올려 마사지를 수행하려면, 모든 것은 바꿔야만 한다.

시술자의 움직임은 가능한 최소이어야 하고, 피시술자와의 접촉을 유지해야 한다. 보통 각 부분의 순서는 처음에는 에플루라지와 스트로크이고, 여러 가지 페트리사지가 뒤 따르며 적절한 부분은 퍼쿠션(두드림)을 하고, 다음 부분으로 이동하기 전에 에플루라지와 스트로크로 끝낸다.

전신 마사지를 시작하려면, 피시술자는 마사지 테이블 위에 눕고 베개를 사용하고 타올로 덮는다. 덮은 부위는 치료를 위해서 쉽게 노출이 가능하도록 한다. 그 한가지 방법이 타올 한 개로 몸을 가리고 또 한 개로 다리와 하복부를 가리는 것이다.

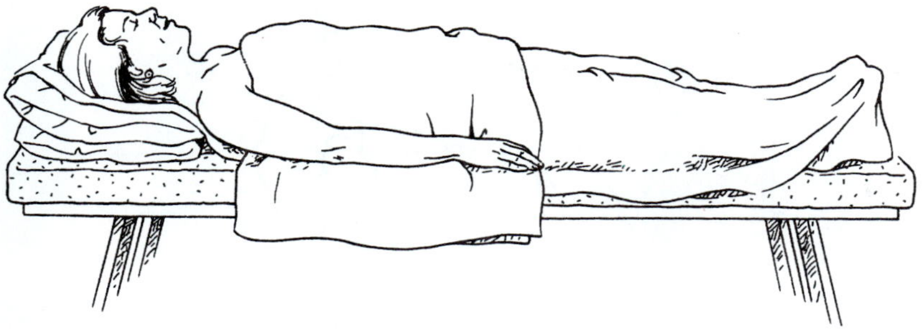

그림 6-1 마사지에서의 피시술자 준비

시술자의 취향과 피시술자의 요구에 달려있지만, 수많은 반복된 동작이 필요한 것은 아니다. 전체적인 시간 배분이 적당하다면, 각 움직임은 3~4번 정도를 하는 것을 목표로 하라.

다리 마사지(leg massage)

다음은 양 다리의 마사지 동작이다(SUGGESTED MASSAGE MOVEMENT).

1. 다리 전체의 전면, 측면의 에플루라지
2. 대퇴부의 에플루라지
3. 대퇴부의 양손 니딩
4. 대퇴부의 한 손 니딩
5. 대퇴부 근육의 링잉
6. 대퇴부의 해킹
7. 무릎 주변의 스트로킹
8. 무릎 굽힌 후 종아리(calf muscle)의 에플루라지
9. 아래 발(lower leg)의 에플루라지
10. 경골(tibia) 앞 근육의 한 손 니딩
11. 발의 에플루라지
12. 발바닥의 니딩
13. 발바닥의 한손 해킹
14. 발등의 엄지 스트로크
15. 발바닥을 가로지르는 엄지 스트로크
16. 발가락 니딩
17. 전체 다리 전면과 측면의 에플루라지

실습사항

마사지 전에 다리의 뼈 부위를 상기시켜 보라.

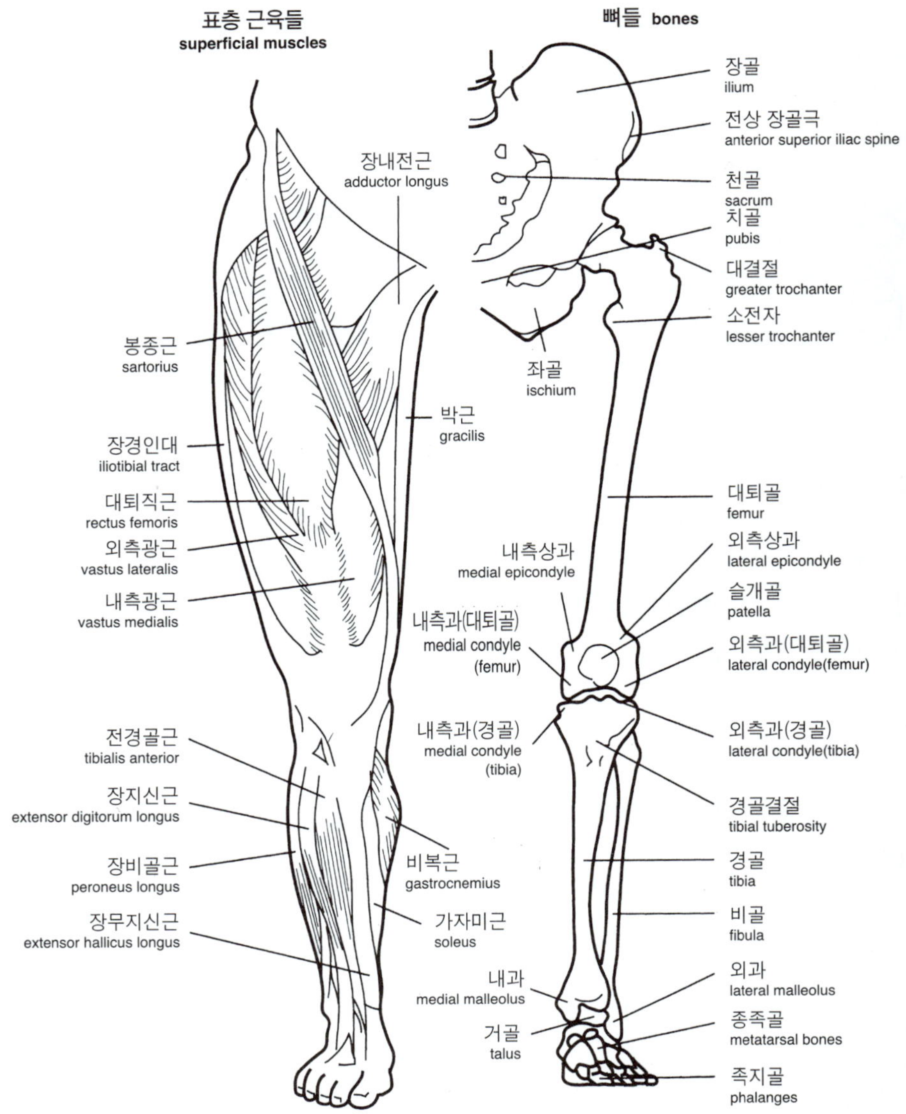

그림 6-2 발 전면의 근육과 뼈

타올을 접어서 다리 전체를 노출시킨다. 오일을 손에 묻혀 다리전체에 쓸어내리듯 에플루라지를 하면서 바른다.

1. 다리 전체의 전면, 측면의 에플루라지 (effleurage to the sides and front of leg)

주의점

오일은 손이 부드럽게 움직일 정도의 소량만 사용하라.

스탠스 발목 바로 위로서 무리 없이 발 맨 위에 닿을 수 있는 곳에서 걷기-서기 자세

손 한 손을 발바닥에, 다른 손을 발등에 놓아 발을 감싼다.

위쪽 손이 발목의 외측, 아래쪽 손이 발목의 내측에 올 때까지 굳게 발 위쪽으로 미끄러진다. 계속 대퇴부 맨 위 부분까지 내면과 외면을 에플루라지를 한다. 그 후 외측 손을 굳게 바깥으로 즉, 다리 맨 끝부분을 쓸어 돌린 다음 궁릉(groin)과 서혜부 림프절 쪽으로 간다. 스트로크를 역으로 하면서 시작점으로 다시 돌아온다. 그러나 돌아올 때의 압은 훨씬 적다. 2~3번 반복한다.

다음 에플루라지는 같은 방법으로 손으로 발을 감싼 후 측면으로 올리는 것이다. 그러나 무릎 바로 위에서 두 손을 겹치며 대퇴부 끝까지 올라가서 궁륭(groin)부위로 쓸어간다. 내려올 때는 올라갈 때의 역순이며 시작점으로 다시 돌아온다. 2~3번 반복한다.

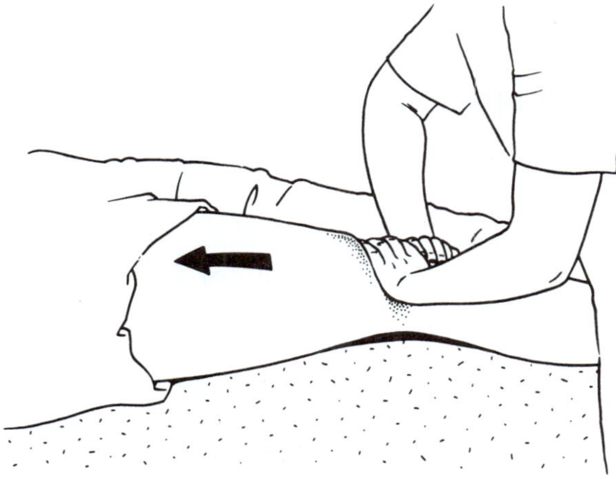

그림 6-3 다리 전체의 전면, 측면의 에플루라지(쓰다듬듯 마사지)

주의점

다리의 윗부분을 마사지하기 위해 체중을 뒷다리에서 앞다리로 이동시킨다.

2. 대퇴부의 에플루라지(Effleurage to the thigh)

스탠스　무릎 바로 밑에서 걷기-서기 자세

손　a) 무릎 위에 한 손은 대퇴부 내측, 다른 손은 외측에 놓는다. 1에서 처럼 무릎에서 대퇴부 위쪽 끝을 지나 서혜부 림프절을 향해 궁륭부로 쓸어 올린다.

　b) 양손을 겹쳐서 무릎 위에 놓고 궁륭부로 쓸어 올린다. 내려올 때는 대퇴부 내면과 외면을 거쳐 시작점으로 내려온다.

3. 대퇴부의 양손 니딩(Double-handed kneading to the thigh)

이것은 제5장에서 이미 설명하였다.

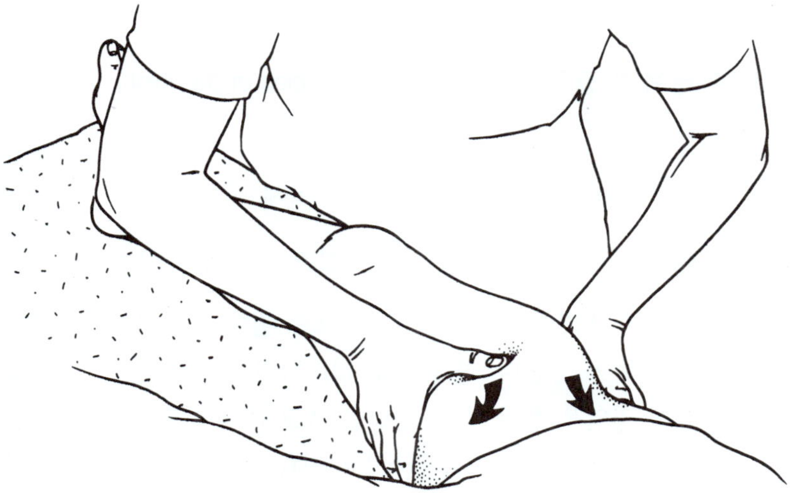

그림 6-4 대퇴부의 양손 니딩(근육결을 따라 주무르듯 마사지)

스탠스 무릎 바로 밑에서 걷기-서기 자세

손 한 손을 대퇴부 상부 안쪽에 다른 손은 바깥쪽에 놓고 팔꿈치는 굽혀서 충분히 떨어뜨린 후 대퇴부를 짠다(squeeze). 손을 교대로 먼쪽으로 원을 그려가면서 짜내는 효과를 주며, 무릎 쪽으로 내려갈 때만 한다. 손을 다시 원점으로 미끄러지게 올리며 2~3번 반복한다.

4. 대퇴부의 한 손 니딩(Single-handed kneading to the thigh)

이 동작은 5장에서 설명했다.

스탠스 무릎 바로 아래에서 걷기-서기 자세

손 시술하는 손은 대퇴부 상부 외면에 위치하고, 다른 손은 내면에 위치한다.

시술하는 손은 외면에서 원 모양을 그리고 피부를 이동시킨다. 다음 원으로 이동하기 전에 3~4번을 돌리며, 약간 아래로 이동하여 같은 원을 그린다. 무릎까지 내려가면 손은 원위치로 미끄러지며 이것을 2~3번 반복한다.

주의점
양손을 모아 시술해라. 그러나 대퇴골 경부 아래쪽에 있는 돌기인 전자(trochanter)는 너무 깊게 압을 가하지 말라.

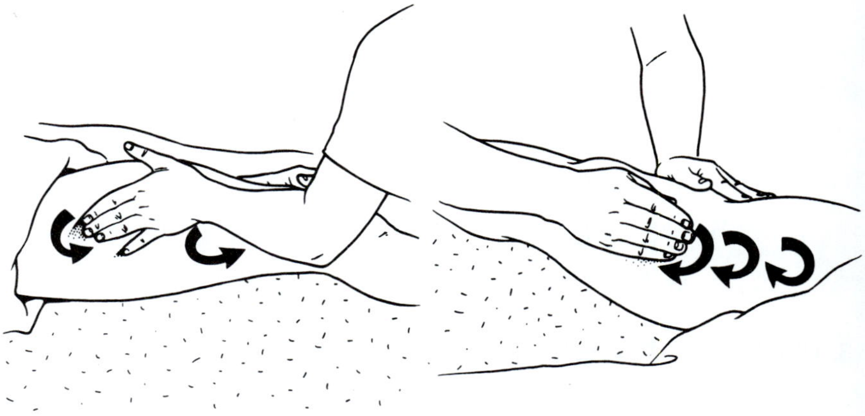

그림 6-5 대퇴부의 한 손 니딩(대퇴부 측면 근육 원형 마사지)

5. 대퇴부 근육의 링잉(Wringing to the muscles of the thigh)

이 동작은 5장에서 설명했다.

스탠스 피시술자를 마주보고 걷기-활보 자세

손 대퇴부 내면에 가지런히 손을 모으고 조금 떨어뜨린다.

대퇴부 내면의 근육들을 한 손으로 집어 올리고, 다른 손으로도 근육을 잡는다. 한 손으로 잡아당기고 다른 손은 엄지로 밀면서 링잉을 한다. 손이 링잉을 하고 대퇴부의 위 아래로 움직이므로 근육이 뼈에서 들어올려있다. 처음에는 대퇴부 윗부분의 내면에서 점점 바깥으로 이동하며 전체 대퇴부를 시술한다.

주의점
다리의 외측을 시술하기 위하여 무릎을 꿇어 자세를 낮춰라.

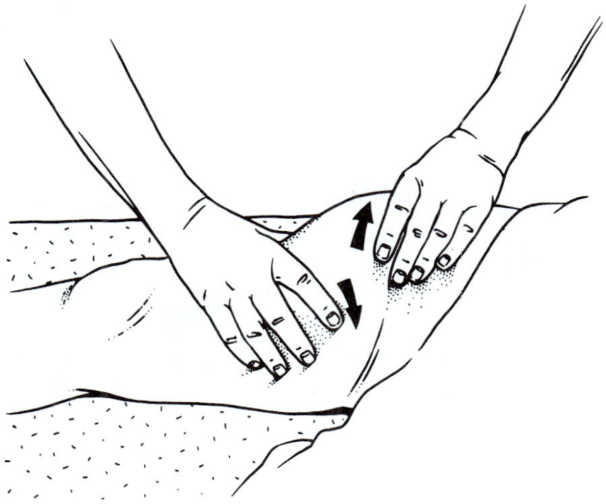

그림 6-6 대퇴부 근육의 링잉

6. 대퇴부의 해킹(Hacking to the thigh muscles)

스탠스 피시술자를 마주보고 활보-서기 자세

손 충분히 이완하고 손뼉 치는 자세에서 약간 벌린다. 팔꿈치는 굽혀서 충분히 떨어뜨린다.

대퇴부 전면에서 아래로 가볍게 해킹을 시작하고, 다시 위로 반복하여 대퇴부의 전면과 외면을 2~3번 실시한다. 내면은 해킹에 민감한 부위이므로 피한다.

주의점

3, 4, 5 손가락의 척골 쪽 작은 부위만 사용하라. 동작은 빠르고 가볍게 튕기는 듯 해야 한다.

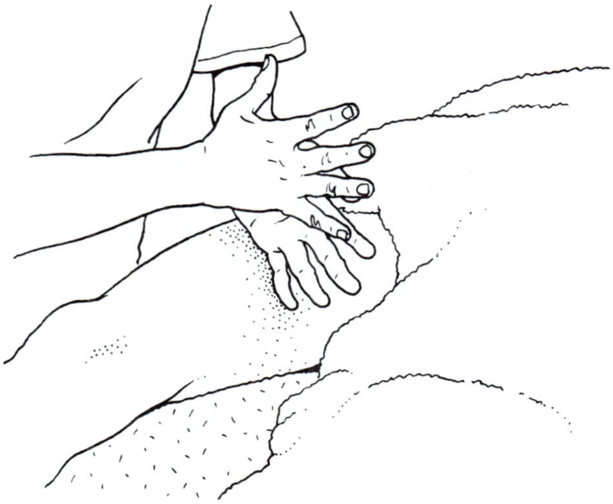

그림 6-7 대퇴부의 해킹(대퇴부에 탄력을 주어 가볍게 두드리기)

무릎 쪽으로 시술하기 전에, 대퇴부를 1~2번 에플루라지 하시오.

7. 무릎 주변의 스트로킹(Stroking around the knee)

스탠스 무릎 주변에서 걷기-서기자세

손 양손의 엄지를 슬개골 밑에서 교차시키게 놓고, 손가락은 무릎 측면에 놓는다.

엄지를 슬개골 위에서 위쪽으로 가볍게 스트로크한 다음, 슬개골 주변을 안정되게 돌아서 무릎 후면으로 향하여 손가락과 측면에서 만난다. 2~3번 반복한다.

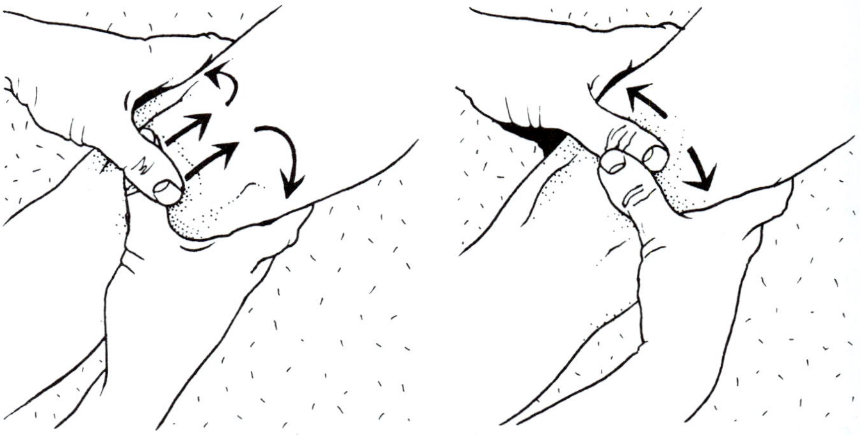

그림 6-8 무릎 주변의 스트로킹(슬개골 어루만지듯 마사지 하기)

8. 무릎 굽힌 후 종아리(calf muscle)의 에플루라지

스탠스 발목 주변에서 걷기-서기자세

손 양손을 발목 부근에 위아래로 겹쳐서 종아리 뒤를 잡는다. 팔꿈치는 몸에서 멀리 떨어뜨린다.

한 손을 안정되게 위로 무릎 바로 밑까지 이동시키며, 이때 다른 손도 똑 같은 방법으로 이동시킨다. 그래서 한 손이 움직이면, 다른 손은 돌아가는 방향으로 이동한다. 이것을 5~6번 반복한다.

누워있는 자세에서 발꿈치와 무릎으로 지지하고 있는 다리를 시술한다.

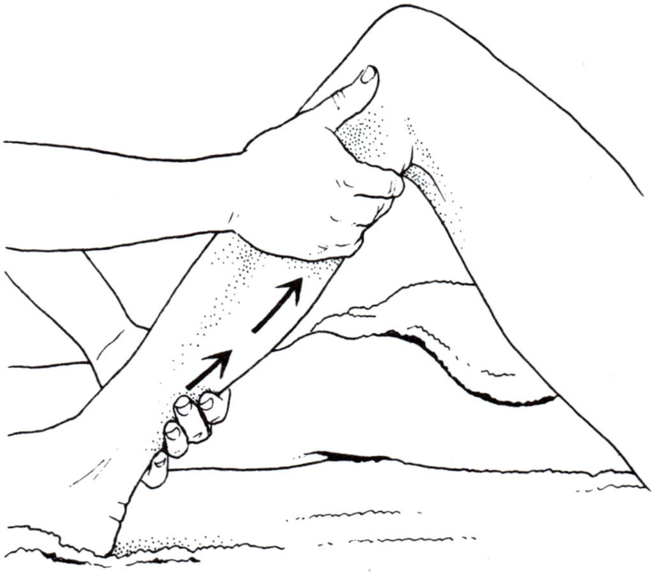

그림 6-9 무릎 굽힌 후 종아리(calf muscle)의 에플루라지(종아리 쓰다듬으며 끌어올리듯 마사지 하기)

9. 종아리의 에플루라지(Effleurage to the lower leg)

스탠스 발 주변에서 걷기-서기자세

손 첫 에플루라지 할 때처럼 발을 감싼다.

종아리의 양쪽 면을 무릎까지 멀리 에플루라지한 다음 좀더 가볍게 스트로크를 하며 돌아온다. 2~3번 반복한다.

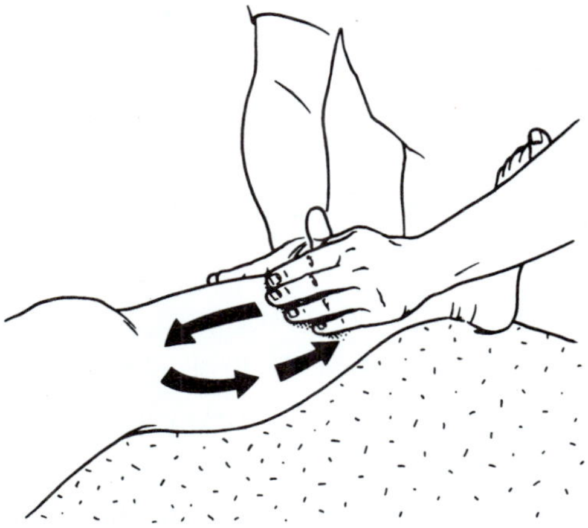

그림 6-10 종아리의 에플루라지(종아리 앞면 부드럽게 마사지)

10. 경골(tibia) 앞 근육의 한 손 니딩

스탠스 발목 주변에서 걷기-서기자세

손 시술 손은 무릎 바로 밑의 종아리 외면에 놓고 다른 손은 내면에 놓아 지지한다.

시술 손은 엄지로 발목 바로 위까지 외면을 작은 원형 니딩을하며 내려간다. 다시 돌아올 때는 에플루라지를 한다. 1~2번 반복한다.

> **주의점**
> 경골의 앞면은 피부 바로 밑에 있으므로 피한다.

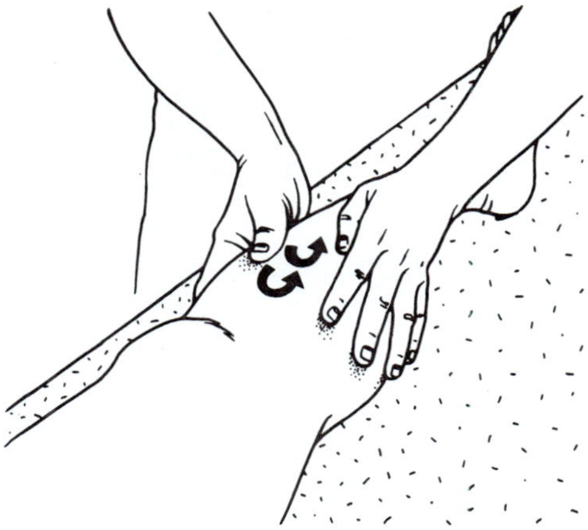

그림 6-11 경골(tibia) 앞 근육의 한 손 니딩 (경골 앞 근육따라 엄지 원형 마사지)

11. 발의 에플루라지(Effleurage to the foot)

스탠스 발 아래에서 걷기-서기자세

손 한 손은 발등에 지지하고 다른 손은 발바닥에서 시술하며 서

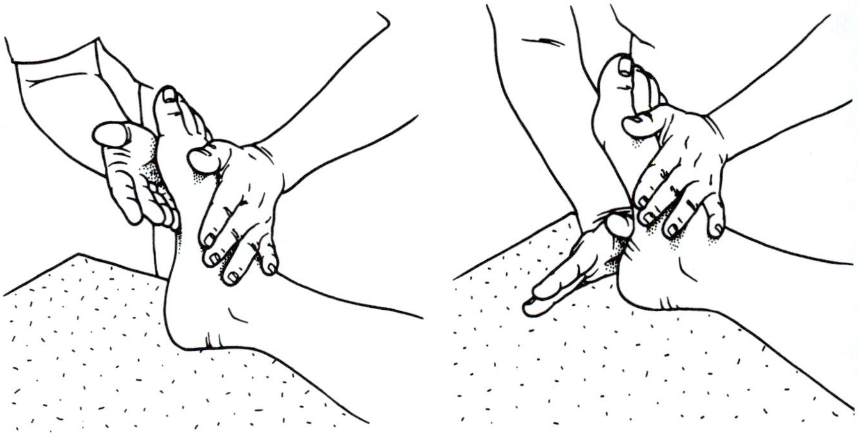

그림 6-12 발의 에플루라지 (발을 부드럽게 쓰다듬듯 마사지 하기)

로 마주보게 한다.

시술 손을 발바닥 속에 꼭 맞춰 넣듯이 하면서 발가락 기저부에서 발꿈치까지 깊이 에플루라지를 한다.

12. 발바닥의 니딩(Kneading to the sole of the foot)

스탠스 발 아래에서 걷기-서기자세

손 발등에 지지하는 손을 두고, 발바닥에 시술 손을 두어 서로 마주보게 한다.

엄지의 기저부로 압을 가하여, 발바닥에 위 · 아래로 향하는 니딩을 한다.

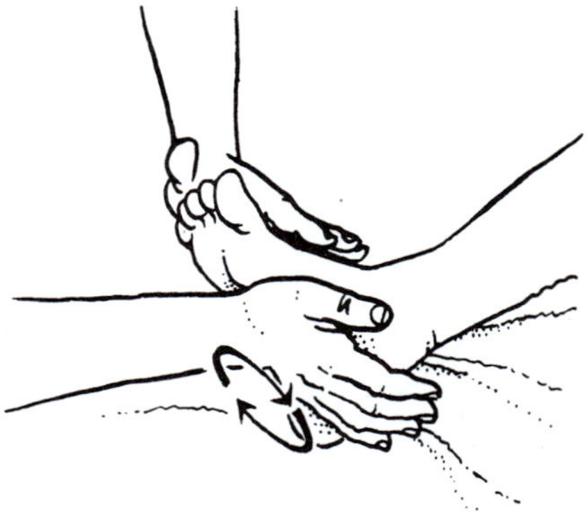

그림 6-13 발바닥의 니딩 (발바닥 가압 마사지 하기)

13. 발바닥의 한 손 해킹

스탠스 발 아래에서 걷기-서기자세

손 한 손은 발등을 지지하고 다른 손으로 발바닥 활 모양 부위를 해킹한다.

14. 발등의 엄지 스트로크

스탠스 발 아래에서 걷기-서기자세

손 손가락은 발바닥에, 엄지는 발등에 놓는다.

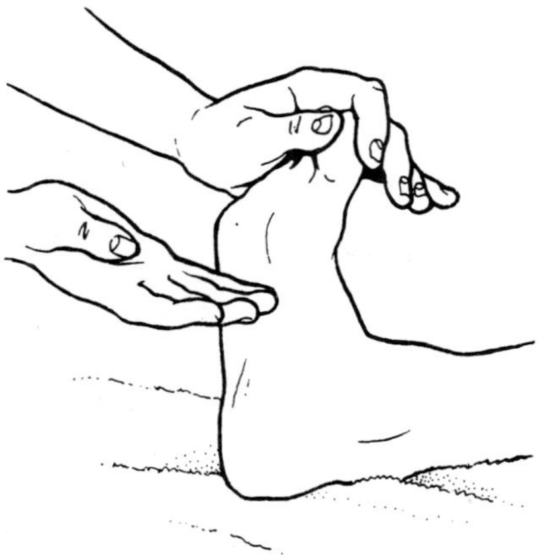

그림 6-14 발바닥의 한 손 해킹 (발바닥 스트레칭 후 두드려 주기)

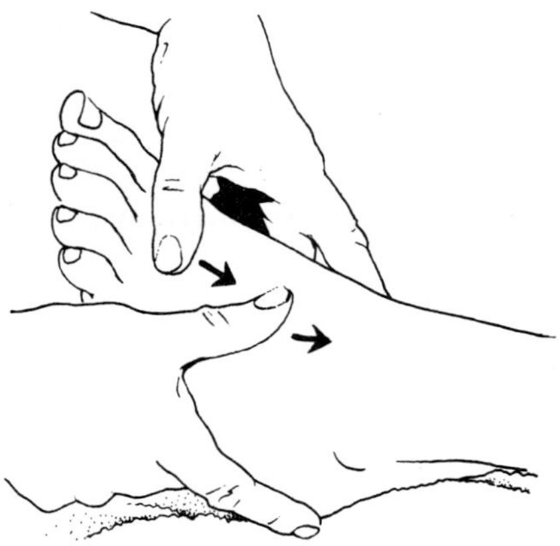

그림 6-15 발등의 엄지 스트로크 (발등 종족골을 따라 엄지로 어루만져 주기)

엄지로 발가락 기저부에서 위쪽으로 발등을 스트로크한다. 엄지는 발가락 뼈 사이의 공간을 따라서 위로 이동하여야 한다.

15. 발바닥을 가로지르는 엄지 스트로크

스탠스 발 아래에서 걷기-서기자세

손 발등에 손가락을, 발바닥에 엄지를 가로질러 놓는다.

상완을 움직여 엄지가 발바닥을 안정되게 가로지르게 돕는다. 손을 발가락에서 발꿈치까지 내려가면서 동작을 반복한다.

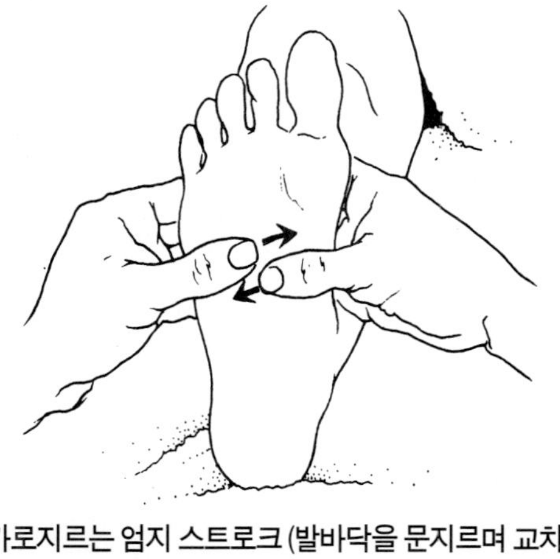

그림 6-16 발바닥을 가로지르는 엄지 스트로크 (발바닥을 문지르며 교차 마사지 하기)

주의점
발을 시술 시에는 안정되게 하여 간지러움을 유발시키지 말라.

16. 발가락 니딩

스탠스 발 아래에 걷기-서기 자세

손 각 발가락을 잡는다. 엄지와 검지로 롤을 만들면서 부드럽게 잡아당긴다.

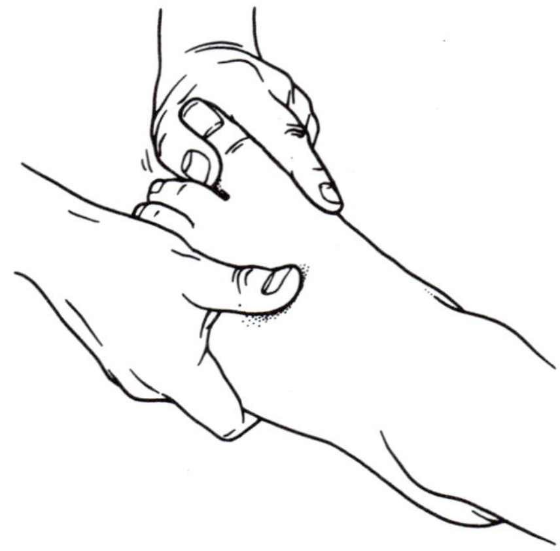

그림 6-17 발가락 니딩 (발가락 당기며 문지르듯 마사지 하기)

17. 전체 다리 앞면과 옆면을 부드럽게 쓸어주며 마무리

에플루라지를 다리 전체, 전면, 측면 쪽으로 반복하면서 다리를 끝낸다. 이것들은 다음 부분으로 가기 전의 마지막 움직임이므로 점점 더 가볍게, 느리게 해야 한다.

심화 지침

다리 마사지를 7~8분 내에 할 수 있도록 연습하라.

우측 다리를 덮고 왼쪽으로 가서 좌측다리를 노출시킨다. 똑같이 마사지 한다. 그 후에 손으로 향한다.

왼손 마사지(Arm massage, left)

팔 마사지는 발과 비슷하다. 테크닉도 다를 필요가 없다. 다리는 크고 무겁기 때문에 마사지를 하더라도 잘 움직여지지 않지만, 팔은 가벼우며 근육량이 많지 않다.

마사지 동안 팔을 지지하는 방법은 많으며 시술자가 좋아하는 방법대로 하면 된다. 한 손으로 팔을 지지하고, 나머지는 상박으로 지지한다. 반대 손은 마사지를 한다. 혹은 팔을 베드 위에 놓고 양손을 사용할 수 있다. 이 두 가지를 섞어서 사용할 수 있다.

보통 시작은 에플루라지와 비슷하고 페트리사지로 끝내며 그 사이는 두드림(percussion)을 한다.

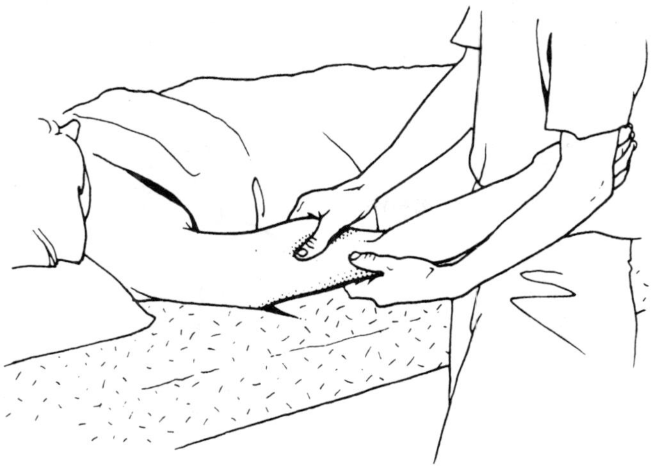

그림 6-18 팔 지지하기

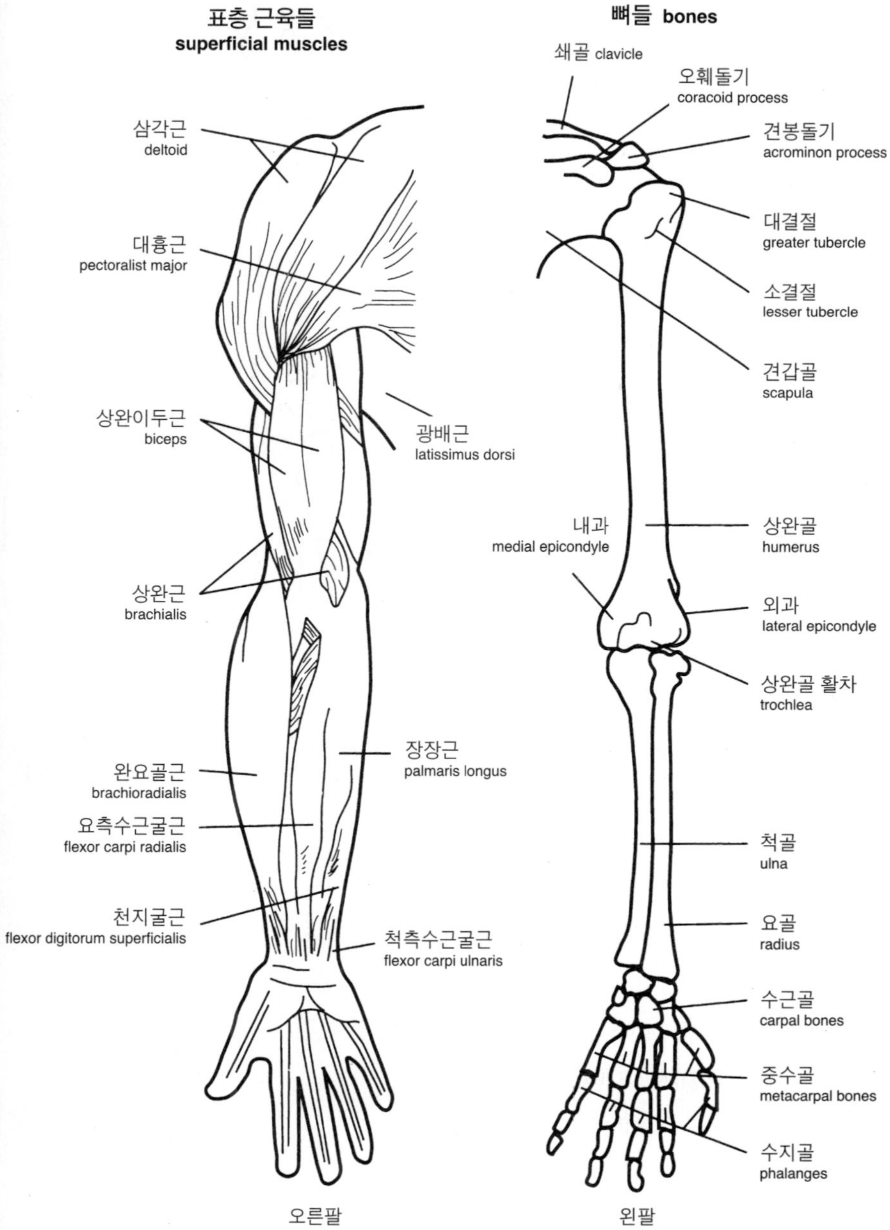

그림 6-19 팔 앞면의 근육과 뼈

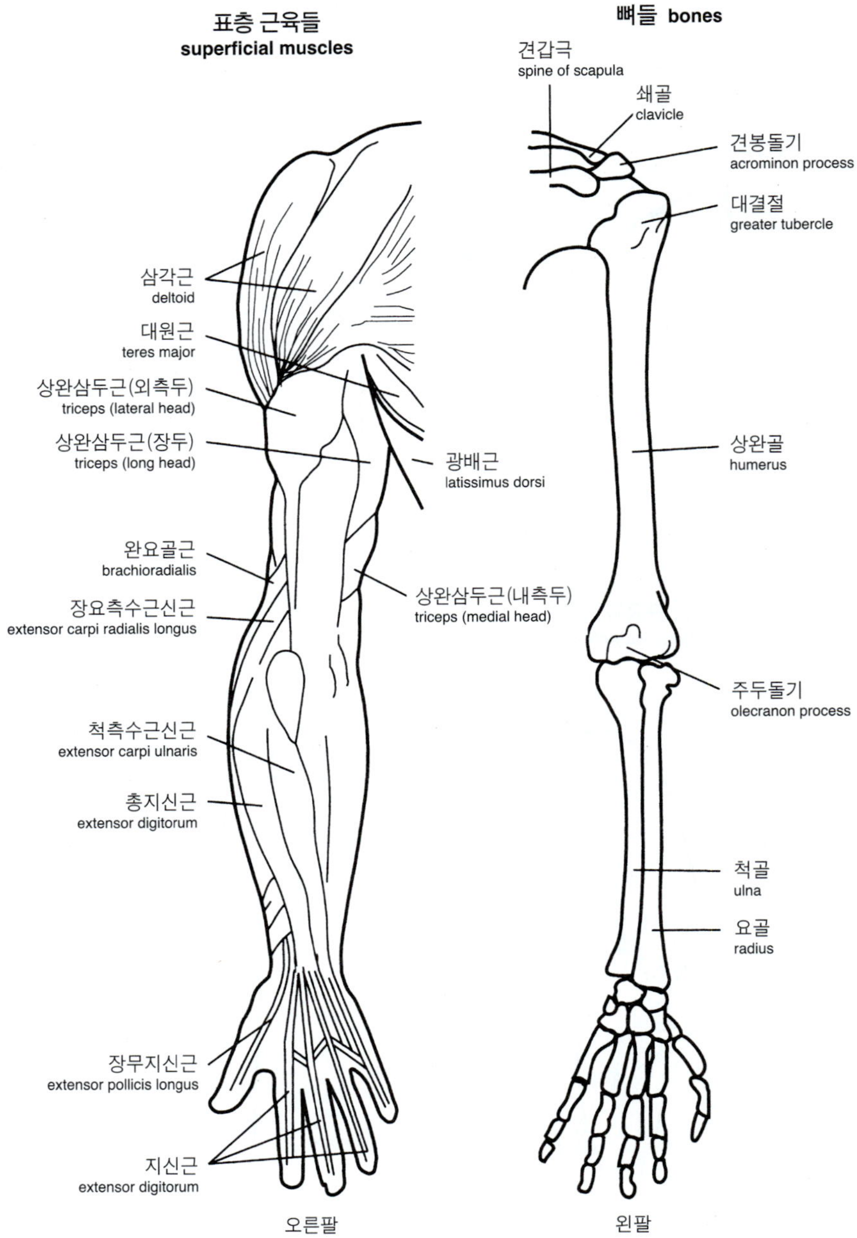

그림 6-20 팔 뒷면의 근육과 뼈

다음은 왼손의 마사지 방법이다(SUGGESTED MASSAGE MOVEMENT).

1. 팔 후면의 에플루라지
2. 팔 전면의 에플루라지
3. 삼각근(deltoid)과 삼두근(triceps)을 한 손으로 집어 올리기
4. 이두근(biceps)을 한 손으로 집어 올리기
5. 상완(upper arm)의 링잉
6. 상완의 가벼운 해킹
7. 전완(forearm)의 에플루라지
8. 한 손으로 전완을 들어올리기
9. 손바닥을 엄지로 스트로크

10. 씨이나(thenar, 무지구)와 하이포씨이나(hypothenar, 소지구)의 엄지 니딩
11. 각 손가락과 엄지의 니딩과 스트레칭
12. 손등에서의 엄지 스트로크
13. 손등에서의 엄지 회전 니딩
14. 전체 팔 전·후면의 에플루라지

시작하려면, 팔을 노출시킨다.

1. 팔 후면의 에플루라지

스탠스 스트로크 방향으로 걷기-서기자세

손 왼손은 겨드랑이 근처인 팔이 위쪽을 지지하기 위하여 피시술자의 양손과 팔을 시술자의 왼쪽 팔 위에 둔다.

오른손으로 컵모양을 만들어, 어깨와 어깨주변을 에플루라지, 손으로 돌아와 가벼운 스트로크를 한다. 2~3번 반복한다.

2. 팔 전면의 에플루라지

스탠스 스트로크 방향으로 걷기-서기자세

손 피시술자의 팔을 오른손과 팔 위에 놓고 베드 위에 놓는다. 왼손으로 컵모양을 만들어, 겨드랑이까지 안정되게 에플루라지 했다가 가볍게 내려온다.

3. 삼각근(deltoid)과 삼두근(triceps)을 한손으로 집어 올리기

스탠스 스트로크 방향으로 걷기-서기자세

손 1번과 같이 팔 후면을 에플루라지 한다. 왼손은 시술하지 않고 팔을 지지한다.

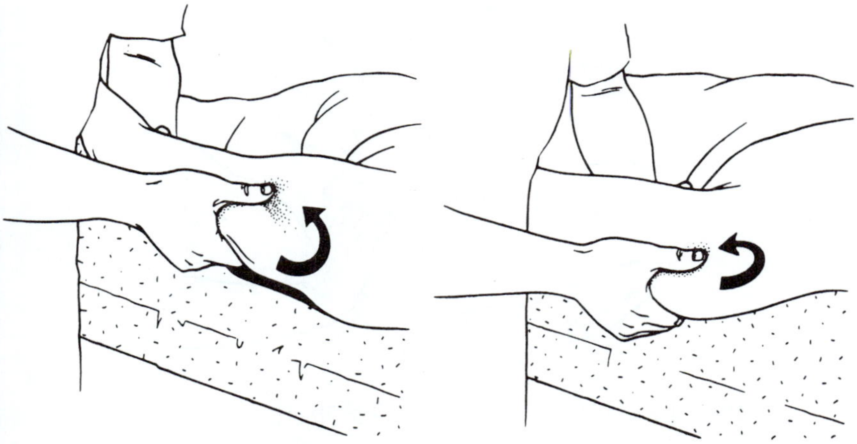

그림 6-21 삼각근(deltoid)과 삼두근(triceps)의 한 손 들어올리기(팔 외측 근육결을 밀어주듯 마사지 하기)

오른손으로 팔 꼭대기의 삼각근(deltoid) 위를 컵모양을 만들어 감싸쥐고, 근육을 뼈에서 집어올리고, 스퀴즈하고, 이완한 다음 약간 아래로 내려온다. 손이 삼각근 맨 밑으로 내려

> **주의점**
> 손가락으로 파지 말라. 상박의 측면은 근육층이 없다.

오면, 약간 뒤로 옮겨 삼두근으로 가서 팔꿈치 바로 위까지 들어올린다. 팔 꼭대기까지 미끄러지듯이 시술하며 이 과정을 몇 번 반복한다.

4. 이두근(biceps)을 한손으로 집어 올리기

스탠스 스트로크 방향으로 걷기-서기자세

손 2번 동작처럼 팔 앞면을 왼손으로 에플루라지하므로 오른손으로 팔을 지지한다.

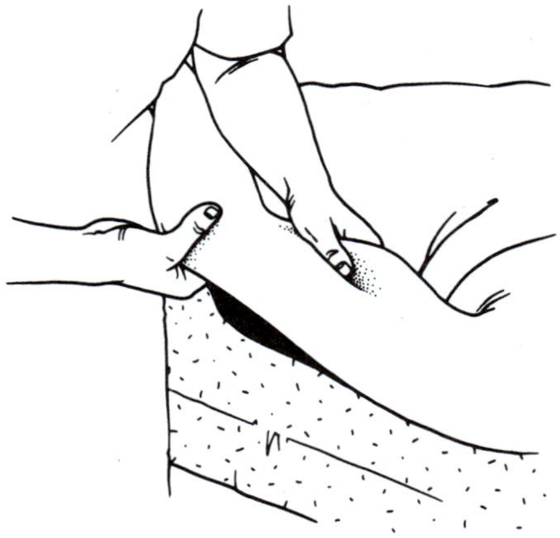

그림 6-22 이두근(biceps)을 한손으로 집어 올리기 (팔 내측 근육결 마사지)

겨드랑이 바로 밑 이두근을 위를 몰드하고 픽업, 스퀴즈, 이완하면서 팔꿈치 쪽으로 이동한다. 팔꼭대기까지 미끄러지듯이 안정되게 반복한다.

5. 상완(upper arm)의 링잉

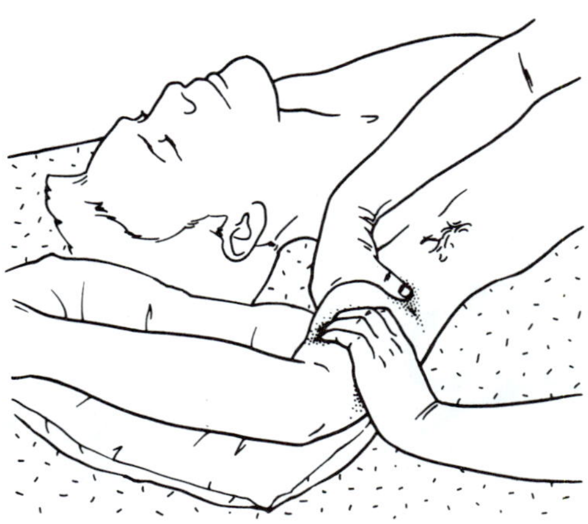

그림 6-23 상완(upper arm)의 링잉 (팔 상완 비틀어주듯 마사지)

스탠스 피시술자와 엇갈려 마주하고 활보-서기자세(to face across the client)

손 양손을 사용한다. 양손을 마주보게 하고, 팔꿈치는 옆으로 충분히 뺀다.

교대로 조직을 들어 올려서, 스퀴즈하고 한쪽 손의 손가락으로 당기면서 밀고 다른 손의 엄지로 밀어낸다. 상완의 모든 근육들을 링 업, 다운한다.

6. 상완의 가벼운 해킹

스탠스 피시술자와 엇갈려 마주하고 활보-서기자세(to face across the client)

손 팔은 몸 옆으로 놓는다. 양손을 사용한다. 양손을 마주보게 하고 팔꿈치는 옆으로 충분히 뺀다.

3, 4, 5 번째 손가락의 바깥 면만을 사용하여 가볍게 해킹한다.

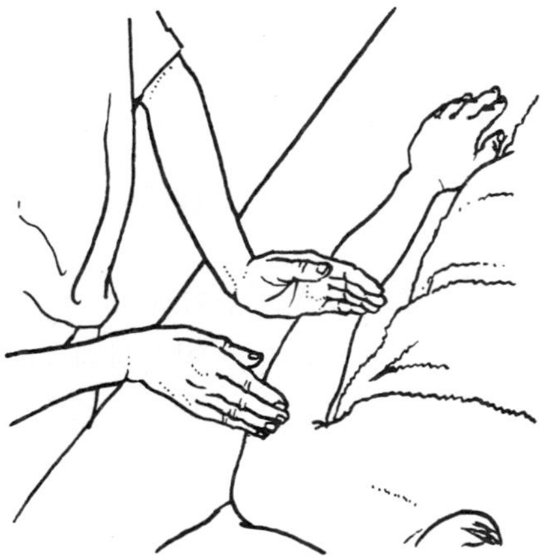

그림 6-24 상완의 가벼운 해킹 (상완 탄력 부여 두드리기)

7. 전완(forearm)의 에플루라지

스탠스 마사지 테이블의 머리쪽으로 향하여 걷기-서기자세

손 오른손으로 전완을 컵모양으로 감싸쥐어 손목 높이까지 들어올리고, 팔꿈치 쪽으로 안정되게 에플루라지하고, 가볍게 스트로크하며 다시 올라온다. 2~3번 반복한다.

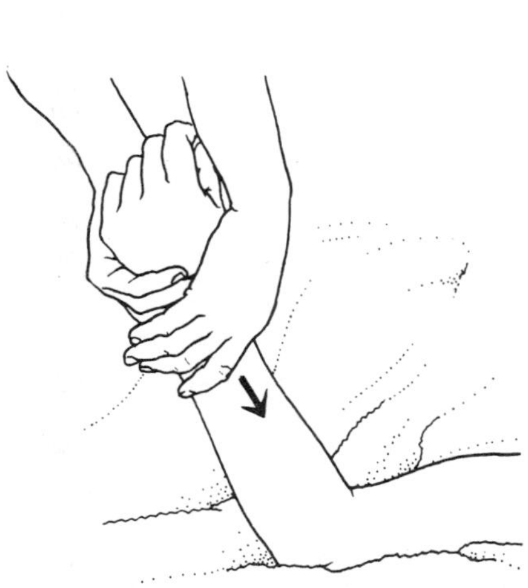

그림 6-25 전완(forearm)의 에플루라지 (팔 하완 부드럽게 쓸어주기)

8. 한 손으로 전완 들어 올리기(pick up)

스탠스 마사지 테이블 머리쪽을 향하여 걷기-서기자세

손 왼손으로 피시술자의 손을 잡아서 팔꿈치를 구부린 상태로 마사지 치료대 위에 놓는다.

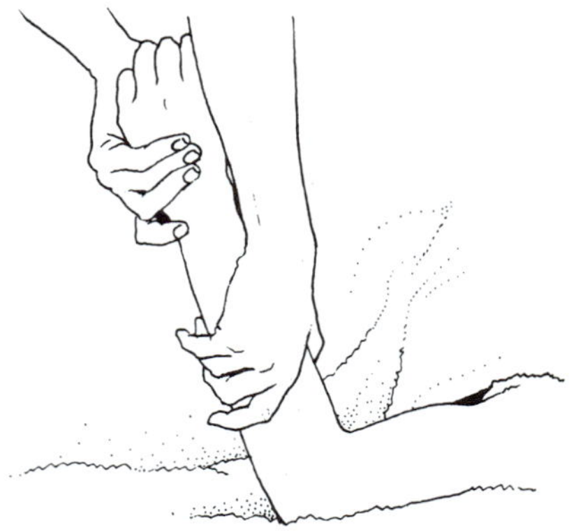

그림 6-26 한 손으로 전완 들어 올리기 (팔 하완 근육결 마사지)

오른손을 컵모양으로 전완부위를 감싸쥐어 손목 높이까지 들어 올리고 전완의 옆 조직을 이완한다. 팔꿈치 쪽으로 시술하며 다시 손목으로 돌아와 전완의 근육들을 들어 올린다.

주의점
시술 손의 손바닥은 가능한 밀착시킨다.

9. 손바닥에 엄지로 스트로킹

스탠스 피시술자와 엇갈려 대하고 활보-서기자세(to face across the client)

손 피시술자의 손을 잡고 팔꿈치를 구부린 다음 마사지 테이블 위에 올려 놓는다. 시술자의 새끼손가락 하나를 피시술자의 엄지와 검지 사이에, 또 하나를 약지와 반지 손가락 사이에 끼우고 양 엄지를 손바닥 위에 놓는다. 양 엄지로 손가락의 기저부에서 손목으로 움직이지 않게 스트로크한다.

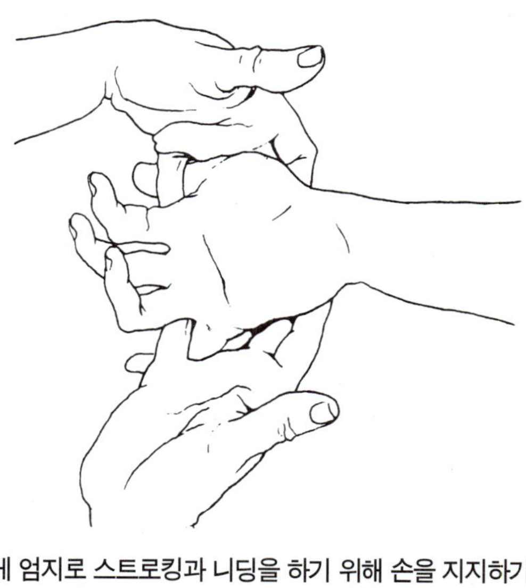

그림 6-27 손바닥에 엄지로 스트로킹과 니딩을 하기 위해 손을 지지하기 (손바닥을 엄지를 이용 어루만지기)

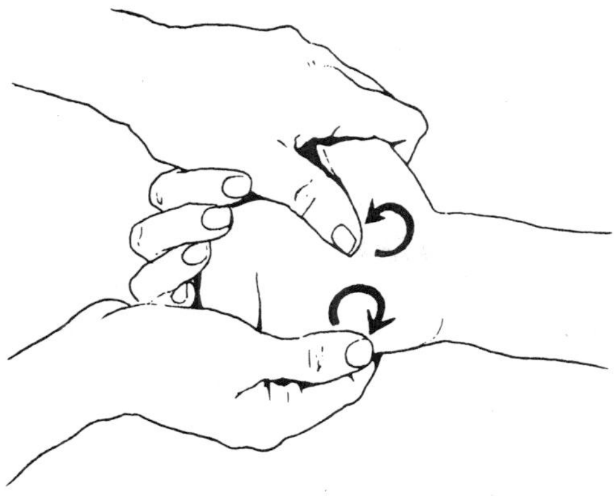

그림 6-28 씨이나(thenar, 무지구)와 하이포씨이나(hypothenar, 소지구)의 엄지 니딩

10. 씨이나(thenar, 엄지 손가락이 붙은 손바닥의 융기부분, 무지구)와 하이포씨이나(hypothenar, 새끼 손가락 밑 융기부분)의 엄지 니딩

스탠스 피시술자와 엇갈려 대하고 활보-서기자세(to face across the client)

손 9번처럼 손바닥을 엄지로 스트로크한다. 양 엄지는 근육조직 위에서 원형 니딩을 한다.

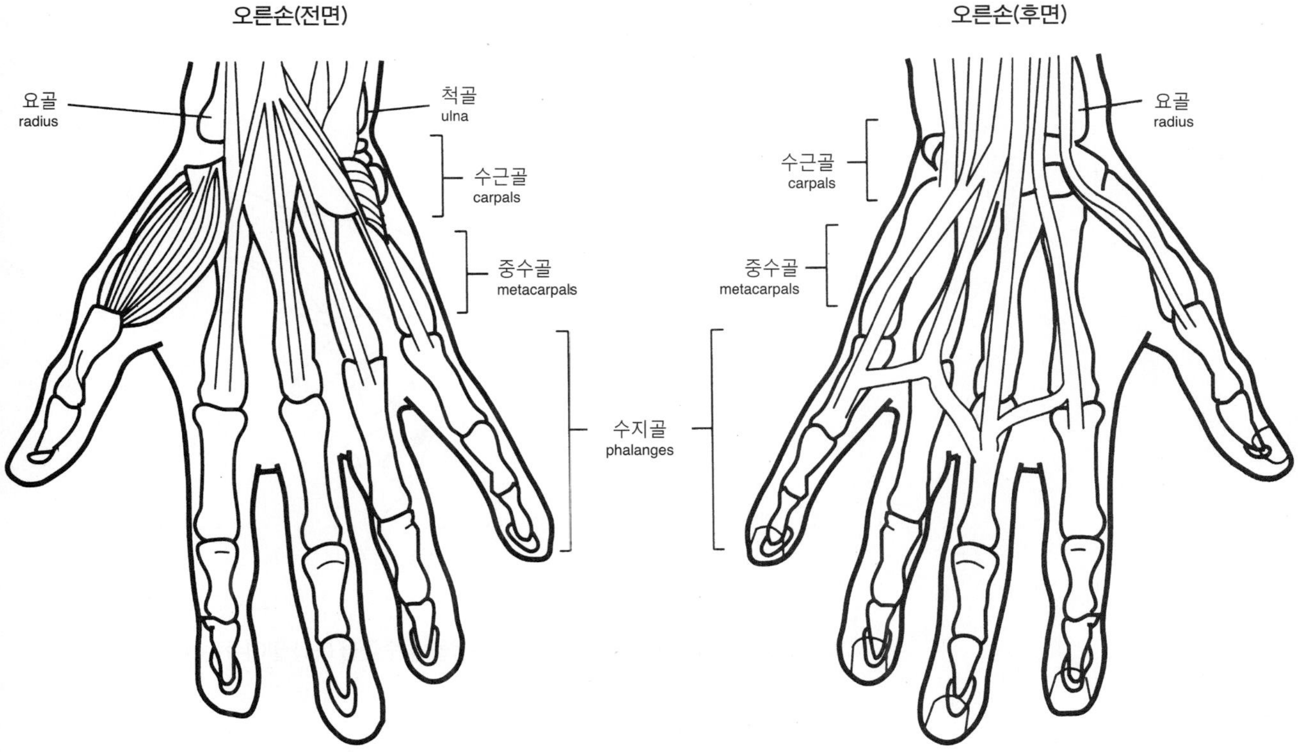

그림 6-29 손의 구조

11. 각 손가락과 엄지의 니딩과 스트레칭

스탠스 피시술자와 엇갈려 대하고 활보-서기자세(to face across the client)

손　　손목부근을 한 손으로 지지한다. 각 손가락을 차례로 기저부에서 끝으로 시술자의 엄지와 손가락들 사이에서 니딩한다. 마쳤으면 전체 손가락을 길이로 약간 잡아당긴다.

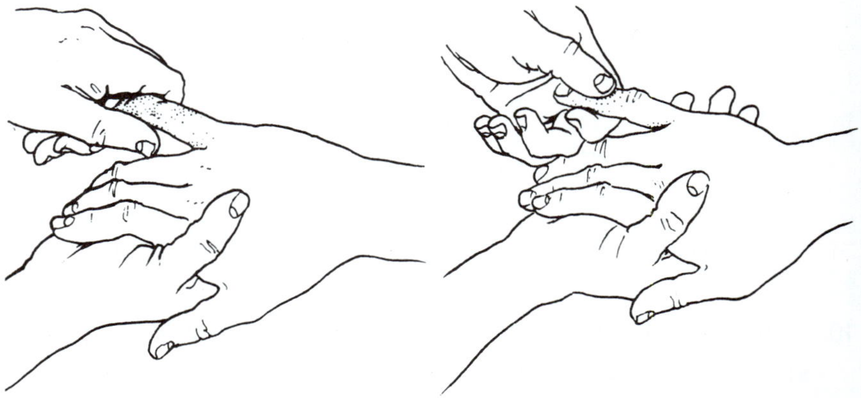

그림 6-30 각 손가락과 엄지의 니딩과 스트레칭 (각 손가락 비틀어 주며 마사지)

12. 손등에서의 엄지 스트로크

스탠스　피시술자와 엇갈려 마주하며 활보-서기자세(to face across the client)

손　　시술자의 양손으로 피시술자의 손등을 위로가게 하여 손을 잡는다. 엄지 끝으로 손가락 뼈 사이를 굳게 손목 쪽으로 스트로크한다.

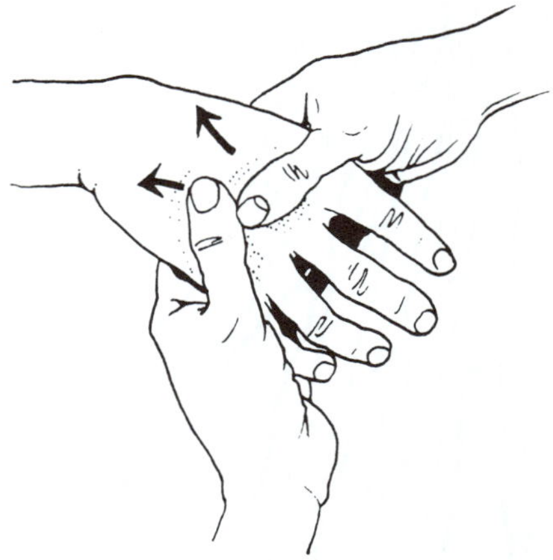

그림 6-31 손등에서의 엄지 스트로크 (손등을 중수골을 따라 밀어주듯 마사지)

13. 손등에서의 엄지 교차 마사지

스탠스　피시술자와 엇갈려 마주하며 활보-서기자세(to face across the client)

손　　12번에서처럼 손등을 엄지로 스트로크한다. 손바닥 뼈(metacarpal)를 너무 세게 누르지는 마라. 양쪽 엄지로 작은 원모양 니딩을 위아래로 한다.

14. 전체 팔 앞, 뒷면의 에플루라지(팔 전체를 쓸어주기)

1번과 2번에서 했던 에플루라지를 반복한다. 다른 곳 부위를 시술하기 전에 팔을 타올로 덮는다.

심화 지침

이 과정을 5~6분에 마칠 수 있도록 숙련시켜라.

가슴 마사지(Chest massage)

이 짧은 부분 마사지는 머리 위에서 한다. 이게 불가능하면, 한쪽에서 할 수 있게 변형시켜야 한다.

타올을 접어서 위 가슴과 어깨를 노출시킨다. 머리 밑에서 베개를 빼면, 목과 어깨에 쉽게 접근을 할 수 있다.

이 부위 마사지는 조직이 대개 민감하므로 주의해야 한다. 에플루라지와 적절한 페트리사지가 많이 쓰이고, 두드림(percussion)은 거의 쓰이지 않는다. 가슴이라고 하지만, 목 뒤나 어깨도 이 부분 치료에 포함되어야 할 것이다.

실습사항

가슴과 등 위 쪽의 뼈와 근육을 상기해 보라.

가슴 전체에 마사지 오일을 바른다. 다음은 가슴 마사지의 순서이다. (SUGGESTED MASSAGE MOVEMENT)

1. 가슴과 목뒤(약간 끌면서) 에플루라지
2. 교차로 목 한쪽 스트로크
3. 교차로 목 반대쪽 스트로크
4. 어깨에서 두개골 기저부까지 능형근(trapezius muscle)의 상부 섬유를 손가락으로 니딩
5. 앞가슴과 어깨 니딩
6. 가슴과 목뒤 에플루라지

1. 가슴과 목뒤(약간 끌면서) 에플루라지(가슴과 어깨 쓸어주기)

스탠스 마사지 테이블의 머리쪽에서 걷기-서기 자세

손 양손을 흉골 위에 올려놓는다.

유방 조직을 찝어 내지 않게 아래로 스트로크 한다. 손을 바깥 쪽으로 돌린 후 어깨 쪽으로 활강하여 가슴을 지나 어깨에 닿는다. 어깨 포인트를 손바닥으로 감싼다. 이 때 손은 항

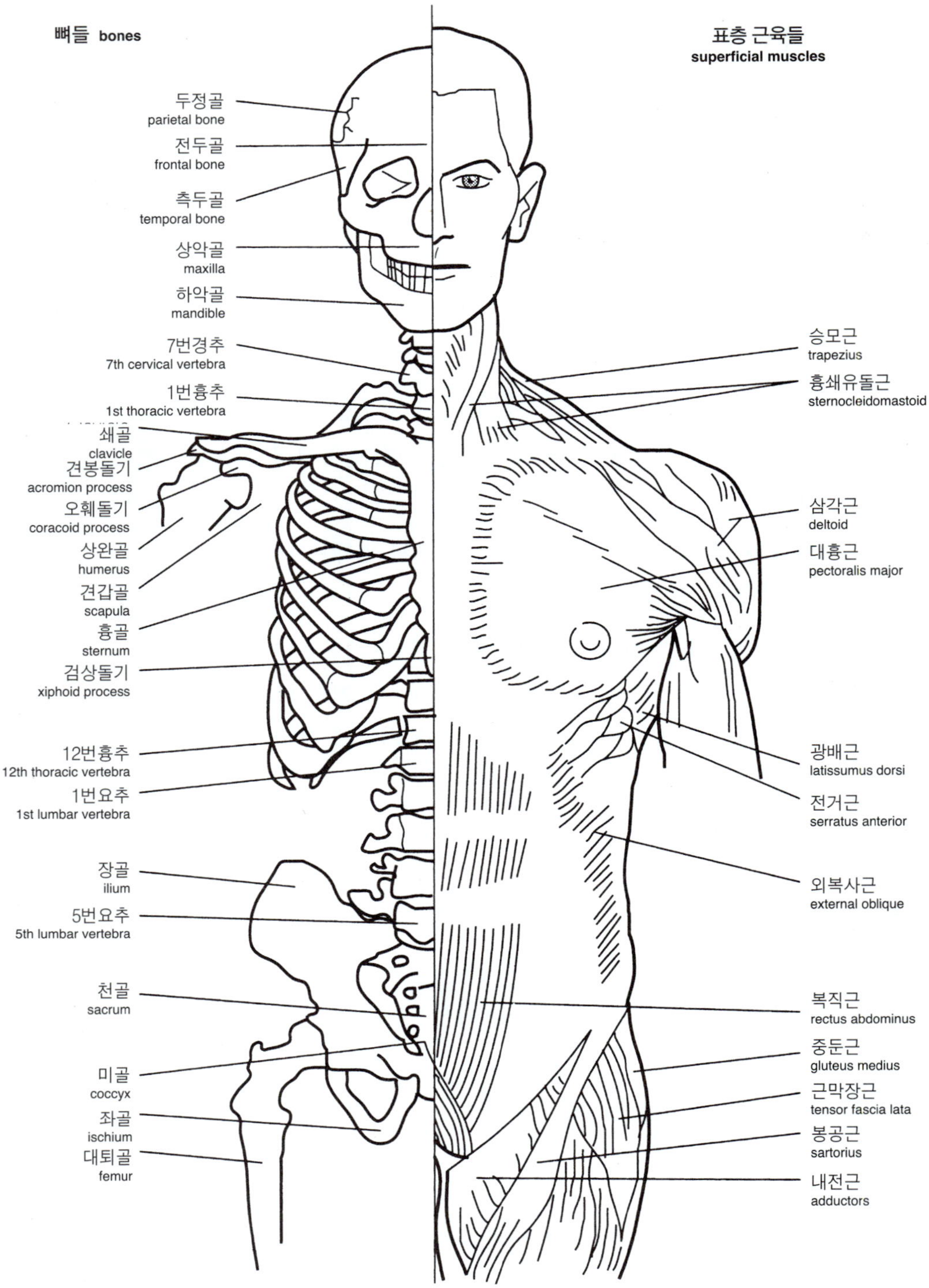

그림 6-32 몸통 앞면의 근육과 뼈

상 완벽하게 접해(incontact)있어야 하고, 손가락들은 목의 후면에서 회전고리처럼 돌리면서 두개골의 기저부 쪽으로 강하게 압박한다. 이 때 머리가 베드에서 떨어지지 않도록 가볍게 당기는 동작을 동시에 한다. 목으로 내려올 때는 가벼운 스트로크를 한다. 4~5번 반복한다.

2. 손 교대로 목 한쪽 스트로크(한쪽 어깨와 목 쓸어올리듯 마사지)

스탠스 마사지 테이블의 머리 쪽에서 걷기-서기 자세

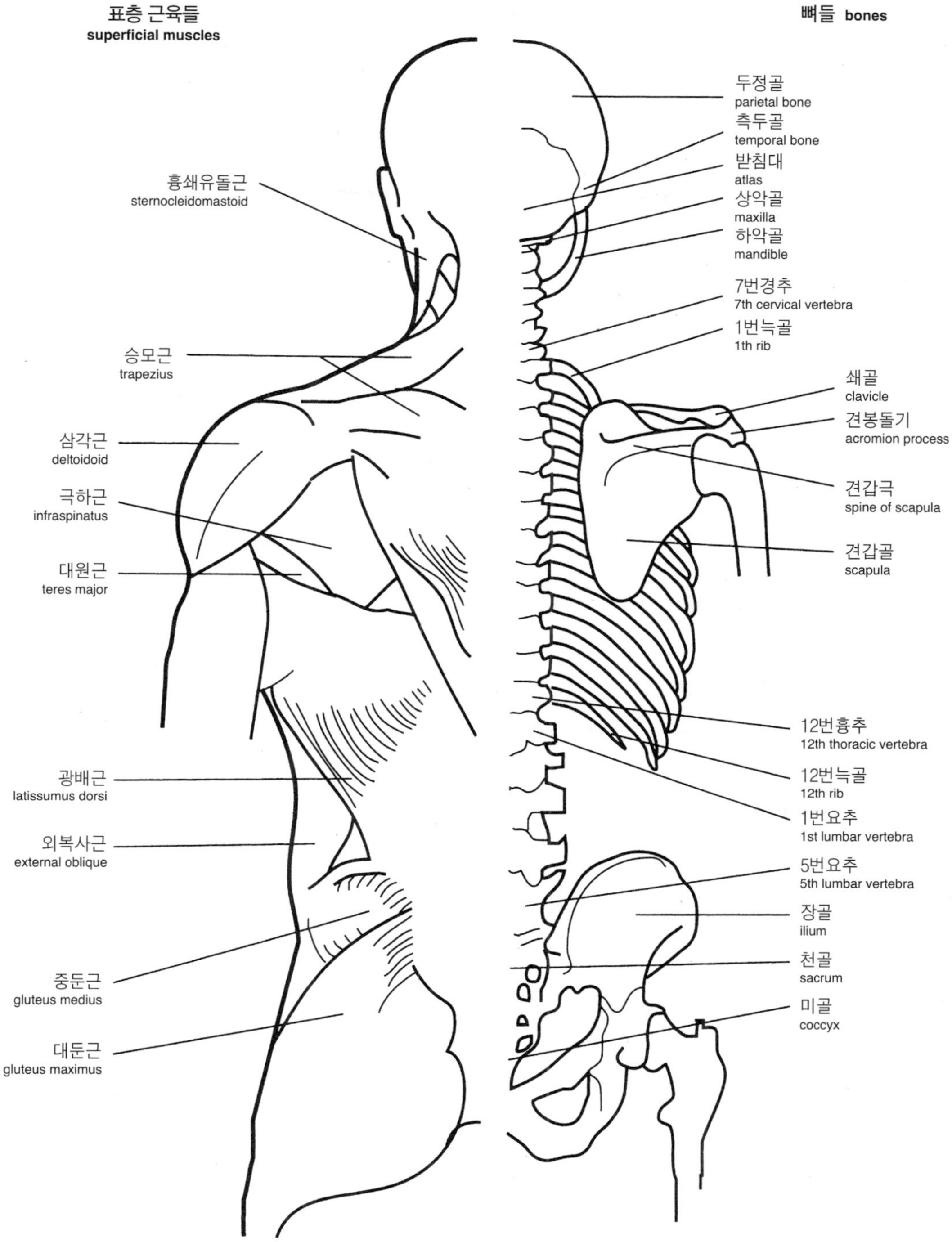

그림 6-33 몸통 뒷면의 근육과 뼈

손　　한 손은 어깨 포인트에서 컵 모양을 만든다. 두개골기저부, 귀 뒤쪽으로 목 옆면을 안정되게 스트로크하며 두개골에 닿으면, 다른 손과 함께 골면을 따라 한 손은 접해있어야 하며 다른 손은 시작점으로 돌아온다. 손은 이 동작 때는 베드 쪽을 가리켜야 하며 목 앞면과는 떨어져 있어야 한다. 여러 번 반복한다.

3. 손 교대로 목 반대쪽 스트로크(반대쪽 어깨와 목 쓸어올리듯 마사지)

반대편에서 2와 똑같이 한다.

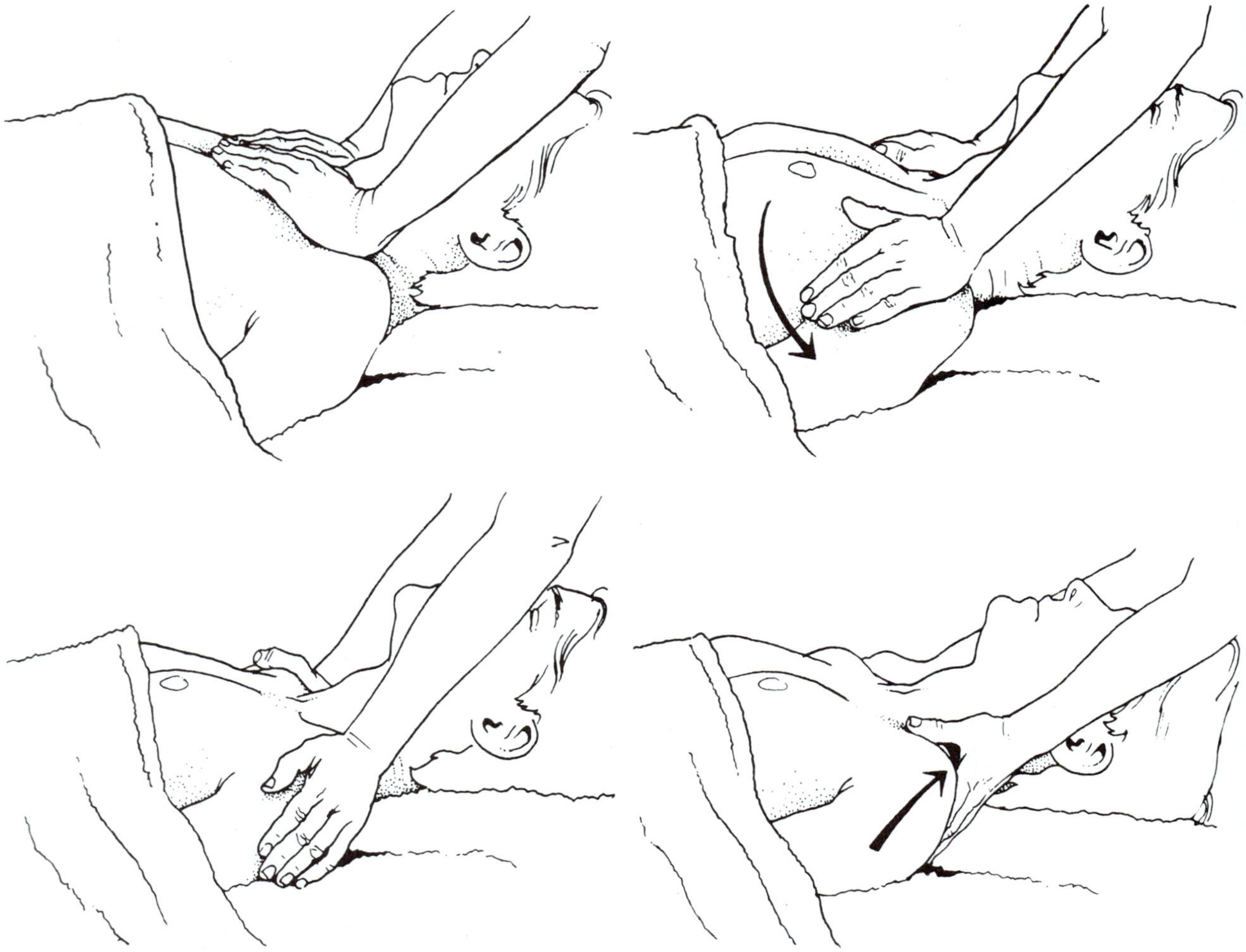

그림 6-34 가슴과 목뒤 에플루라지 (시술하는 손의 방향 유의)

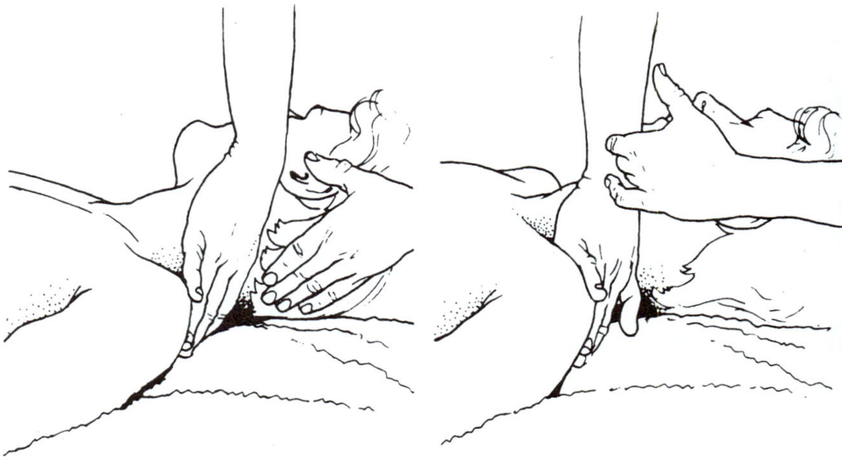

그림 6-35 손 교대로 목 한쪽 스트로크

4. 어깨에서 두개골 기저부까지 능형근(trapezius muscle)의 상부 섬유를 손가락으로 니딩(데콜테와 승모근 상부 섬유 주무르듯 마사지)

스탠스 마사지 테이블의 머리 쪽에서 걷기-서기자세

손 어깨 밑에서 손바닥을 위로 향하고 손가락 끝을 근육에 댄다. 양손으로 시술하고, 손가락 끝으로 근육을 따라 중앙으로 굳

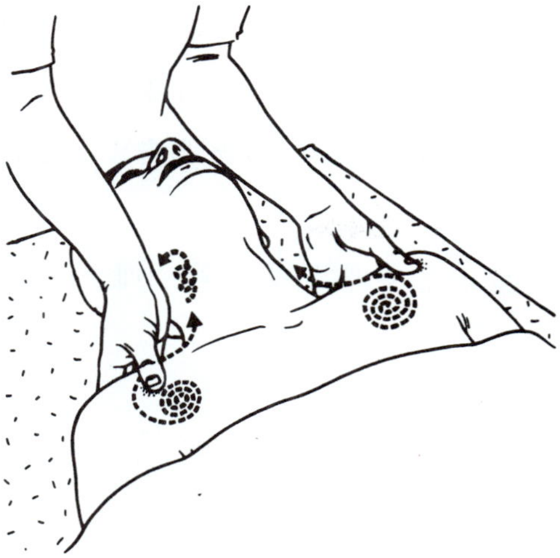

그림 6-36 능형근 상부 섬유의 손가락 니딩

게 원형 니딩을 한다. 목 뒤 척추 양쪽으로 또 두개골의 기저부로 간다. 시작점으로 미끄러지듯이 내려가서 두 번 반복한다.

5. 앞가슴과 어깨 니딩(데콜테를 손 마디로 원형 마사지)

스탠스 마사지 테이블의 머리쪽에서 걷기-서기 자세

손 가볍게 주먹을 쥐고 손끝과 마디 사이를 가슴 중앙 양쪽에 나란히 놓는다.

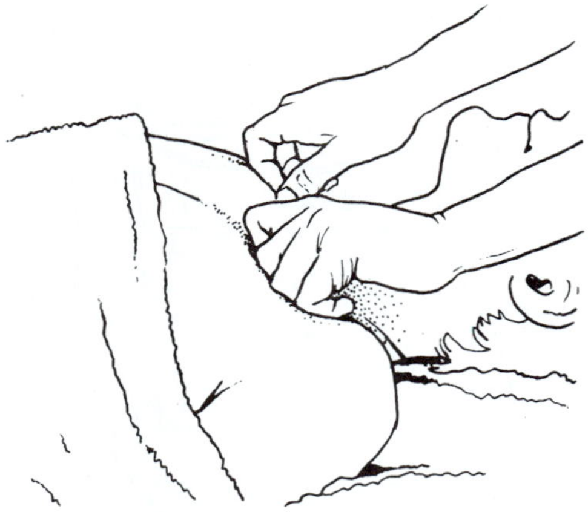

그림 6-37 어깨 니딩

양손을 사용하고 가슴 앞면을 아주 부드럽게 어깨 쪽으로 이동하면서 니딩한다. 삼각근 위에 닿으면, 손을 벌려서 어깨와 목으로 쓸어 내린다. 시작점으로 돌아가서 반복한다.

주의점
부분 마사지의 끝 무렵이 되면, 항상 스트로크는 가볍고 천천히 한다.

6. 가슴과 목뒤 에플루라지(데콜테와 목 전체 쓸어주기)

1과 같이 하지만, 끌기(traction)는 조금 덜하게 한다.

심화 지침

이 과정을 5분 이내에 끝내도록 하라.

오른쪽 팔 마사지(ARM MASSAGE)

시술자의 손은 바뀌었어도 왼쪽 팔과 마찬가지이다. 예를 들면, 오른손으로 팔을 지지하고 마사지한다. 다음 왼손으로 손을 지지하고, 오른손으로 마사지한다.

타올로 덮고 팔을 끝내며 배를 덮은 위 아래 타올을 접어 배를 노출시킨다.

복부 마사지(ABDOMEN MASSAGE)

안전한 실습 지침

시술자의 확신이 있다면, 복부는 전신 마사지에 꼭 포함시켜야 한다. 금기사항은 임신, 특히 초기 임신이다. 의사의 감독 하에 복벽 위로 부드럽게 에플루라지를 하라.

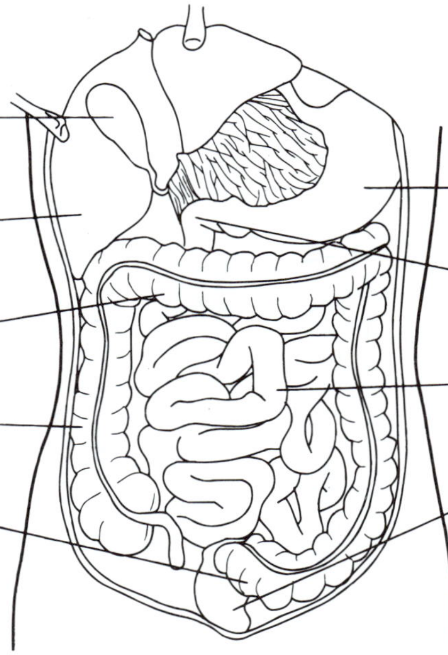

그림 6-38 복부의 표층 구조

주의점

복부의 장기는 마사지에 영향을 받는다. 그래서 마사지는 길지 않아야 한다. 방광을 비우지 않은 피시술자의 방광을 직접 압박하면, 불편해지고 아플 수도 있다.

대부분의 여자 피시술자는 생리 때 복부 마사지를 원하는 것 같지 않다. 그리고 이것은 지켜져야 한다. 다른 사람들의 견해로는 마사지를 하면, 생리 초기 며칠간의 불편함이 사라진다고 한다. 움직임은 부드러워야 하며, 생리량이 많아지는데, 문제는 없다고 말해준다.

피시술자의 무릎 밑에 둥글게 말은 타올이나 베개를 끼워 넣어주면, 도움이 될 수 있다.

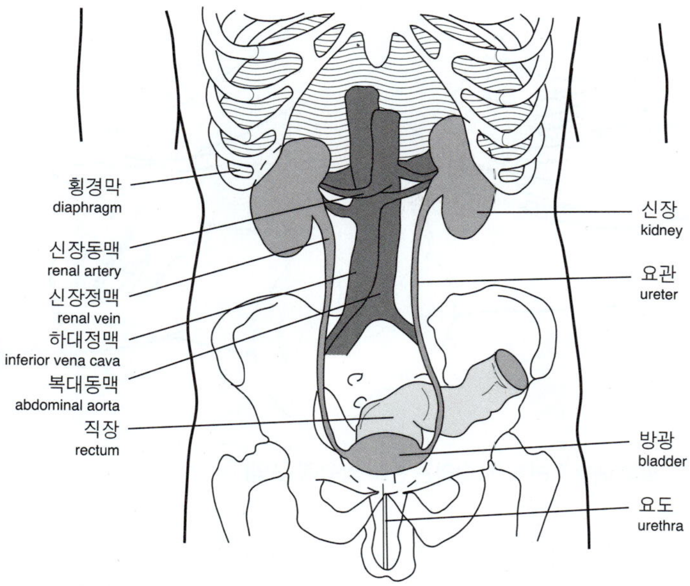

그림 6-39 복부의 심층 구조

> **유용한 정보**
>
> 마사지사는 다른 성별의 피시술자는 복부 마사지를 하지 마라.

다음은 복부마사지의 순서이다(SUGGESTED MASSAGE MOVEMENT).

1. 복부 에플루라지
2. 복부 원형 스트로크
3. 대장의 원형 니딩
4. 복부 앞, 옆면 링잉
5. 에플루라지

1. 복부 에플루라지(복부 쓰다듬기)

스탠스 피시술자의 엉덩이 부근에서 마사지 테이블 쪽에 다가서서 걷기-서기자세

손 치골 윗부분 복부 중앙에 손을 나란히 놓는다. 압을 많이 넣지 말고, 흉골 바로 아래까지 손을 이동시킨 다음 손을 베드를 향하게 돌려서 갈비 뼈 위를 쓸어 내리고 다시 옆구리를 타고 아래로 내려온 다음 장골릉(iliac crest)을 거쳐 시작점으로 손목이 먼저 올라오게 한다. 이것은 매우 이완시키는 에플루라지이고, 점차 압을 더해 가면서 4~5번 반복한다.

2. 복부 원형 스트로크(복부 원형 어루만지듯 마사지)

스탠스 엉덩이 부근에서 마사지 테이블에 다가서서 걷기-서기자세

손 주로 시술하는 손은 갈비 뼈 바로 밑의 배 한 쪽에 평평히 놓고, 다른 손은 그 보다 약간 뒤에 놓는다.

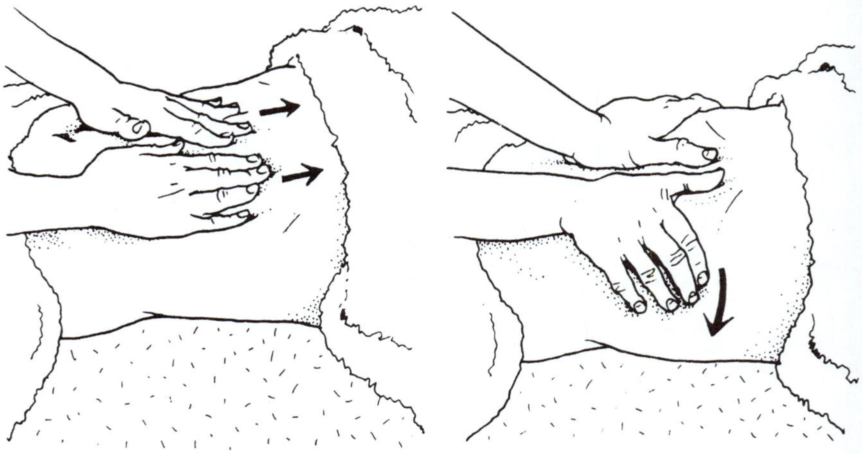

그림 6-40 복부 에플루라지 (시술하는 손의 방향에 유의)

첫 번째 손의 스트로크는 시계방향으로 대장 위를 큰 원을 그리는 것이다. 원을 그릴 때, 손은 항상 밀착되어 있어야 한다. 다른 손은 주로 시술하는 손을 따라가지만, 한 번은 그 위를 타고 교차해야한다.

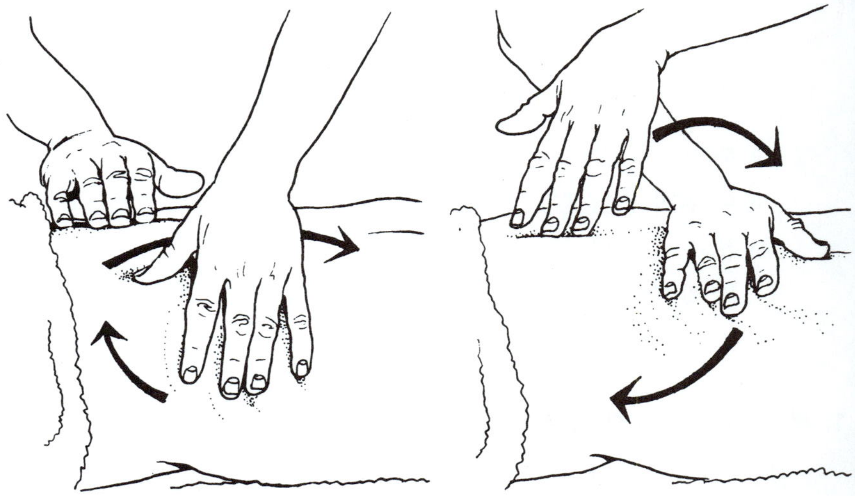

그림 6-41 원형 스트로크

3. 대장의 원형 마사지

스탠스 피시술자의 엉덩이 부근에서 마사지 테이블 쪽에 다가서서 걷기-서기자세

손 주로 시술하는 손의 시작점은 2번과 같고, 손을 가볍게 겹쳐서 원형 스트로크를 한다. 같은 시계방향이며 대장 부분을 작은 원형 니딩을 한다.

4. 복부 앞, 옆면 비틀어주며 근육 마사지

스탠스 피시술자와 엇갈려 마주하며 걷기-서기 자세

손 손바닥을 마주보고 허리 먼 쪽에 댄다. 허리 부위 조직을 집

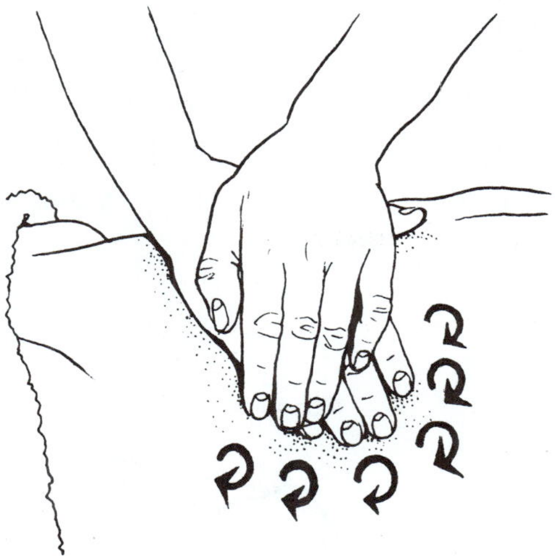

그림 6-42 대장 원형 니딩

어 올리고, 복부의 앞면과 허리의 옆면을 위아래로 링잉한다. 3~4번 반복한다.

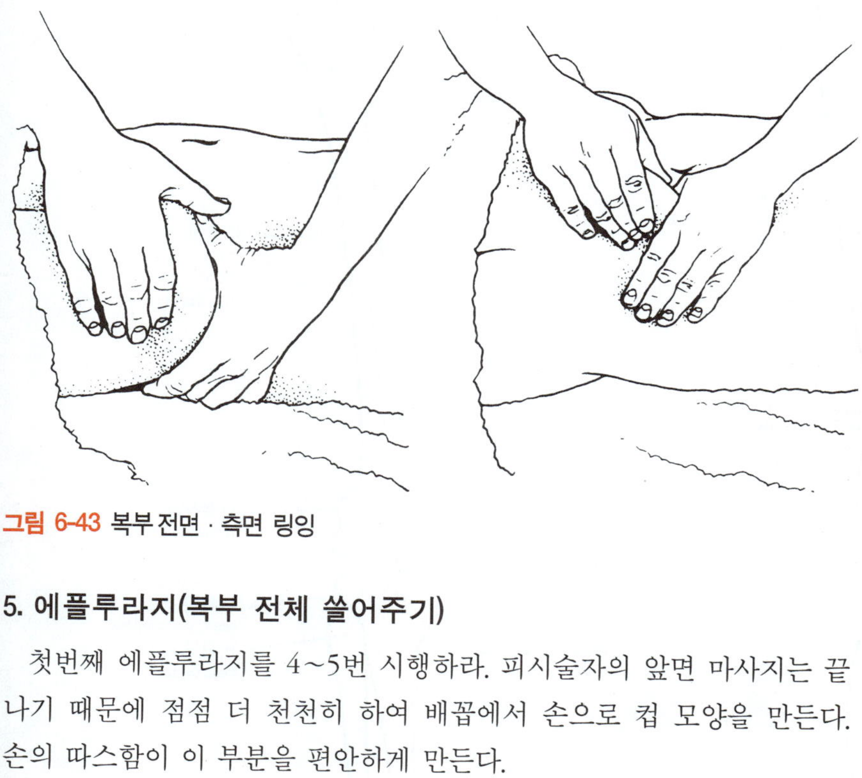

그림 6-43 복부 전면 · 측면 링잉

주의점

가까운 쪽의 허리에서 마사지할 때 무릎을 굽힌다.

5. 에플루라지(복부 전체 쓸어주기)

첫번째 에플루라지를 4~5번 시행하라. 피시술자의 앞면 마사지는 끝나기 때문에 점점 더 천천히 하여 배꼽에서 손으로 컵 모양을 만든다. 손의 따스함이 이 부분을 편안하게 만든다.

심화 지침

4~5분 안에 복부마사지를 끝내도록 연습하라.

무릎 밑의 타올이나 베개를 빼낸다. 피시술자를 엎드리게 한다. 머리를 지지했던 베개도 빼낸다.

오른쪽 다리 뒷면 (엉덩이 포함)

아래쪽 타올을 접어서 전체 다리와 엉덩이를 노출시킨다. 발목 부위에 작은 타올을 말아 끼우는 것도 좋다. 따라서 다리 후면의 근육을 이완시키고, 발이 마사지 중 베드 쪽으로 눌리면 불편해지므로 이를 막는다.

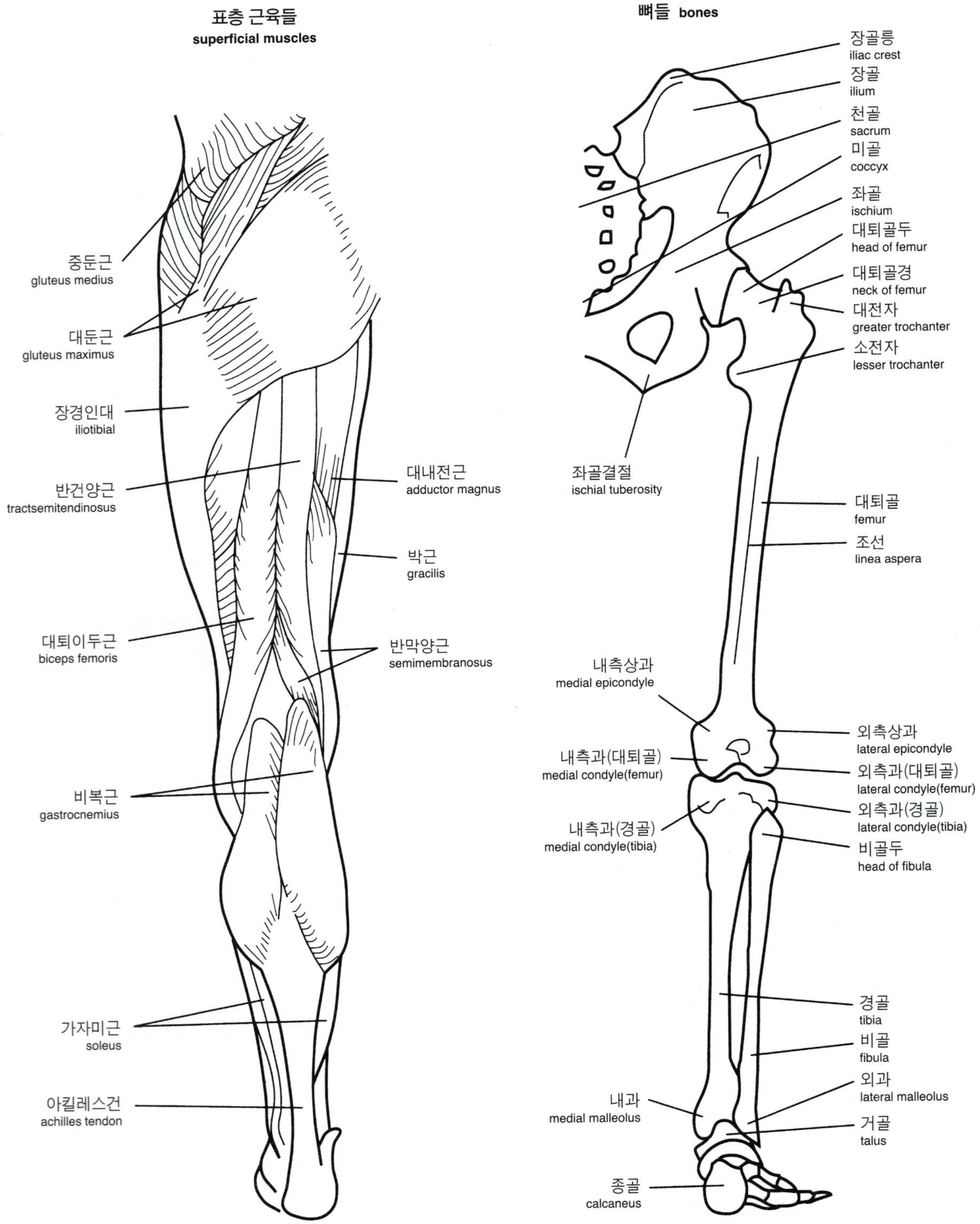

그림 6-44 다리 후면의 근육, 뼈

오른쪽 다리 뒷면(엉덩이 포함) [SUGGESTED MASSAGE MOVEMENT]

1. 우측 다리 후면과 엉덩이 에플루라지
2. 대퇴부, 엉덩이 에플루라지
3. 대퇴부 외면 한손으로 니딩
4. 엉덩이와 대퇴부 후면 강화된 니딩
5. 엉덩이와 대퇴부 후면 링잉
6. 햄스트링 근육의 양손 피킹업
7. 엉덩이와 대퇴부 후면 해킹
8. 엉덩이와 대퇴부 후면 파운딩 혹은 비팅
9. 엉덩이와 대퇴부 후면 클랩핑
10. 엉덩이와 대퇴부 에플루라지
11. 종아리 근육 에플루라지
12. 종아리 링잉
13. 종아리 가볍게 해킹
14. 엉덩이와 대퇴부 후면 에플루라지

1. 오른쪽 다리 후면과 엉덩이 에플루라지(Buttock)

스탠스　다리 전체에 닿을 수 있는 곳에서 걷기-서기 자세

손　한쪽 손은 발바닥에 다른 손은 발목의 외면에 댄다.

양손으로 다리, 히프(hip)까지 에플루라지를 하고, 궁륭까지 바깥 쪽으로 쓸어 내린 다음, 시작점으로 되돌아온다. 4~5번 반복한다.

2. 대퇴부, 엉덩이 에플루라지

스탠스　무릎 부위에서 걷기-서기 자세

손　무릎 위에 가로질러서 한 손은 다른 손 위에 놓는다. 양손을 엉덩이(buttock)까지 쓸어 올리고 거기서 분리시켜 따로따로

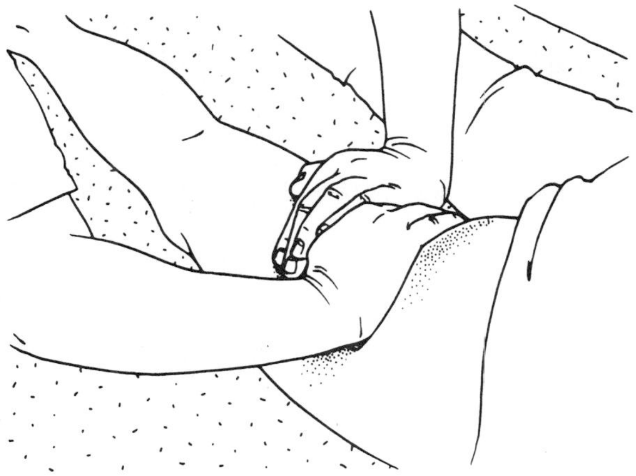

그림 6-45 대퇴부, 엉덩이 에플루라지 (대퇴부, 엉덩이 가압 쓸어주기)

대퇴부 옆을 따라 시작점으로 돌아온다.

3. 대퇴부 외면 한 손으로 니딩

스탠스　무릎 부위에서 걷기-서기 자세

손　바깥쪽의 시술하는 손은 엉덩이(hip)의 외면에, 안쪽 손은 대퇴부 내면에서 지지한다.

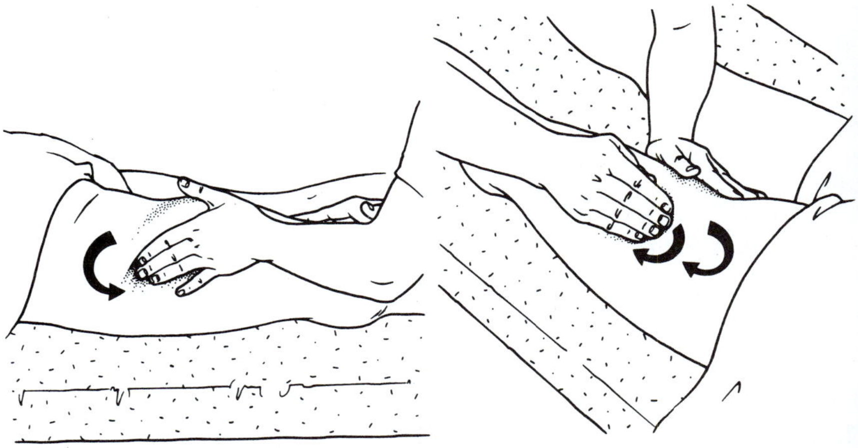

그림 6-46 대퇴부 외면 한 손으로 니딩 (근육결을 따라 원 그리듯 마사지)

바깥쪽의 시술하는 손으로 무릎 바로 위까지 점차 이동하면서 원형 니딩을 한다.

4. 엉덩이와 대퇴부 뒷면 강화된 니딩(주무르며 가압하는 마사지)

스탠스　무릎 부위에서 걷기-서기 자세

손　시술하는 손은 엉덩이에 평평하게, 다른 손은 손 위에 겹쳐 놓는다.

엉덩이가 벌어지지 않게 주의하면서 원형 니딩을 시작한 다음 무릎 바로 위까지 대퇴부의 뒷면으로 이동한다. 시작점으로 돌아갈 때는 쓸어내리듯 에플루라지를 하며 한번 반복한다.

5. 엉덩이와 대퇴부 뒷면 링잉(허벅지 비틀어주며 마사지)

스탠스　몸을 가로질러 걷기 혹은 활보 자세

손　무릎 바로 위 대퇴부 내면에 손가락은 붙이고 엄지는 간격을 벌려 손을 댄다.

대퇴부 전면에서처럼 링잉하면서 대퇴부 상부에서 아래쪽으로 엉덩이를 걸쳐 전 대퇴부와 엉덩이를 시술한다. 1~2번 반복한다.

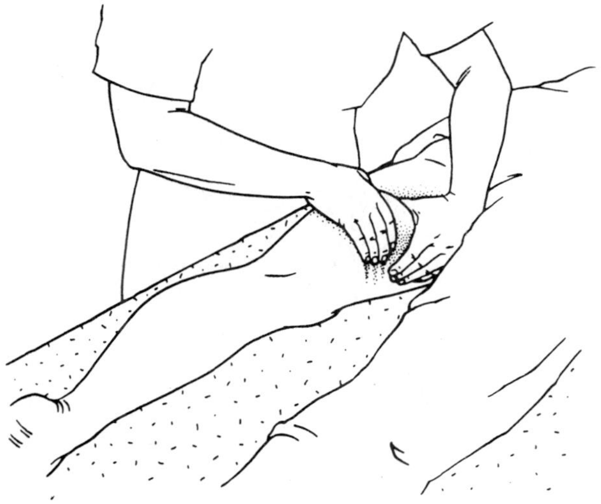

그림 6-47 엉덩이와 대퇴부 뒷면 링잉

6. 양손으로 대퇴부 뒷면 집기

스탠스 몸을 마주하며 걷기-서기 자세

손 엄지와 다른 손의 검지를 붙이면서 그 사이에 큰 V자를 만들어 대퇴부 최상부에 놓는다.

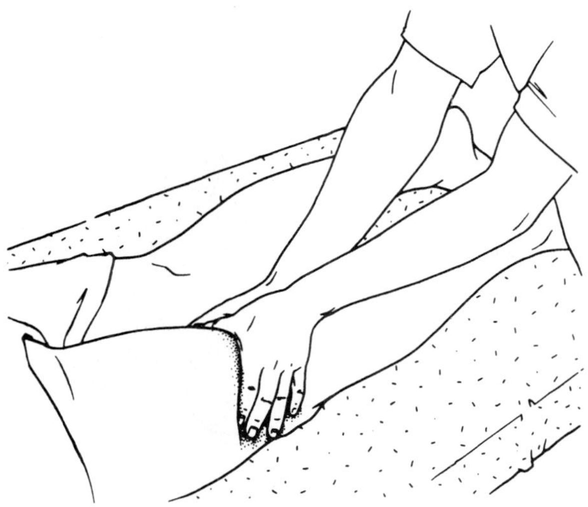

그림 6-48 양손으로 대퇴부 뒷면 집기

양손으로 근육들을 스퀴즈, 리프트(lift), 이완(release)한 다음 점차 아래로 이동한다. 전체를 위아래로 2~3번 반복한다.

7. 엉덩이와 대퇴부 뒷면 해킹

스탠스 몸을 가로질러 활보-서기 자세

손 이완하고 손을 약간 떨어뜨려 마주보게 한다. 팔꿈치는 옆으로 충분히 떨어뜨린다.

대퇴부 후부에서 시작하여 엉덩이를 거쳐 다시 대퇴부 후면, 측면을 2~3번 반복한다.

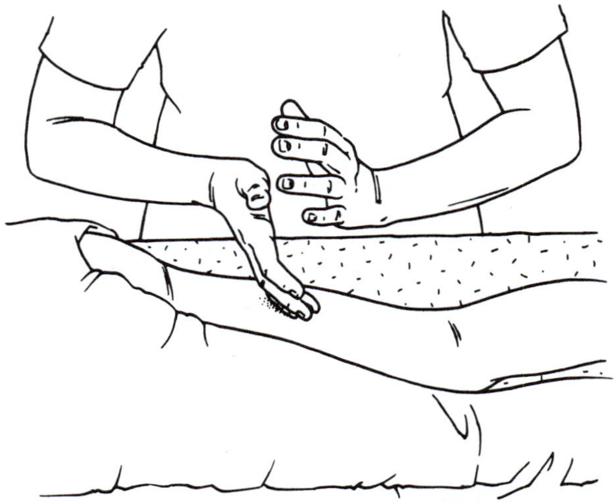

그림 6-49 엉덩이와 대퇴부 뒷면 해킹 (탄력 부여 두드리기)

8. 엉덩이와 대퇴부 뒷면 파운딩(pounding) 혹은 비팅(beating)

스탠스 몸을 가로질러 활보-서기 자세

손 가볍게 주먹 쥐고 대퇴부 위에 나란히 위치시킨다. 손목은 느슨하며 척골 쪽 주먹으로 교대로 대퇴부를 친다. 대퇴부와 엉덩이 전체를 2~3번 반복한다.

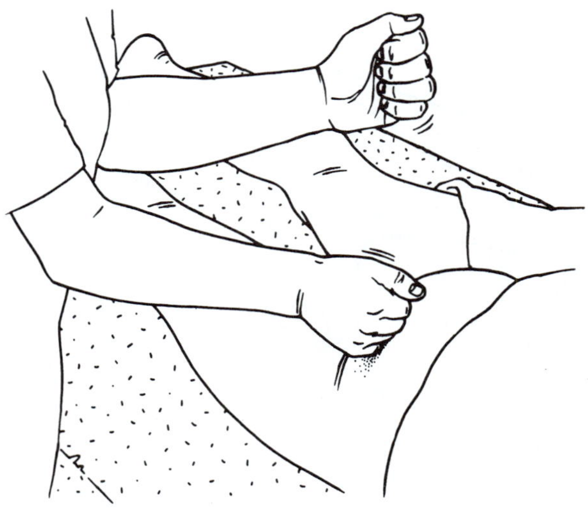

그림 6-50 엉덩이와 대퇴부 뒷면 파운딩

9. 엉덩이와 대퇴부 뒷면 클랩핑(clapping)

스탠스 몸을 가로질러 활보-서기 자세

손 손가락은 곧게 펴고 컵 모양을 만든다. 엄지는 검지에 붙인다.

교대로 전체를 친다. 둔탁하고 텅 빈 소리가 나도록 한다. 찰싹하는 소리는 부적합. 대퇴부 후면과 엉덩이 전체를 2~3번 커버한다.

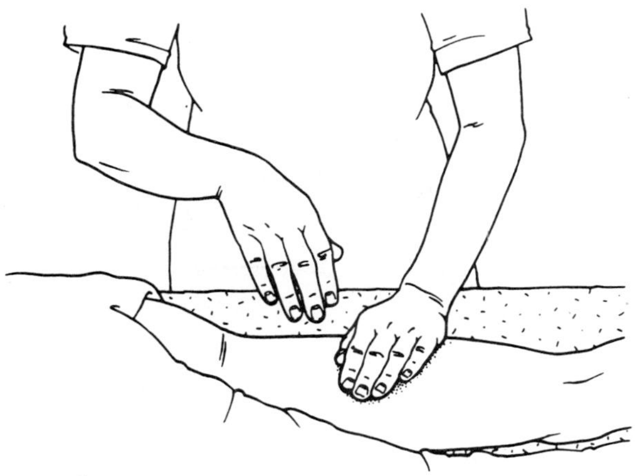

그림 6-51 엉덩이와 대퇴부의 클래핑

10. 엉덩이와 대퇴부 에플루라지(부드럽게 쓸어주기)

2번의 동작을 반복한다

11. 종아리 근육(calf muscle) 에플루라지

스탠스 발목 부위에서 걷기-서기 자세

손 발목 위에 있는 종아리에 양손을 엇갈리게 놓는다.

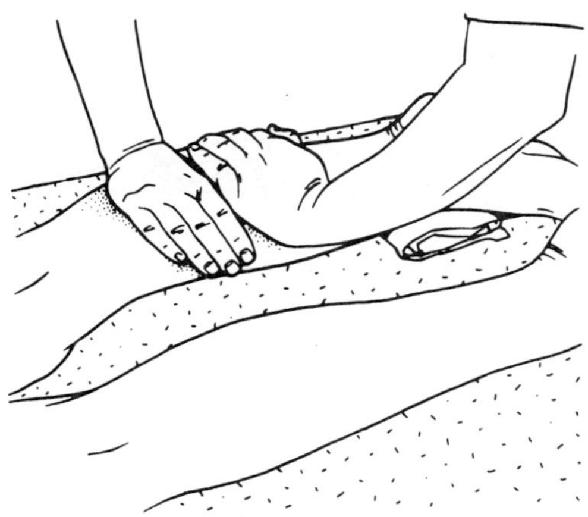

그림 6-52 종아리 에플루라지 (비복근 쓸어주기)

양손을 무릎까지 위쪽으로 쓸어 올린 다음, 내려올 때는 하지의 양 측면으로 아래쪽으로 시술한다.

12. 종아리 링잉

스탠스 몸을 가로질러 마주하며 활보-서기 자세

손 종아리 위에 놓고 각각 손가락을 모으고 엄지는 벌린다.

무릎과 발목 사이에서 종아리 근육을 전체적으로 2~3번 링잉한다.

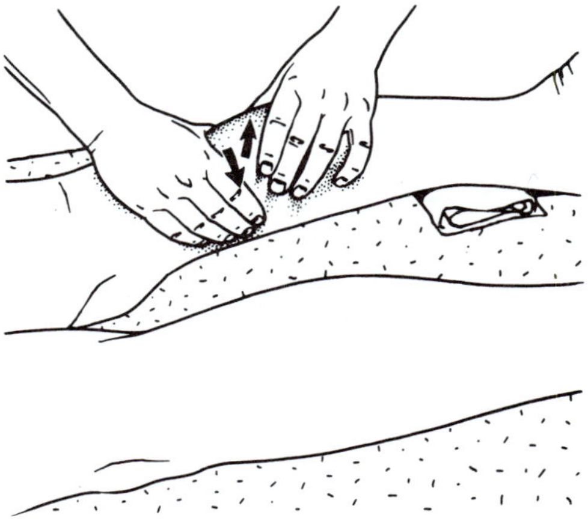

그림 6-53 종아리 링잉 (비복근 비틀듯 교차 마사지)

13. 종아리 가볍게 해킹

스탠스 몸을 가로질러 마주하며 활보-서기 자세

손 손바닥을 편안하게 약간 떨어뜨려 마주하게 한 후, 팔꿈치는 옆으로 충분히 뺀다.

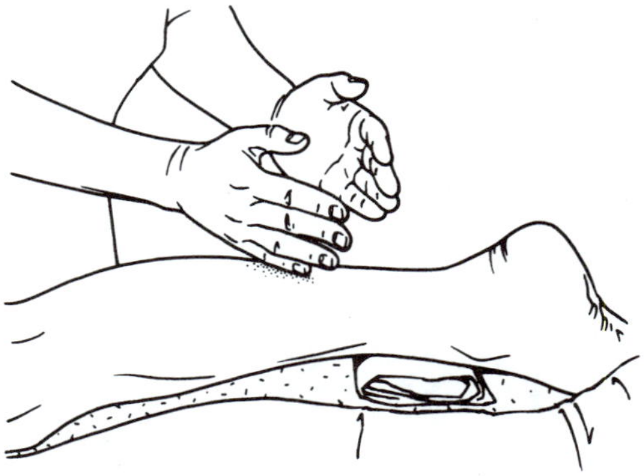

그림 6-54 종아리 가볍게 해킹 (종아리 두드리기)

가볍게 종아리 전체를 위아래로 두어 번 왔다 갔다 하면서 해킹한다.

주의점
이 부위에 정맥류가 확인되면, 종아리 근육에는 가벼운 에플루라지만 한다.

14. 엉덩이와 대퇴부 뒷면 에플루라지(다리 후면 전체 쓸어주기)

1번 동작을 반복한다. 이 부분에서의 마지막 동작이므로 끝으로 갈수록 동작은 점차로 느려지고 가벼워진다.

심화 지침

다리 후면 마사지를 5~6분 내에 할 수 있도록 하라.

양쪽 다리가 끝났으면 다리를 타올로 덮고(특히, 발을 덮었나 확인) 위쪽 타올을 열어서 어깨에서 꼬리뼈까지 등을 노출시킨다.

등 마사지(Back Massage)

그림 6-33을 보면서 근육과 뼈를 상기하라.

때때로 피시술자의 배 밑에 베개나 접은 타올을 넣어주는 것도 도움이 된다. 예를 들면, 매우 움푹한 등이나, 큰 유방으로 피시술자가 편안히 엎드리기 힘든 경우이다. 피시술자의 손은 이마 밑이나 몸 옆에 둔다. 이마 밑에 두는 경우에는 팔꿈치는 낮춰서 시술자가 어깨부분을 마사지할 때 걸리지 않게 한다. 보통 등은 가장 나중에 마사지를 하게 되며 그래서 피시술자에게 마지막 인상을 남기는 부위이다. 등은 넓기도 하지만, 피해야 할 곳과 주의해야 할 곳이 많다. 근육도 비교적 긴장된 상태이므로 마사지로 좋은 결과를 남길 수 있다.

마사지 동작(SUGGESTED MASSAGE MOVEMENT)

1. 역 에플루라지
2. T-모양 에플루라지
3. 좌, 우측 견갑골 주변 원형 스트로크
4. 견갑골 주변 8자 모양 강화된 스트로크
5. 등 전체 평평한 손으로 니딩
6. 목 뒤를 한 손으로 집기
7. 어깨와 상완 꼭대기 링잉
8. 척추 주변 손가락으로 니딩/후릭션
9. T-모양 에플루라지
10. 림프절(하경부, 겨드랑이, 서혜부)쪽으로 에플루라지
11. 옆구리 쪽으로 링잉
12. 옆구리 쪽으로 피부 롤링
13. 요추 부위 횡으로 스트로크
14. 등 전체 가볍게 해킹
15. T-모양 에플루라지

실습사항

등 마사지를 시작하기 전에 뼈 부위와 근육의 방향을 생각하라.

1. 역 에플루라지

스탠스 마사지 테이블의 머리 쪽에서 걷기-활보자세, 마사지 테이블에 어느 정도 가까이 다가서야 등 전체를 마사지할 수 있다.

손 손을 척추 양쪽으로 평평하게 놓는다.

꼬리뼈 쪽으로 손을 이동시키고, 그 후 둔부, 옆구리를 거쳐 원점으로 돌아온다. 위쪽으로의 움직임은 아래쪽으로의 움직임보다 강해야 한다.

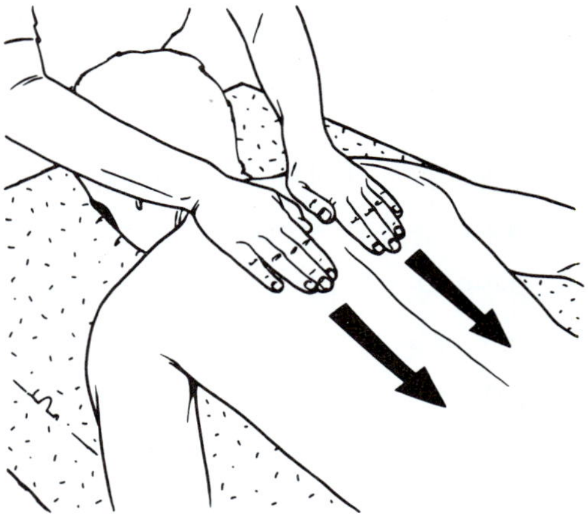

그림 6-55 역 에플루라지

안전한 실습 지침

피시술자가 향물질에 알러지가 있으면, 패치테스트를 시행해야 한다. 이것은 팔 안쪽에 향물질을 조금 바르고, 반창고(patch)를 붙인 다음, 24시간 동안 놓아둔 후 떼내어 반응을 본다. 그러나 식물유나 정유에 민감한 경우는 거의 없다.

머리 위치에서 마사지 테이블 옆면으로 움직일 때는 계속성(continuity)을 유지하기 위해 몸에 손을 붙인 채로 움직인다.

2. T-모양 에플루라지

스탠스 걷기-서기 자세로 등 전체에 닿을 수 있는 위치. 좌 · 우 편한 쪽을 고르나 오른손잡이는 주로 왼쪽에서 한다.

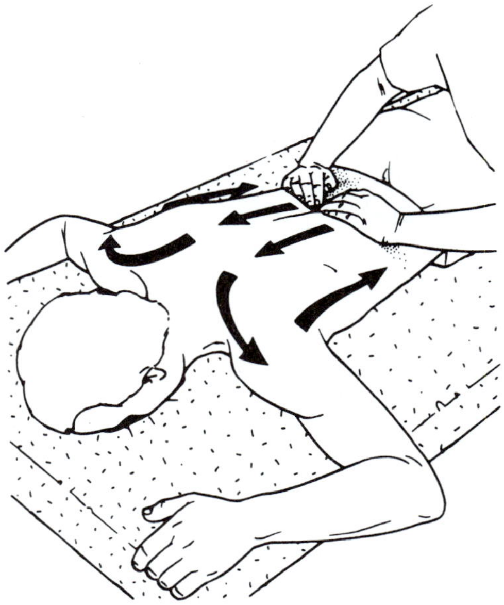

그림 6-56 T-모양 에플루라지

주의점

스트레칭을 피하고 깊이를 동일하게 유지하기 위하여 체중을 이용한 압을 조절해라.

손 척추 기저부의 등에서 평평하게 하고 각각 척추 옆에 놓는다. 거기서부터 목 뒤까지 꾹꾹 눌러 에플루라지한다. 그 후 어깨로, 상박, 다시 어깨, 옆구리를 거쳐 시작점으로 돌아온다. 위로 갈 때는 압을 주고 내려올 때는 조금 덜 준다. 그러나 전체는 물 흐르듯이 연속성을 가져야 한다.

3. 왼쪽, 오른쪽 견갑골 주변 원형 스트로크

스탠스 허리 근처에서 걷기-서기 자세

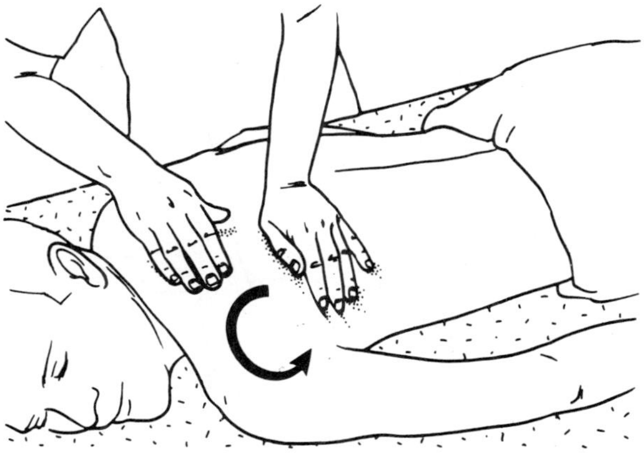

그림 6-57 견갑골 주변 원형 스트로크(원 그리듯 마사지)

손 주로 시술하는 손은 견갑골 사이 다른 손은 약간 뒤에 둔다. 여기서는 양손으로 견갑골 위에서 위, 바깥쪽으로 원을 그린다. 오른쪽은 시계방향으로 왼쪽은 반대방향으로 그린다. 주로 시술하는 손이 원을 그리는 사이 다른 손은 접해있고, 다음 접해있던 손이 다시 원을 그리는데 그 원은 겹쳐지면 안 된다. 양 견갑골 주위를 4~5번 원을 그린다.

4. 견갑골 주변 8자 모양 강화된 스트로크

스탠스 허리 부근에서 걷기-서기 자세

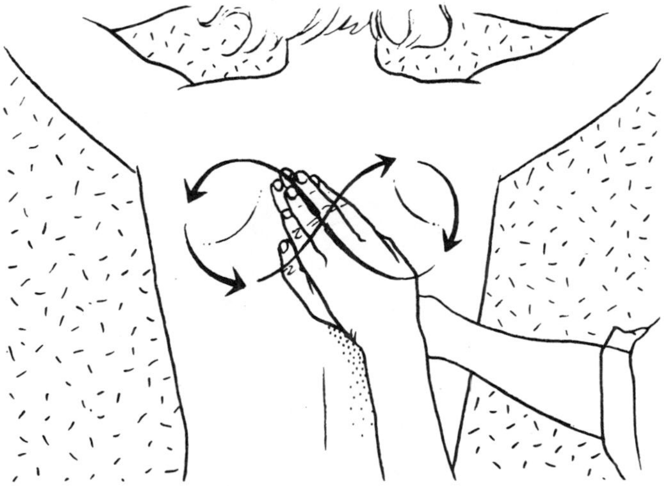

그림 6-58 견갑골 주변 8자 모양 강화된 스트로크(가압 쓰다듬듯 마사지)

손 주로 시술하는 손은 견갑골 사이에 위치, 다른 손은 그 위에 겹쳐 놓는다.

손을 위쪽으로 이동시키면서 한 쪽 견갑골 주변, 다음은 반대편 견갑골 주위를 8자 모양으로 마사지 한다. 압은 시술하는 위쪽을 더 깊게한다.

5. 등 전체 평평한 손으로 니딩

스탠스 전체 등에 닿을 수 있는 위치에서 걷기-서기 자세

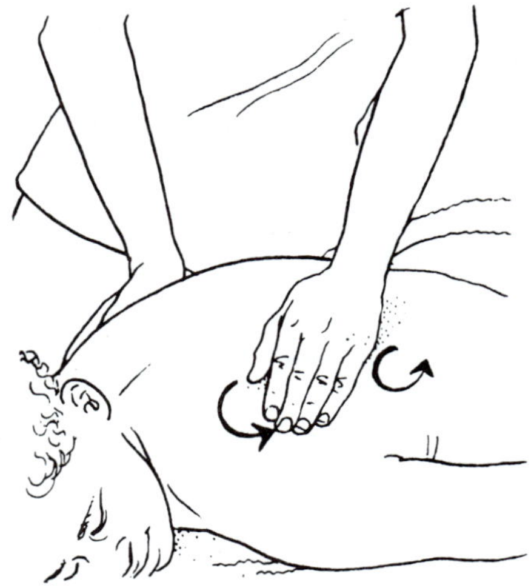

그림 6-59 등 전체 평평한 손으로 니딩 (어루만지듯 이완 마사지)

손 시술하는 손은 위쪽 등에서 평평히 하고, 다른 손은 반대편에 둔다. 손을 평평히 한 상태로 원모양의 니딩을 하면서 표면 조직에서 좀 더 깊은 심부조직으로 손의 위치를 이동시킨다. 신체의 옆을 따라 아래 쪽으로 에플루라지를 시술한다. 반대 쪽도 시술한다.

6. 목 뒤를 한손으로 집기

스탠스 어깨 바로 밑 부근에서 마사지 테이블의 머리 쪽을 향하여 걷기-서기 자세

손 시술 손은 목뒤, 나머지는 어깨나 뒤통수에 놓는다.

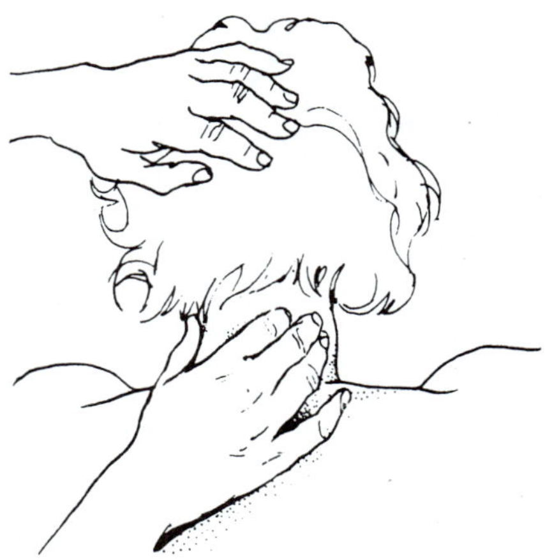

그림 6-60 목 뒤 한 손 피킹업

손가락이나 엄지를 펴서 목 기저부의 근육을 집기, 짜내기 (squeeze), 이완시킨다. 두개골의 기저부까지 갔다가 다시 내려온다.

7. 어깨와 상완 꼭대기 링잉

스탠스 어깨 바로 밑 부위에서 마사지 테이블의 머리 쪽을 보며 걷기-서기 자세

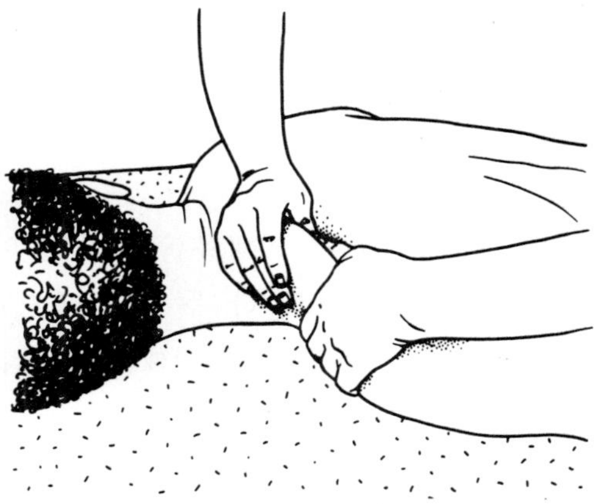

그림 6-61 목 뒤를 한손으로 집기 (승모근 상부 비틀어주듯 교차 마사지)

손 목선을 따라 손가락과 엄지를 놓고 근육을 잡는다.

목에서 어깨 선을 따라 상박까지 집고 링잉을 한다. 다시 올라가서 목에서 중앙을 넘어 반대편 팔까지 똑같이 한다.

8. 척추 주변 손가락으로 니딩/후릭션

스탠스 허리 부위에서 마사지 테이블의 머리 쪽을 보며 걷기-서기 자세

손 가운데 손가락을 목 기저부의 척추에 놓는다. 손가락들을 곧게 펴서 척추의 횡돌기 사이의 홈에 올려놓는다.

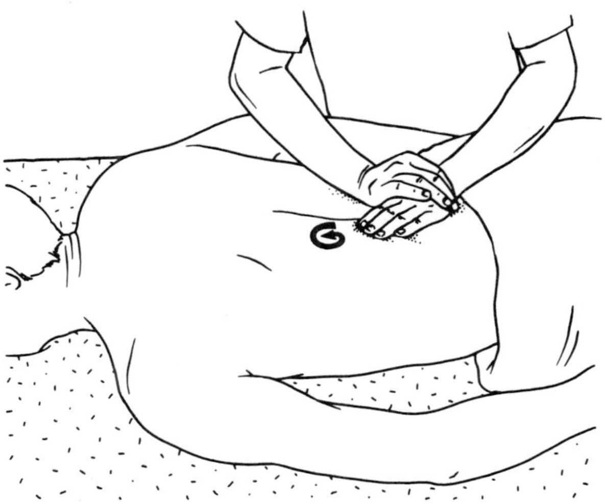

그림 6-62 척추 주변 손가락으로 니딩/후릭션 (척추 기립근 이완 마사지)

손가락 끝으로 원형 니딩을 하면서 척추 끝까지 아래쪽으로 이동한다. 이것은 한 번만 하고, 심도는 피시술자의 신체상태에 맞춘다. 젊고 건강한 고객에겐 후릭션이라고 할 정도로 깊게 한다. 반대편도 한다.

9. T-모양 에플루라지(T-모양 전체 쓸어주기)

2번의 스트로크를 반복한다.

10. 림프절(하경부, 겨드랑이, 서혜부)쪽으로 에플루라지

스탠스 등 전체에 닿을 수 있게 걷기-서기 자세

손 양손을 척추 옆에 놓는다.

첫 에플루라지에서, 손은 가벼운 압으로 등 아래쪽에서 어깨쪽으로 갔다가 다시 돌아온다. 두 번째 에플루라지에서 겨드랑이를 향해 위로 올라간다. 세 번째는 옆구리를 위로 올라간다. 이 3가지 동작을 반복한다.

11. 옆구리 쪽으로 링잉

스탠스 피시술자를 마주보고 걷기-서기 자세

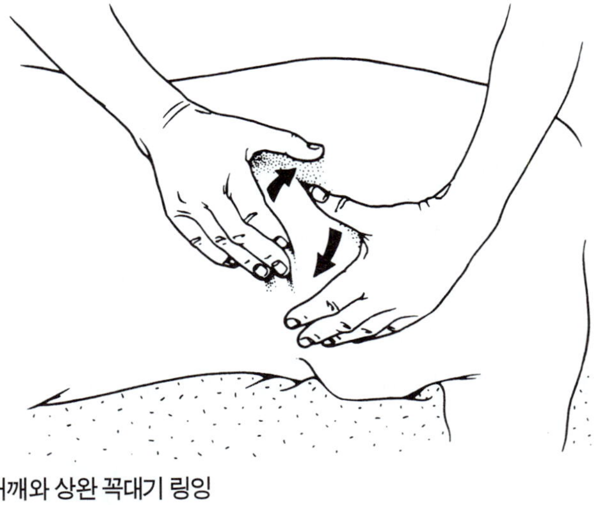

그림 6-63 어깨와 상완 꼭대기 링잉

손 옆구리 가장 먼 곳에 손을 평평하게 한다.

둔부에서 겨드랑이까지 같은 동작을 반복하면서 링잉한다.

12. 옆구리 쪽으로 피부 롤링

스탠스 피시술자를 마주보고 걷기-서기 자세

손 손가락은 곧게 펴고 엄지는 벌린다. 가장 먼 옆구리 부위에 손을 놓는다. 엄지는 피부에 닿아야 한다.

손가락으로 피부를 잡아 올리고 엄지로 밀면, 롤링이 만들어

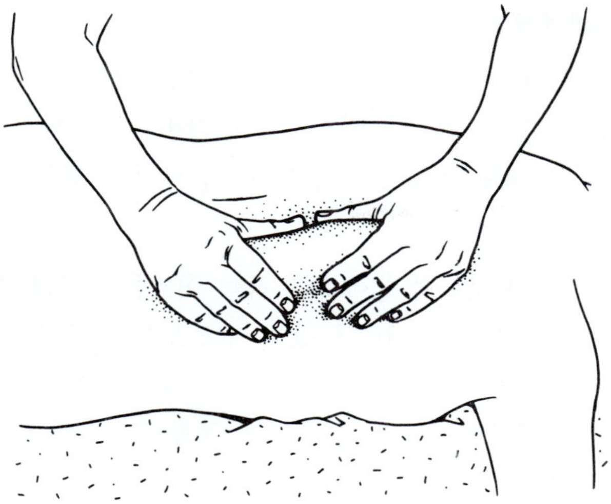

그림 6-64 옆구리 쪽으로 피부 롤링 (근육 이동 마사지)

진다. 손을 몸 위 아래로 움직인 다음 반대편으로 간다.

주의점

손의 옆면은 사용하지 않고, 손가락의 옆면만 사용한다. 팔꿈치는 옆에서 충분히 떨어뜨린다.

13. 요추 부위 횡으로 스트로크

스탠스 피시술자를 마주보고 걷기-서기 자세

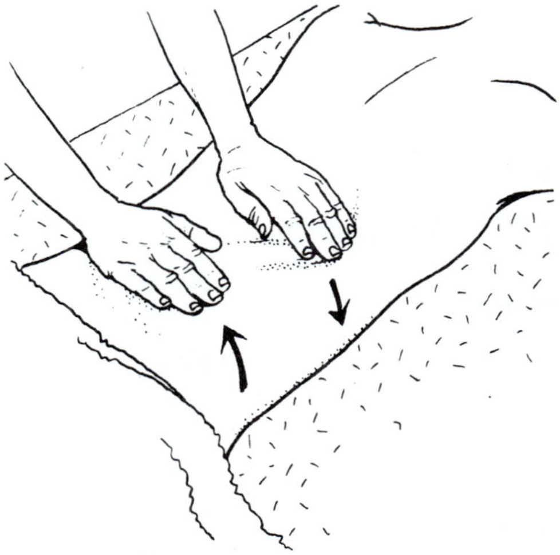

그림 6-65 어깨와 상완 꼭대기 링잉 (어루만지듯 교차 마사지)

손 등 아래 부위에 평평하게 놓는다. 교대로 중앙에서 먼 쪽 옆구리로 다시 중앙으로 다시 가까운 쪽 옆구리로 스트로크를 한다. 요추 부분을 다 시술하려면, 몇 번은 반복해야 한다.

14. 등 전체 가볍게 해킹(탄력 부여 두드리기)

스탠스 피시술자를 마주보고 걷기-활보 자세

손 손바닥을 마주보고 약간 벌린다. 팔꿈치는 옆으로 충분히 벌린다.

등 전체를 길이로 가볍게 해킹한다. 뼈 부위를 피하는 것을 기억하라.

주의점

가까운 쪽을 하려면 상박을 돌리거나, 엄지와 손가락들의 위치를 바꿔야한다.

15. T-모양 에플루라지

2번의 스트로크를 반복한다. 이것은 전체 마사지의 마지막 단계이다. 반복하면서 속도는 점차 느려진다. 심도도 가벼워지고 마지막으로 척추 기저부에 손으로 컵을 만들어 올려놓는다, 잠시 손을 놓아 둔 다음 등을 타올로 가린다.

피시술자는 잠시 조용히 놓아둔다. 특히 이완을 목표로 하는 마사지였다면 더욱 그렇다. 혹시 잠이 들었을 지도 모른다. 몇 분 후 피시술자의 정신이 돌아오면, 마사지 제재나 오일, 크림을 닦아내길 원하느냐고 묻는다. 만일 그렇다면, 티슈나 솜에 좋은 코롱이나 클린징 크림을 발라 부드럽게 닦아낸다.

옷을 입고 나면, 피시술자에게 효과가 어떠냐고 묻고 면담카드를 작성한다. 그 후에 보수를 받고, 다음 번 약속을 한다.

심화 지침

전신 마사지를 1시간 안에 할 수 있도록 하라.

전신 마사지 — 요약

다리 마사지(leg massage)

다음은 양 다리의 마사지 방법이다.

다리의 전면(Front of legs)

1. 다리 전체의 전면, 측면의 에플루라지
2. 대퇴부의 에플루라지
3. 대퇴부의 양손 니딩
4. 대퇴부의 한 손 니딩
5. 대퇴부 근육의 링잉
6. 대퇴부의 해킹
7. 무릎 주변의 스트로킹
8. 무릎 굽힌 후 종아리(calf muscle)의 에플루라지
9. 종아리(lower leg)의 에플루라지
10. 경골(tibia) 앞 근육의 한 손 니딩
11. 발의 에플루라지
12. 발바닥의 니딩
13. 발바닥의 한손 해킹
14. 발등의 엄지 스트로크
15. 발바닥을 가로지르는 엄지 스트로크
16. 발가락 니딩

17. 전체 다리 전면과 측면의 에플루라지

왼손 마사지(Arm massage, left)

1. 팔 후면의 에플루라지
2. 팔 전면의 에플루라지
3. 삼각근(deltoid)과 삼두근(triceps)을 한손으로 집기
4. 이두근(biceps)을 한손으로 집기
5. 상완(upper arm)의 링잉
6. 상완의 가벼운 해킹
7. 전완(forearm)의 에플루라지
8. 전완을 한 손으로 집어 올리기
9. 손바닥을 엄지로 스트로크
10. 씨이나(thenar, 무지구)와 하이포씨이나(hypothenar, 소지구)의 엄지 니딩
11. 각 손가락과 엄지의 니딩과 스트레칭
12. 손등에서의 엄지 스트로크
13. 손등에서의 엄지 회전 니딩
14. 전체 팔 전면, 후면의 에플루라지

가슴 마사지(Chest massage)

1. 가슴과 목뒤(약간 끌면서) 에플루라지
2. 교차로 목 한쪽 스트로크
3. 교차로 목 반대쪽 스트로크
4. 어깨에서 두개골 기저부까지 능형근(trapezius muscle)의 상부 섬유를 손가락으로 니딩
5. 앞가슴과 어깨 니딩
6. 가슴과 목뒤 에플루라지

복부 마사지(Abdomen massage)

1. 복부 에플루라지
2. 복부 원형 스트로크
3. 대장의 원형 니딩
4. 복부 전, 측면 링잉
5. 에플루라지

오른쪽 다리 후면(엉덩이 포함)

1. 오른쪽 다리 후면과 엉덩이 에플루라지
2. 대퇴부, 엉덩이 에플루라지
3. 대퇴부 바깥쪽 한손으로 니딩
4. 엉덩이와 대퇴부 후면 강화된 니딩

5. 엉덩이와 대퇴부 후면 링잉
6. 대퇴부를 양손으로 집기
7. 엉덩이와 대퇴부 후면 해킹
8. 엉덩이와 대퇴부 후면 파운딩 혹은 비팅
9. 엉덩이와 대퇴부 후면 클랩핑
10. 엉덩이와 대퇴부 에플루라지
11. 종아리 근육 에플루라지
12. 종아리 링잉
13. 종아리 가볍게 해킹
14. 엉덩이와 대퇴부 후면 에플루라지

등 마사지(Back massage)

1. 역 에플루라지
2. T-모양 에플루라지
3. 좌, 우측견갑골 주변 원형 스트로크
4. 견갑골 주변 8자 모양 강화된 스트로크
5. 등 전체 평평한 손으로 니딩
6. 목 뒤를 한 손으로 집기
7. 어깨와 상완 꼭대기 링잉
8. 척추 주변 손가락으로 니딩/후릭션
9. T-모양 에플루라지
10. 림프절(하경부, 겨드랑이, 서혜부)쪽으로 에플루라지
11. 옆구리 쪽으로 링잉
12. 옆구리 쪽으로 피부 롤링
13. 요추 부위 횡으로 스트로크
14. 등 전체 가볍게 해킹
15. T-모양 에플루라지

실습사항

보고 시행한 모든 마사지 시술자에 대한 기록을 작성하라. 면담기록도 세세히 작성하고, 마사지 동안 경험한 몸의 상태 변화를 기록하라.

핵심용어

이들 단어의 의미를 알아야 한다. 본문이나 용어(glossary)에서 이 단어들을 확인하라.

- 비팅(beating)
- 클래핑(clapping)
- 에플루라지(effleurage)
- 후릭션(friction)
- 해킹(hacking)
- 니딩(kneading)
- 페트리사지(petrissage)
- 파운딩(pounding)
- 릴랙싱(relaxing)
- 롤링(rolling)
- 자극하기(stimulating)
- 링잉(wringing)

마사지의 체계적 순서 적용
(ADAPTATION TO THE MASSAGE ROUTINE)

7

이번 장의 주요 목표는 다음과 같다.

- 몸의 각 부분에서 마사지의 체계적 순서를 적용하라.
- 여러 종류의 즉, 마른/뚱뚱한, 남자/여자, 어린이/노인, 건강한/약한 피시술자에게 마사지 기본 스트로크를 적용하라.
- 임신부에 마사지를 적용하라.
- 소아나 유아의 마사지를 시연해보라.
- 여러 장애인에 맞는 마사지를 적용하라.
- 날씬해지는 프로그램에 맞는 마사지를 적용하라.
- 림프 배액의 원칙을 요약해 보라.
- 스포츠 활동에 종사하는 피시술자의 마사지원칙을 요약해 보라.

몸의 각 부분의 마사지 (MASSAGE TO INDIVIDUAL AREAS OF THE BODY)

피시술자가 전신 마사지를 원치 않으면, 몸의 각 부분에 마사지를 하는 것이 보통이다. 때로 부분 마사지는 발 치료의 발 마사지로서, 손 치료의 손 마사지로서, 얼굴 치료로서 가슴과 목 마사지를 시행할 수 있다. 때로 그 부분을 치료하기 위해 부분 마사지를 할 수도 있다. 고객이 아픈 경우, 손·발 마사지 그 자체가 전부가 될 수도 있다. 이런 예로서는 병원 혹은 호스피스에서 아로마 마사지를 적용하는 것이다. 가장 보편적으로 마사지를 시행하는 부위는 피시술자가 긴장과 뻣뻣함을 호소하는 부위 즉, 등과 어깨이다.

등과 어깨

시간 (Timing)

피시술자에 따라 15~30분 정도 걸린다.

자세 (Position)

피시술자는 상체와 엉덩이를 노출시킨 후 엎드린다.

마사지 스트로크는 일반적임 몸 마사지와 동일하지만, 특히 긴장되고 뻣뻣한 견갑골 주변은 시간은 좀 더 들인다. 그래서 8자 모양의 강화된 스트로크 후에도 견갑골 주변을 손가락 니딩을 추가할 수도 있다. 이 부분이나 어깨에서 근육에 긴장된 덩어리들을 발견하는 것도 어렵지 않고 또 피시술자에게 통증을 주어서도 안되지만, 이 부분은 상당히 심도 있게 마사지를 할 수도 있다. 만약 이럴 가능성이 있으면, 피시술자에게 만져서 아플 수도 있다고 미리 이야기를 한다.

등 마사지를 할 때, 꼭 엎드려야 되는 것은 아니다. 특히 어깨 부위가

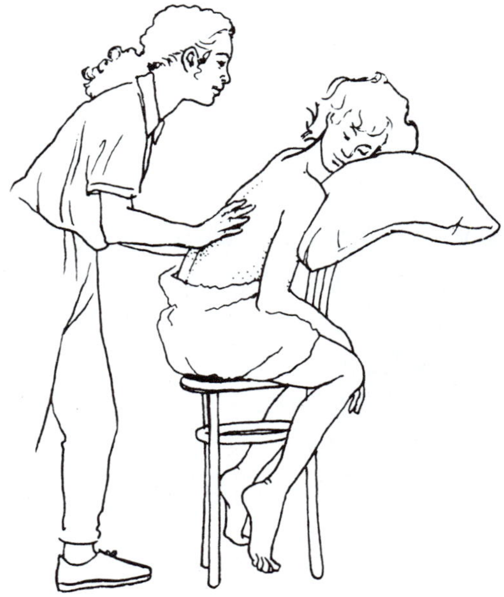

그림 7-1 식당의자를 사용하여 앉은 자세에서 등 마사지

중요한 부위일 때는 더욱 그렇다. 피시술자는 탁자 위에서 베개나 쿠션으로 머리를 지지하여 고정시킨 후, 앉아 있을 수도 있다. 집에서 치료한다면 의자에 걸터앉아 등받이를 지지대로 사용할 수도 있다. 손은 이마 밑이나 무릎 위에 놓는데 가장 편한 쪽으로 한다.

시장에서 파는 특별화된 보조기구(제2장)도 테이블이나 마사지 테이블에 장착하여 사용할 수 있고, 때로 그 자체가 완전 지지대가 될 수도 있다. 피시술자의 가정이나 사무실로 방문할 때는 이런 것들이 편리하다.

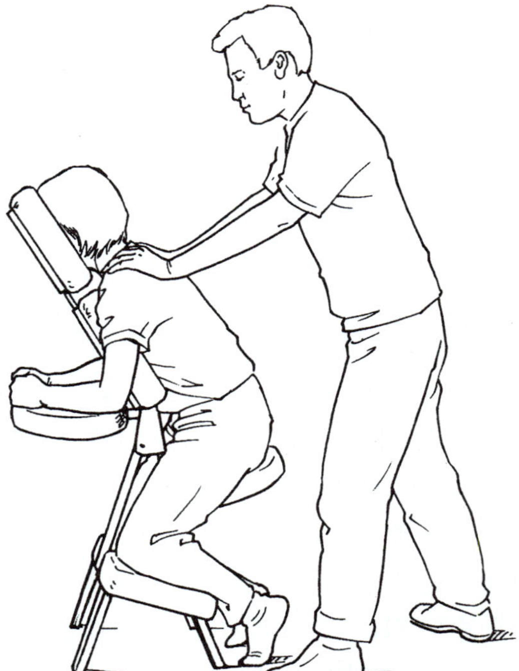

그림 7-2 앉은 자세의 마사지 의자

피시술자가 앉아 있는 자세는 시술자에게 편하지도 못할뿐더러 마사지를 효과적으로 만들기 위해서는 약간 연습해야 한다. 이 자세는 단지 짧은 시간의 마사지에 적합하므로, 등의 아래쪽에는 효과적인 마사지가 되지 못할 수 있다.

다음은 피시술자가 엎드린 상태의 등과 어깨의 체계적인 순서이다.

1. 등 상부, 어깨와 상완 상부 에플루라지
2. 양쪽 견갑골 회전 스트로크
3. 견갑골 주변 8자 강화 스트로크
4. 등 상부와 어깨 평평한 손 니딩
5. 목 뒤 한 손 피킹업
6. 어깨와 상완 상부 링잉
7. 척추 옆 손가락 니딩/후릭션
8. 양쪽 견갑골 주변 손가락 니딩/후릭션
9. 어깨 사이 가벼운 해킹
10. 등 상부, 어깨와 상완 상부 에플루라지

발과 다리 마사지

이곳은 근무시간에 걷기보다는 서기를 많이 하여 피곤한 다리, 혹은 피곤해서 부은 다리의 피시술자에게 제안된다(이번 장의 림프마사지를 참조).

안전한 실습 지침

마사지가 혈전, 혈관염, 심한 정맥류에서 종창(swelling)을 일으키는 마사지는 금기사항이라는 것을 기억하라. 만약 의심이 가면 의료 조언자에게 의뢰하고, 원인 불명의 아픈 혹은 부은 자리는 마사지를 하지 말라.

위 치

피시술자는 누워서 다리를 약간 올려야 마사지에 효과적이다. 마사지 테이블을 들어올리거나 다리 전체 밑에 베개를 깔아도 좋다. 25° 이상 올리면 안 된다. 이 각도에서는 림프액이 서혜부 림프절로 자연스럽게 흘러가게 되며 마사지가 쉬워진다. 다리가 너무 올라가면, 마사지사가 오히려 다루기 어렵게 된다.

준 비

발바닥은 코롱(cologne)으로 가볍게 닦아 이물질이나 땀을 제거한다. 작업하지 않는 다리는 타올로 덮어둔다.

다음은 발, 다리마사지의 체계적인 순서이다(각 동작을 반복하는 횟수는 시간 여하에 따른다).

1. 발가락에서 시작하여 서혜부 림프절에서 끝나는 다리 측면 에플루라지
2. 종아리(lower leg)와 대퇴부 전면의 에플루라지

3. 종아리(lower leg)와 대퇴부 후면의 에플루라지
4. 대퇴부의 양손 니딩
5. 대퇴부 근육의 링잉
6. 대퇴부 근육의 해킹
7. 대퇴부 근육의 가벼운 비팅(beating) 혹은 파운딩(pounding)
8. 대퇴부 에플루라지
9. 무릎 주변의 스트로킹
10. 종아리(lower leg)에서 무릎 후면까지 에플루라지
11. 다리의 바깥으로 롤링과 종아리 근육에 링잉
12. 종아리(lower leg)에 에플루라지
13. 발바닥 에플루라지
14. 발바닥 니딩
15. 발바닥 한 손 니딩
16. 발등 엄지 스트로크
17. 발바닥 가로질러 스트로크
18. 각 발가락 부드럽게 당기면서 니딩
19. 전체 다리 에플루라지

손·발에 관해 언급했던 동작은 입원환자 같이 베드에만 있는 피시술자에게 적용이 가능하다.

다리와 발 마사지 때, 8장에서 설명할 반사요법을 적용해보는 것도 적절할 것이다.

심화 지침

전신 마사지의 체계적인 순서에서 다음에 맞는 동작들을 골라보라:

a) 손 마사지.
b) 발 마사지.

각각을 시행해 보라.

여러 종류의 피시술자에게 마사지 적용하기 (ADAPTING MASSAGE TO VARIOUS CLIENTS)

전신 마사지는 나이, 크기, 신체와 정신상태에 따라 각각 다르게 적응시켜야 한다.

상담 초기부터 마사지 동작 결정에 유용한 정보와 고객에 맞는 방법을 얻어야 한다. 나이, 생활습관, 의료정보와 함께 마사지 시작할 때에만 알 수 있을지도 모르는 신체상태에 관한 정보를 얻어야 한다.

첫 마사지 때, 피시술자가 원하는 심도를 직접 질문하며 답을 면담카드에 기록하여 다음에도 참조한다. 자주 피시술자가 '이런 방식으로 해

달라' 라고 제시할 수 있도록 분위기를 조장해 주어야 한다. '괜찮아요?' 혹은 '너무 깊지 않은가요?' 같은 질문은 충분하지 못하다. 좋아하는 마사지 깊이를 확실하게 알려주면, 도움이 될 수 있다라는 말을 들려줄 필요가 있다.

큰 근육들을 마사지하면, 근긴장도를 쉽게 느낄 수 있지만, 보통 어린이의 긴장도가 더 좋다. 긴장도가 나쁘면, 근육이 뼈에 대해 너무 눌리지 않도록 페트리사지나 퍼쿠션을 할 때 주의해야 하며 너무 신장되지 않도록 링잉이나 롤링을 할 때에도 주의해야 한다. 너무 마른 사람이나 어린이, 노인들에게는 뼈 포인트 부위의 깊은 마사지는 주의하여야 한다.

뚱뚱한 사람에게는 또 다른 문제가 있다. 근육 위 지방 조직 때문에 근긴장도를 쉽게 측정하기 어렵고, 그 조직의 밀도에 따라 민감하지 못하다 라는 생각을 갖게 되기 쉽다. 뚱뚱한 사람은 마사지는 아프다 라는 불평을 곧잘 한다. 피시술자의 반응을 보고 기록해 둔다.

유용한 정보

남자든 여자든 피시술자에 작업할 때는 치료받지 않는 부위는 꼭 덮어서 피시술자의 품위를 보호하도록 주의해야 한다. 이것은 피시술자 뿐 아니라 시술자를 보호하는 방법이 된다. 마사지사는 보호자가 없는 반대 성의 피시술자를 마사지하는 위험성을 알아야 한다. 그래서 벗겨놓은 상태로 놔두지 않아야 하며, 비 전문가적 행위는 고소당할 수 있다.

여자 마사지사는 남자의 복부 마사지를 금한다.

남자 마사지사는 여자의 가슴/유방과 복부 마사지를 금한다.

건강상태, 운동상태에 따라 다르지만, 보통 남자의 몸은 여자의 몸보다 단단하다. 여자는 피하지방층이 있어서 여자의 몸매를 부드럽게 하여 다루기에 좀더 부드럽다.

남자의 몸은 털이 많아 마사지가 어려울 수도 있다. 가슴 털이나 다리 털은 흔하지만, 등이나 팔에도 털이 많을 수 있다. 털많은 피시술자에게는 털의 방향에 거슬리지 않게 시술을 적응시킬 필요가 있다.

- 오일이나 탈크(talc)를 평소보다 많이 사용하여 손의 움직임을 자유롭게 한다.
- 털 방향으로 에플루라지나 스트로크를 한다.
- 페트리사지를 할 때, 털을 잡아 끄는 일이 없도록 한다.

피시술자들은 여러 가지 이유로 마사지를 예약한다. 이완을 위해, 자극을 위해, 슬리밍/건강을 위해 그래서 각각 마사지 형태에 영향을 준다.

피시술자 중 대부분이 첫 마사지 때, 신경과민이 되는 것을 알아야 하며 그것을 풀어주는 것이 마사지사가 할 일이다. 조용한 분위기와 전문적 표준을 지킨다는 확신을 주는 분위기가 기본적이다.

실습사항

주변에 여러 종류의 피시술자를 상담해 보고, 나이, 크기, 건강상태에 맞게 적용한 기록을 남긴다.

임신부 마사지(MASSAGE FOR PREGNANT CLIENT)

임신부 마사지를 할 때에는 마사지를 받지 말아야 할 이유가 있는지를 의사에게 꼭 체크 받아야 한다.

안전한 실습 지침

임신 3개월까지 복부마사지는 금기이다.

임신부는 쉽게 피로하기 쉬워서 마사지로 도움을 받을 수 있다. 자세는 그림과 같이 취하여 임신부의 발, 다리는 체중 증가로 쉽게 피로해지므로 하복부나 다리에 부담을 주지 않게 한다. 임신부는 또 잠들기가 어렵기 때문에 마사지로 불면증에 도움을 줄 수 있다.

순수한 오일이나 크림을 사용하면, 복부의 피부가 쉽게 늘어나는데 도움이 된다. 임신 3달 전에는 정유를 사용하지 마라. 그 이후에도 정유 선택에 주의하며 금기 정유를 사용하면 안 된다.

마사지의 체계적 순서는 여러 가지로 변형이 가능하다.

- 퍼쿠션이나 터포우트먼트 동작은 피한다.
- 모든 동작은 평탄하고 부드러워야 한다.
- 엎드리는 자세가 불편하면, 자세를 빨리 바꿔준다. 등, 발 후면 마사지를 할 때에는 원래의 자세에서 기대거나 옆으로 눕히고, 팔사이와 다리 사이에 보조 베개를 끼운다. 반듯이 누워있다면, 무릎 밑에 작은 쿠션을 넣어 배를 이완시키고 등을 곧게 해준다.

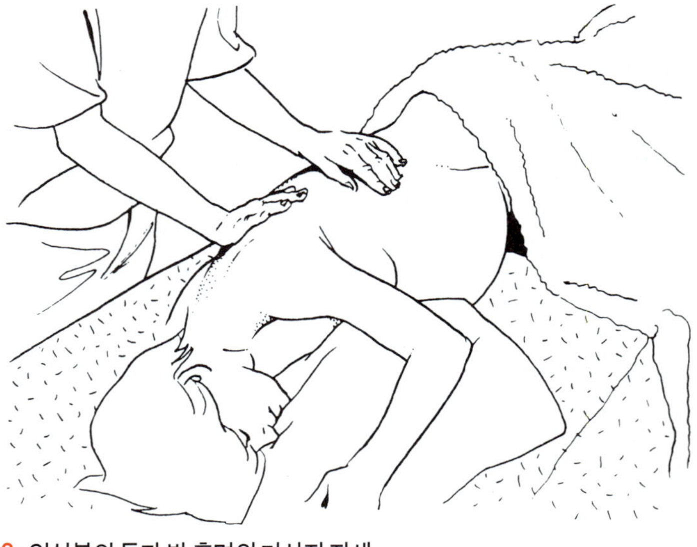

그림 7-3 임신부의 등과 발 후면의 마사지 자세

3개월 지난 후에 복부에 할 수 있는 단 한가지 동작은 스트로크이다.

1. 양손으로 복부를 시계방향으로 스트로크한다. 한 손은 다른 손을 따라가며 물 흐르는 듯한 동작을 한다.
2. 복부 정 중앙으로 매우 부드럽게 스트로크하며 올라오다가 매우 가볍게 옆구리 쪽으로 스트로크하며 내려간다.

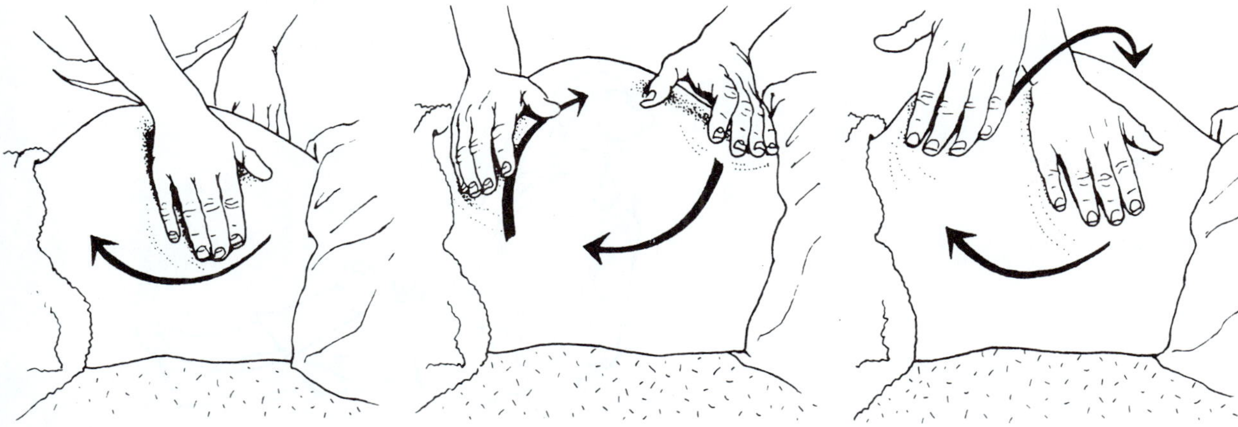

그림 7-4 임신부 복부 스트로크

어린이, 유아 마사지 (MASSAGE FOR CHILDREN AND BABIES)

어린이 유아 마사지는 살롱에서는 하게 될 것 같지 않더라도, 마사지로 도움을 받은 부모들은 자기 아이들을 어떻게 마사지하는지를 물어올 수 있고, 때로 부모를 위한 아이들 마사지 교실을 열 수도 있다.

유아 마사지 학급은:

- 어머니들이 다른 아이들 부모를 만나 아이들 문제를 의논할 수 있는 자리를 마련한다.
- 부모와 아기의 유대감을 강화시킨다.
- 부모에게 이완된 시간을 갖게 한다.
- 아기를 다룰 때의 자신감을 주게 한다.

방을 따뜻하게 하고 이완 음악을 틀어주면, 아기들에게 도움이 된다. 자주 부모들은 자신감 얻기를 원할 수 있다.

아이들은 마사지를 좋아하여 아이들이 다자랄 때까지 부모에게 마사지를 해달라는 요구를 받을 수 있다 라고 부모에게 알려주어야 한다.

아기(babies)

아기들은 마사지와 어루만지기를 좋아하고 사랑스러운 손길은 부모의 자연스러운 본분이다. 마사지는 이런 것들의 연장이며, 부모와 아기의 관계에 도움을 준다.

세계 각지에서 태어날 때부터 아기들에게 마사지와 rub(닦다, 문지르다 마사지하다)를 해주며 난산 후에 머리나 몸의 모양을 변형시킬 목적으로 마사지와 문지르기를 해준다.

마사지는 보채는 아기를 진정시키며 부모에게 자기 아기가 마지못해 잔다라는 것을 알 수 있게 해주는 특별한 장점이 있다. 낮에 아기 목욕 시간 전후가 가장 좋은 시간이며 작은 아기는 부모의 무릎에, 테이블에, 마루에, 가장 안락하고 편한 장소에서 하며 눈 마주침은 꼭 필요하다.

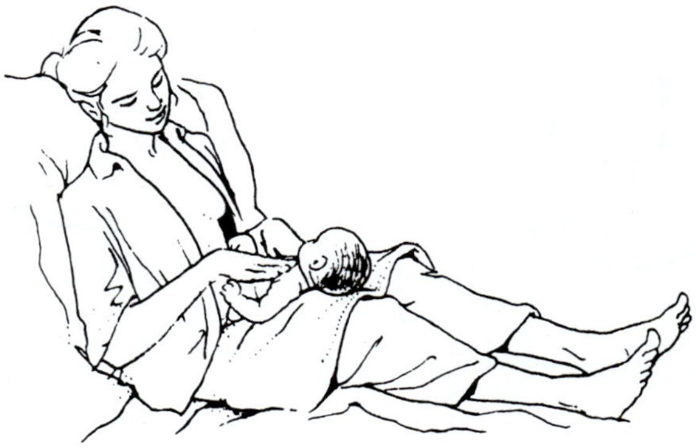

그림 7-5 무릎 위에서 마사지하기

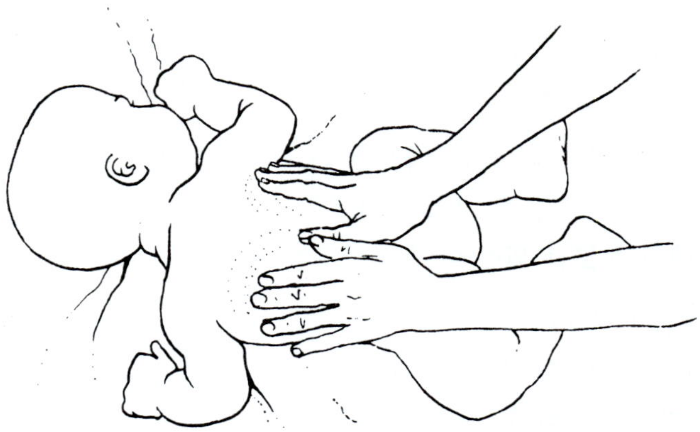

그림 7-6 테이블이나 마루에서 마사지하기

마사지 제재는 포도 씨 오일이나 해바라기 오일 같은 좋은 품질의 식물유를 사용하며 베이비 오일은 광물성이므로 피하는 것이 좋다.

땅콩(peanut)오일 같은 견과류(nut) 오일은 알러지 때문에 쓰지 않는 것이 좋다. 정유를 사용하고 싶으면, 매우 희석하여 쓰고 금기사항을 살핀다. 어떤 오일을 사용하던 간에 가볍고(light) 진하지 않으며(thick), 사용 바로 전에 약간 덥힌다. 탈크는 호흡기로 들어갈 수 있으므로 적절하지 않다.

특별하거나 정해진 순서는 없고, 대부분이 스트로크이다. 팔, 다리, 등에 아기가 좋아한다면, 손가락으로 부드럽게 스퀴즈나 링잉을 할 수도 있다.

아기가 부모를 볼 수 있게 앞면을 먼저 하는 것이 좋다.

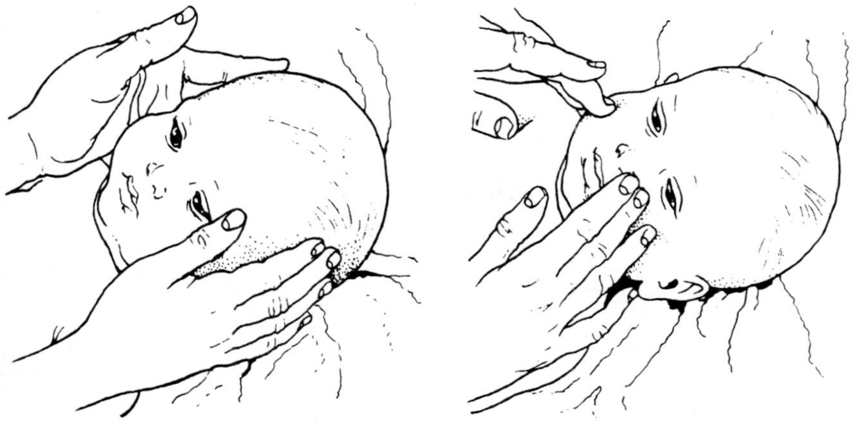

그림 7-7 아기 얼굴 마사지

얼굴을 할 수도 있으며 엄지로 이마를 옆으로 스트로크 하던지, 코나 턱 주변을 스트로크 할 수도 있다.

아기들도 어른들처럼, 가볍고 톡톡 치는 것 보다는 안정된 스트로크를 좋아하는 듯하다. 10분 정도면 충분하다.

다음은 아기 마사지의 순서의 한 예이다.

누워서 시작한다.

1. 손바닥으로 머리 꼭대기를 부드럽게 스트로크한다.
2. 두정부에서 얼굴 측면으로 스트로크한다.
3. 이마를 가운데에서 양 옆으로 또 코와 턱 주변으로 부드럽게 스트로크한다.
4. 팔과 손을 아래로 스트로크한다.
5. 손바닥으로 팔을 부드럽게 스퀴즈한다.
6. 손바닥이나 손등에 둥글게 스트로크한다.
7. 가슴과 배를 아래로 스트로크한다.
8. 다리와 발을 아래로 스트로크한다.
9. 발바닥을 둥글게 스트로크한다.
10. 온 몸(목에서 발까지) 아래로 스트로크한다.

다시 엎드리게 하여

1. 머리와 목을 아래로 스트로크한다.
2. 등에서 엉덩이까지 길게 스트로크한다.
3. 다리 후면을 길게 스트로크한다.
4. 몸통과 다리 전체를 길게 스트로크한다.

어린이(Children)

같은 방법으로 마사지를 받으러 온 사람이 관심을 표명하면, 그들의 아이들을 마사지 할 수 있게 분위기를 조장한다. 모든 연령의 아이들은 마사지를 즐기고 이완 동작에 잘 반응한다. 어른에 사용하는 에플루라

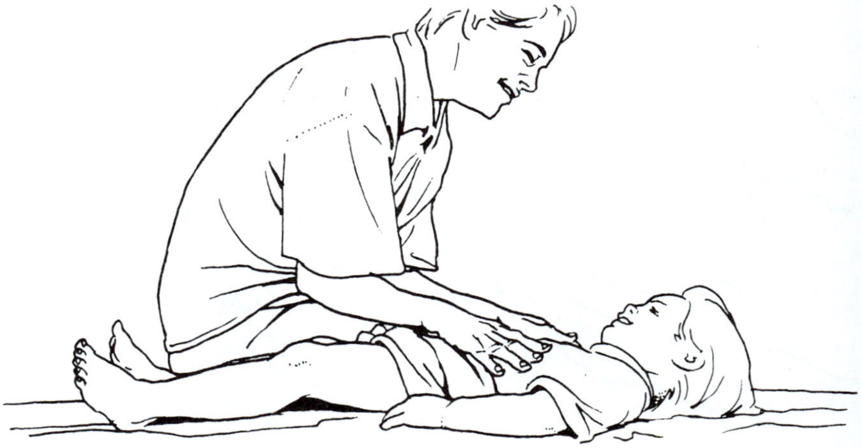

그림 7-8 어린이 마사지

지나 페트리사지 같은 정해진 형태의 마사지가 아니더라도 상관 없으나, 단지 좀더 가볍고 시간이 적게 들어야 한다.

어린이가 불안해 하면, 그 즉시 마사지를 끝낸다. 옷을 다 벗길 필요는 없고, 오일을 사용해야 할 필요도 없다. 마사지는 가볍게 옷을 입히고도 가능하며 놀이의 한 방편으로 시행할 수 있다.

심화 지침

아기나 어린이가 집에 있다면, 목욕시간에 잠시 마사지를 해보라.

장애인 마사지(MASSAGE FOR DISABLED CLIENTS)

마사지는 신체, 정신적 문제를 가진 여러 그룹의 간호에서 치료로서 사용되고 있다. 치료는 병원이나 다른 치료소에서 이루어지고, 의료진이나 간호원들이 정보를 줄 수 있다.

병원이나 다른 치료소에서의 마사지의 사용

- 통증이나 부종 감소
- 근육 긴장도와 뻣뻣함을 감소
- 스트레스와 걱정 감소
- 욕창 예방
- 변비 예방
- 신체상(body image) 개선
- 의사소통 도움
- 감각적 자각 개발

학습장애가 있는 고객, 특히 난청이나 봉사 같은 신체 결함이 있는 고객에는 정유를 사용한 마사지는 큰 도움이 된다.

같은 이유로 치매가 있는 노인들은 마사지, 향기요법, 운동성을 유지하는 수동운동의 사용으로 도움을 받을 수 있다. 정신적으로도 향기로

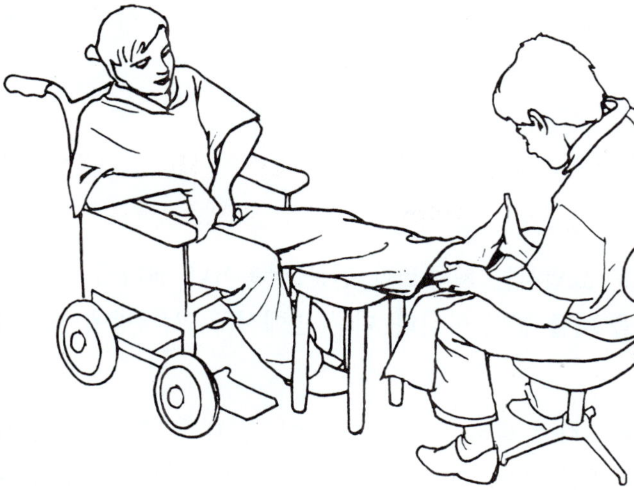

그림 7-9 장애인 마사지 시술

운 아로마 오일은 기억을 유발할 수 있고, 획일적인 냄새와 연상을 극복하게 도와줄 수 있다. 정유는 가열하거나 공기 중에 발향시켜서 비슷한 결과를 유발시킨다.

살롱이나 클리닉에서 운동장애를 가진 피시술자는 그들에게 맞춘 마사지를 받는다. 수압이나 전기로 높이가 조절되는 마사지 테이블 덕분에 마사지 테이블 위로 쉽게 오르게 할 수 있고, 시술자에 맞게 높이를 조절한다.

> **주의점**
> 휠체어 타는 사람들은 걷지 못하는 것뿐, 건강한 사람들이며 때로 장애인 핸드볼 선수같이 운동 선수일 수도 있다. 공연히 동정하지 말라.

휠체어를 사용하는 피시술자를 마사지 테이블 위에 올릴 수도 있지만, 휠체어에서 그냥 마사지를 받을 수도 있다.

다발성 경화증(multiple sclerosis)같은 신경학적 장애가 있거나, 뇌졸중, 기타 심각한 병이 있는 고객에게서 마사지 요청이 오면, 항상 의사에게 면담하라.

관절염이나 류마티스는 때로 관절의 움직임을 제한하며, 관절이나 주변 근육들의 통증을 유발할 수도 있다.

> **안전한 실습 지침**
> 뜨겁고 부은 관절에는 마사지가 금기이다.

어떤 자세가 적합한가를 피시술자에게 물어보라. 그리고 그 자세에 맞춰 마사지를 한다. 필요할 경우, 베개를 쓸 수도 있다.

> **주의점**
> 피시술자가 허가서를 써주어야 의사에게서 자세한 의료정보를 얻을 수 있다.

퍼쿠션/터퍼우트먼트를 피하라. 그리고 병적인 관절 주변의 근육에서 작업할 때 피시술자에게 안내를 받는다. 통증있는 부위에서는 절대 시술하지 마라.

때로, 물리치료사 같은 다른 요법사들과 공동 작업할 수도 있으며 이것은 서로에게 이득이 된다. 물리치료사는 재활과 정상 운동 유지에 관심이 있고 긴장의 증상을 풀어주는데 도움이 되는 조력자의 도움을 환영할 것이다.

슬리밍 마사지(MASSAGE AS PART OF A SLIMMING REGIME 체중조절 처방의 한 부분으로서의 마사지)

마사지 전문 요법사는 체중조절 전문 살롱이나 센터에 고용된다. 마사지는 체중을 빼줄 뿐만 아니라, 다른 면에서도 그 처방에 도움이 되기 때문이다.

건강이나 휘트니스 센터에 찾아오는 손님은 대개 충분한 면담과 의료 체크, 운동에 관한 조언, 다이어트 처방(1주에 2파운드보다 많지 않은 체중감량을 목표로 한)을 받게 마련이다.

물론 미용실에서도 운동과 다이어트를 곁들여서 몸매를 좋게 만드는 여러 처방을 받을 수 있다.

이 영역에서의 마사지는 그 역할이 다르다. 마사지는 다이어트와 운동처방을 지키게 하기 위한 동기를 부여하는데 도움을 준다. 이로써 피시술자의 몸상태에 대한 자신의 모습과 인식을 재발견하는데 도움이 될 수 있다. 시술자가 만지고 주의를 기울이는 것으로 자신의 모습과 자세(posture and stance: 정신적, 신체적 자세)를 더 알 수 있게 되고, 보다 좋게 나아가는데 중요한 요인이 된다. 또 날씬한 사람은 하늘에서 떨어진 것이다 라는 왜곡된 생각에서 벗어나게 도울 수 있다.

마사지는 지방을 분해시키지는 않는다. 보다 직접적인 효과는 피부의 혈액순환을 좋게 하여 피부의 질감을 향상시키고 보기에도 좋게 만드는 것이다.

항상 있지는 않지만, 보통 과체중은 다이어트와는 거의 상관 없는 국소 지방조직의 적립 때문일 수도 있다. 미용업계에서는 이를 셀룰라이트(cellulite)라 부른다. 셀룰라이티스(cellulitis)와는 혼동하면 안된다. 셀룰라이티스는 조직의 염증을 말하는 의학용어로 마사지에 금기사항인 모든 염증의 하나이다.

셀룰라이트는 여자에 많으며 허리, 엉덩이, 둔부(buttock), 대퇴부, 무릎 안쪽, 상박, 등 상부에 발생하는 게 보통이다. 자주 덩어리처럼 보이고 누르면 쏙 들어가며, 만져보면 주위보다 차가운 느낌이 든다.

과체중이거나 셀룰라이트가 있는 피시술자의 전신 마사지에는 이런 부분에 좀 더 신경과 시간을 소비한다. 파운딩, 해킬 같은 자극적 동작을 포함시켜 단단한 지방 조직을 부드럽게 만들고 국소 혈류를 증가시킨다. 에플루라지나 페트리사지를 할 때도 좀더 굳게, 짧게하여 림프나 혈류를 자극하는 방향으로 한다.

주의점
항상 피시술자의 지방층을 가늠해 보라.

림프마사지(MASSAGE TO STIMULATE LYMPHATIC DRAINAGE; 림프 배액을 위한 마사지)

실습사항

림프관과 림프절의 배열을 확실히 알아두라. 림프의 방향을 체크하라. 그림 4-11과 12에 있다.

모든 마사지는 어느 정도는 림프 배액을 자극하게 되어있다. 그러나 다리 같은 특별한 부위는 수분 저류와 부종을 줄이는 특별한 마사지를 하면 더욱 도움이 된다.

- 조이는 옷을 피한다.
- 가능하면, 마사지 전에 약 10~30분간 시술할 부분을 올린다.
- 다리를 25° 이상 올리는 동안 마사지하지 마라.
- 처음은 중심부에서 시작하며 다리 쪽으로 한번에 손의 폭(4인치)만큼 마사지하라.
- 다리를 상하・좌우가 있는 구멍 뚫린 튜브로 생각하고, 첫번째 시술이 다리의 위・아래에 꼼꼼히 수행되도록 한 후 반대쪽을 시행한다.
- 각 동작은 처음에 가볍게, 부드럽게 해야 할 부분으로 가면서 심도있게 한다.
- 다음의 경우에 적합한 마사지 스트로크
  - a) 부드럽게 만들고 싶은 부위
    천천히 양손으로 니딩, 양손 사이로 다리를 압을 주어 누름
    천천히 부드럽게 피킹업
  - b) 배액을 위한 부위.
    한 손으로 바이브레이션을 하고, 다른 손으로 반대로 압을 넣는다.
    가장 가까운 림프절 쪽으로 에플루라지

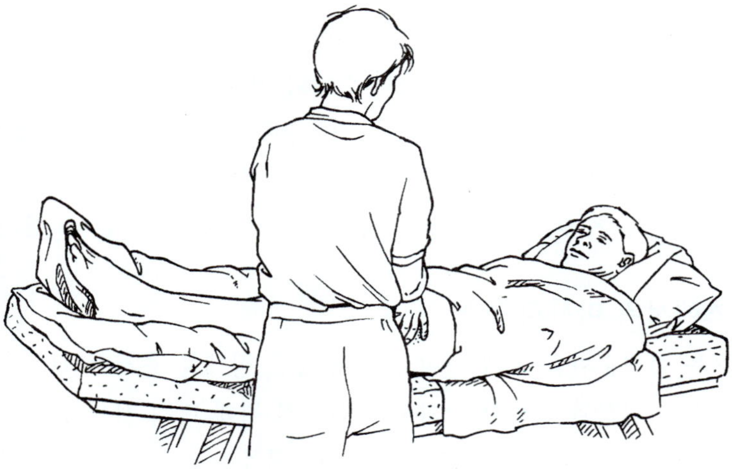

그림 7-10 림프 배액을 돕기 위해 다리를 들어 올리기

- 발목이나 발 같은 좁은 부위는 엄지로 니딩과 스트로킹을 사용해야 한다.
- 다리를 부분 부분 치료하고, 끝낼 때 마다 다리 전체에 에플루라지를 한다.

안전한 실습 지침

림프부종(lymphoedema)이 있는 고객에게 그것이 금기사항이 아니라는 확신이 있을 때 마사지한다. 림프부종은 사지에 림프 배출이 더 이상 효과적이지 못한 경우이며, 암 치료의 결과로 혹은 잘 모르는 이유로 생긴다. 림프부종이 생긴 사지는 매우 붓고 딱딱하며 피부에 손상을 주지 않도록 주의한다. 피부에 손상이 오면 감염되기 쉽다.

림프부종을 마사지 할 수 있는 사람은 MLD(manual lymph drainage 손으로 림프 배출)라는 고도의 숙련된 마사지사이다. MLD는 밴드요법, 운동, 숙련된 마사지를 포함한 복합치료과정의 한 부분이다. 심부 스웨덴식 마사지는 오히려 해가 많다.

림프부종의 사지에 마사지를 할 때, 부드럽고 표층에만 실시해야 한다. 깊고 거친 동작은 조직 손상으로 부종이 더 심해진다. 스트로크는 항상 림프 배출 방향과 부종이 없는 방향으로 한다. 림프부종 환자의 마사지를 할 때, 반드시 클리닉에 연락해보아야 한다.

스포츠 마사지(SPORTS MASSAGE)

마사지는 최근 10년간 운동선수에 대한 보조 마사지로서 다시 관심이 커지고 있다. 점점 더 많은 사람들이 건강과 휘트니스에 관심을 가짐에 따라, 훌륭한 아마추어로서 스포츠 활동을 하게 되었다. 이들은 좀더 경기력을 향상시키는 방법을 찾게 되었으며 최근 들어 시간제(part-time) 스포츠맨은 직업선수와 마찬가지 정도의 경쟁력을 가지게 되었다.

이 시점에서 처방이 바뀌지 않는 한 신체는 손상 받기 쉽다. 마사지는 근육 긴장과 뻣뻣함을 줄이고, 근육의 불편함을 줄이며 부분과 전신 이완을 촉진하며 이 모든 것이 손상을 예방하는데 도움이 될 수 있다. 손으로 하는 마사지는 세계 각 나라에서 오래된 전통이고 생리학자나 정골요법사(osteopaths)가 있기 전부터 과거의 운동 선수들도 이런 치료를 받아왔었다. 현대 스포츠맨이나 우먼은 필요한 혹은 운동과 관련된 해부학적 생리학적 구조를 이해하므로 진짜 훌륭한 마사지사가 될 수 있다.

스포츠에서의 마사지 용도

- 근육 혈액순환을 좋게 하여 근육이 좋은 상태를 유지시킨다.
- 지속적 긴장과 훌륭한 성과를 준비하기 위해 미리 시행한다.
- 지속적 긴장 후 근육을 회복시키거나 회복을 돕기 위해 시행한다.
- 손상후 회복이 불완전할 때 그 부위를 치유하기 위해 시행한다.

일반적 치료

경기에 나가는 스포츠맨들은 1주에 한번은 마사지를 받게 되며, 그 주일의 심한 훈련이 끝난 후가 이상적이다. 그 후에 가벼운 훈련을 1~2일 정도 한다. 마사지를 일주에 한번 하면, 깊고 완전해야(deep and thorough)한다. 더 자주 받게 되면 강도는 좀더 가벼워질 수가 있다. 마사지는 연습시즌 초에는 끝날 때보다 더 자주 시행되어야 한다.

각 선수마다 또 그들의 요구마다 마사지를 변형시켜 시행한다.

마사지의 주 목적이 근육의 이완과 혈액순환 개선이므로 체계적인 순서는 전신 마사지에 따르고 스트로크도 같은 종류를 사용한다.

- 에플루라지와 스트로크는 각 근육이 긴장해 있을 때 사용한다. 깊은 스트로크는 근섬유의 방향으로 시행한다.
- 페트리사지는 표층부터 시작하여 표층 근육이 이완되면, 심도를 더 깊이 한다.
- 터포우트먼트/퍼쿠션은 단지 근육이 단단해 보인다고 해서 격렬하거나 날카로워서는 안 된다.

바이브레이션과 쉐이킹은 긴장된 근육치료에 효과적이다.

- 바이브레이션은 부위의 크기에 따라 손이나 손가락을 사용하며 약간 부드럽게 압을 가하면, 무척 이완시키기 쉽다.
- 쉐이킹은 한 손 또는 양손으로 근육을 잡고 옆으로 흔드는 것이며 불편과 긴장을 일으킬 수 있는 깊은 동작 후에 시행된다.
- 후릭션은 다른 마사지 동작 전에 그 부위를 덥히기 위해 사용된다.
- 후릭션은 엄지나 손가락 패드로 하며, 과용했거나(overuse) 손상 후 생긴 반흔조직이나 근육의 단단한 띠(hard band)에 시행한다.

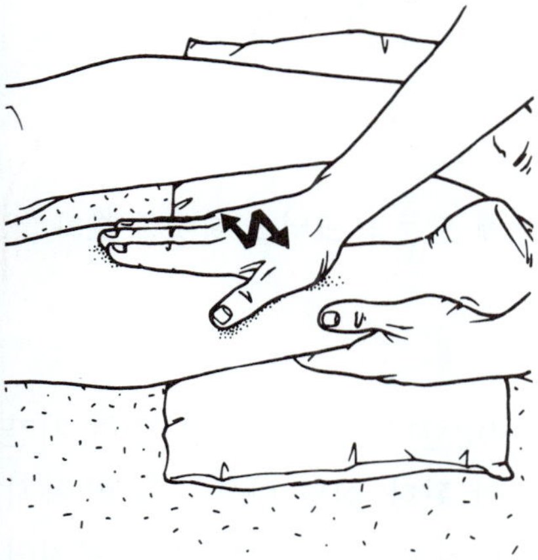

그림 7-11 바이브레이션

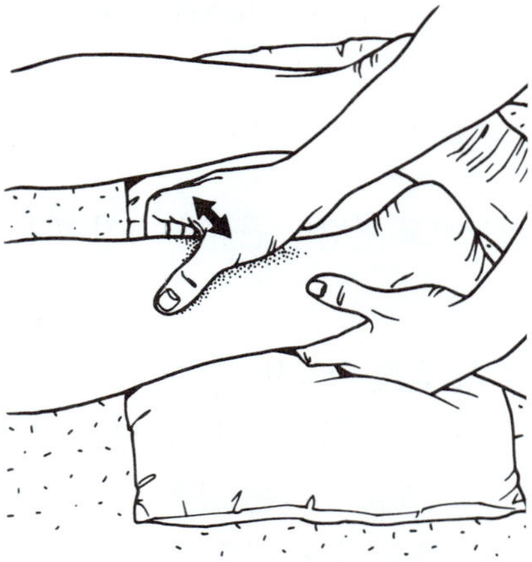

그림 7-12 쉐이킹

스포츠맨이나 우먼에 마사지 동작을 할 때, 주 적용은 깊이와 방향이다. 근육 긴장도와 휘트니스(fitness)때문에 모든 동작은 좀더 깊어야 한다. 방향도 효과에 따라 달라져야 한다. 혈액순환 자극이 필요하면 스트로크 방향은 보통과 같게 되나, 근육을 늘리기 위해서는 근섬유의 방향을 알고 있어야 한다.

손은 다르게 사용된다. 체계적 순서에서는 손바닥은 대개 접촉해 있지만, 스포츠 마사지에서는 엄지, 손가락, 수근, 팔꿈치까지 적절한 깊이와 특별부위에 압을 집중시키기 위해 사용된다.

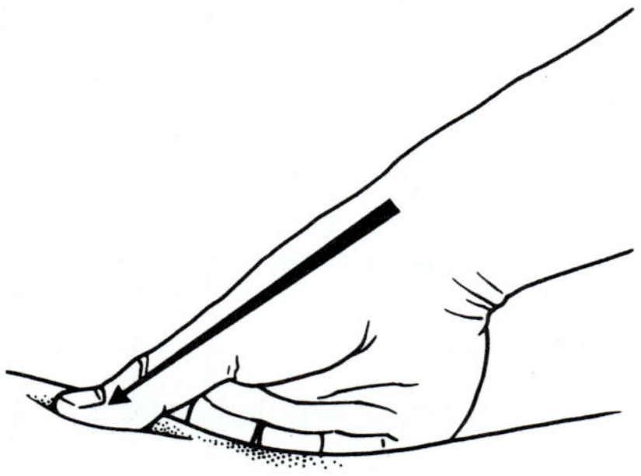

그림 7-13 엄지 사용하기

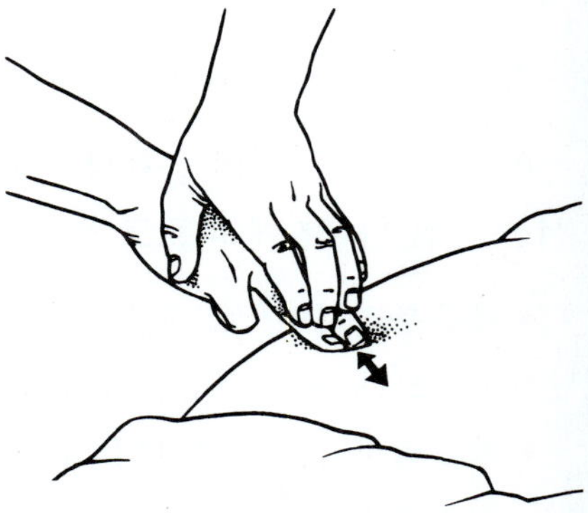

그림 7-14 깊은 후릭션하기

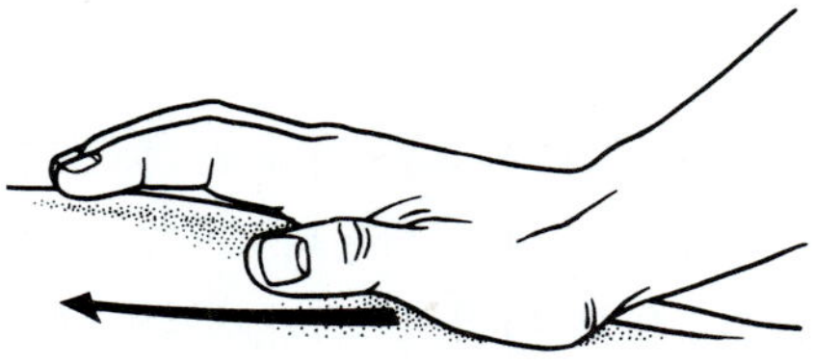

그림 7-15 수근(heel of hand) 사용하기

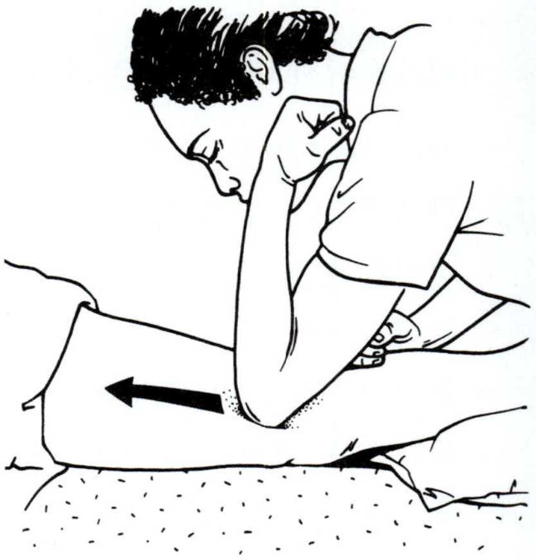

그림 7-16 팔꿈치 사용하기

심화 지침

건강하고 단단한 근육을 가진 피시술자에게 모든 테크닉을 시행해 보라.

시합 전 마사지

시합 전에는 단지 가벼운 마사지만 시행한다. 경기나 중요 훈련 기간의 4~5일 전에는 깊은 마사지를 하면 안 된다. 심한 마사지 동작, 특히 퍼쿠션을 하면, 근육의 수행 능력이 즉시 떨어지고, 근육 손상의 증거인 크레아티닌 키나제(creatine kinase)의 혈액 내 활성이 높아진다.

시합 후 마사지

운동 후 마사지의 목적은 근육 활동의 노폐물을 제거하는 것을 돕는 것이고 이것은 빨리 이루어지면 더욱 좋다. 운동선수들이 너무 오래 기

다리면 근육이 경련되고, 점차 굳어지며, 마사지를 하면 오히려 불편해진다. 마사지 속도는 천천히, 심도는 표층 근육이 점차 이완됨에 따라 점점 더 깊이 시행한다. 퍼쿠션 동작은 모두 피한다.

손상후 불완전한 회복 부위의 치료

이것은 보통 정골요법사(osteopaths)나 인허된 생리학자 같은 특별 치료사들의 일이나, 마사지요법사는 그들과 같이 일하면 양쪽이 서로 득이라는 사실을 알수도 있을 것이다. 급성 스포츠 손상은 미숙한 사람에게 맡겨서는 안 된다.

근육 신장(stretch)은 운동선수 휘트니스 처방의 주요 부분으로서 각 근육이나 근육 군을 신장시키기 위해 연습을 고안하게 된다. 운동 중에 근육이 섬유방향을 따라 신장이 되면, 섬유들은 점점 더 가까이 있게 된다. 마사지는 근육을 어느 방향이든 신장시킬 수 있고, 가로질러 시술하면 근섬유를 분리시킬 수도 있다. 근섬유를 가로질러 깊은 후릭션을 하면, 오래된 손상후에 생긴 연부조직의 깊은 반흔 조직(scar tissue)을 제거할 수도 있다.

스포츠 마사지와 보통의 마사지와의 차이점

- 이것은 자신의 몸을 아주 잘 아는 사람들에게 하므로 조금이라도 미숙한 점은 노출될 수 있다.
- 신체는 매우 건강하고, 강하며, 단단한 고객이 대다수이다.
- 에플루라지는 사용은 되지만, 시술자가 진단하여 훨씬 덜 신전한다.
- 대부분 시술은 깊던 얕던 간에 근육과 근육 그룹에 이루어진다.
- 그 부위의 근-골격계에 대한 지식이 아주 중요하다.
- 각 운동 종목이나 운동에 대한 근육의 지식이 유용하다.

운동 선수 시술에 고려사항(Points to be considered in treating athletes)

- 단단하고 강한 마사지 테이블을 사용한다. 마사지 테이블은 높이 조절이 될 수 있어야 한다. 그래서 평소보다 더 강한 힘을 쓸 수 있어야 한다.
- 자세와 스탠스가 필요한 압을 유발할 수 있도록 해야 한다—즉, 마사지 테이블 가까이에서 시술하면, 몸무게를 실을 수 있다.
- 심부 근육에 닿으려면, 표층 근육부터 시술한다. 표층 근육이 더 긴장하는 것을 막기 위해 부드럽게 시작하며, 아픈 부위를 직접 공략하기보다, 다른 각도에서 접근을 한다.
- 한 부분에서 문제가 있더라도, 그것은 다른 부위의 문제에 의해 생겼거나 다른 부위의 문제를 유발할 수 있다. 예를 들면, 발에 문제가 있으면 다리 전체를 치료하고, 요추부위를 관찰하며 어깨부위라면 목 부위를 체크한다.

주의점
장애인들 중에도 건강한 선수들이 많다.

실습사항

친구들이 하는 운동 5가지를 골라서 그들이 주로 사용하는 근육들을 추정해 보라. 각 운동에 대해 마사지를 어떻게 변형시켜야 할지를 열거해 보라.

핵심용어

이들 단어의 의미를 알아야 한다. 본문이나 용어(glossary)에서 이 단어들을 확인하라.

- 셀룰라이트(cellulite)
- 셀룰라이티스(cellulitis)
- 눈 맞춤(eye contact)
- 림프부종(lymphoedema)
- 근육 긴장도(muscle tone)
- 비만(obesity)
- 시합 전(pre-event)
- 류마티즘(rheumatism)

동양 테크닉
(EASTERN TECHNIQUE)

8

이번 장의 주요 목표는 다음과 같다.

- 고대의 압박기법이 현대에 와서는 어떻게 통합되었는가를 이해함
- 시아추(shiatsu)의 기본 테크닉을 이해하기
- 실용적인 시아추 기법을 통합하기
- 반사요법(reflexology)의 이론적 배경 서술하기
- 반사요법의 테크닉을 손, 발 마사지에 응용하기
- 아유르베다(Ayurveda) 기법의 원천을 이해하기
- 인도 헤드마사지(Indian Head Massage)의 기법을 응용하기*

N.B. 이 장은 단지 예시된 치료법의 소개로서만 끝날 것이다.

동양에서도 형태는 다르지만 치유 및 의료방법으로써 마사지가 있다. 현재도 계승되어 내려오고 있고, 서양 마사지와 혼합되어 사용되기도 한다.

중국과 인도에서는 한 부위를 압박(Pressure)하는 방법이 오랫동안 사용되었었고, 서양에서도 그것을 받아들이고 있다. 적어도 세 가지는 서양의 정통 마사지(특히, 아로마테라피와 연관된)에서 받아들여졌다. 이것은 시아추, 반사요법, 인도 헤드마사지이다.

시아추(Shiatsu, 지압)

일본어로 시아추(시: 손가락, 아추: 누름)는 혈자리(point in acupuncture, 경혈)를 누름을 의미하며, 시아추의 시술유형을 지압(acupressure)이라고 한다. 보통 엄지손가락으로 누르며 다른 손가락, 기타 손 부위, 팔꿈치, 발로도 할 수 있다.

시아추 치료는 스웨디쉬 마사지와는 사뭇 다르다. 오일과 부드러운 스트로크(stroke)는 사용하지 않고, 오직 압박(pressure), 스트레칭(stretching)을 한다. 정통 시아추는 옷을 입고 카페트 위에서 시행한다. 그러나 지압은 손가락, 엄지, 팔꿈치, 그리고 서구식과 혼합되어 시행되며 경락에 대한 지식이 첨가되면 금상첨화이다. 경락을 따라 엄지와 손으로 미끄러지듯이 압을 가하는 것(sliding pressure)은 오일과 함께 하면 더욱 좋다.

시아추 마사지는 몸의 음과 양의 발란스를 맞추는 기 에너지를 회복시킨다는 치료개념에서 온 것이다. 사람의 기는 경맥을 따라 흐르며 경맥은 경선(meridian)이라 불린다. 몸에는 크게 14개의 경맥이 있다.

정신, 신경 건강이 좋은 상태라면, 기가 경맥을 따라 흐르고 음양이 조화가 된다. 음은 어둡고, 차갑고, 습하고, 수동적이며, 여성적이다. 반대

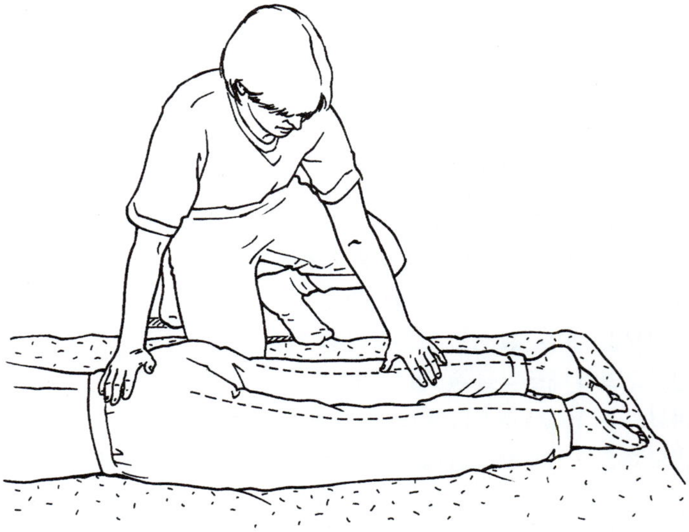

그림 8-1 다리에서 방광경 엄지 지압

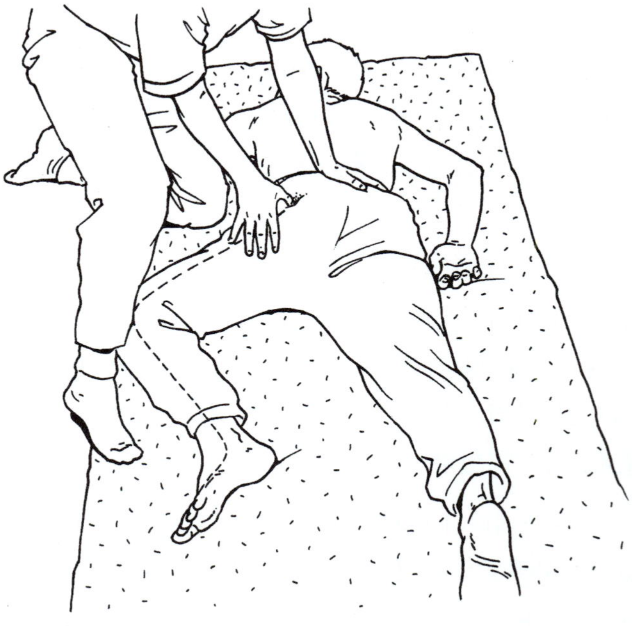

그림 8-2 담낭경 엄지 지압

로, 양은 밝고, 덥고, 마르고, 능동적이며 남성적이다. 음의 경맥은 몸 앞, 위쪽으로 흐르고, 양의 경맥은 몸 뒤, 아래쪽으로 흐른다. 경락은 각 기관을 서로 소통시켜 반응하게 한다. 경락을 흐르는 기가 방해 받거나 끊기면, 연관된 장기가 작동을 못하고 불편함을 느끼게 된다.

경혈은 경맥이 흐르는 곳에 위치하며, 바늘이나 침, 지압의 압박(pressure)으로 자극 받을 수 있는 곳이다.

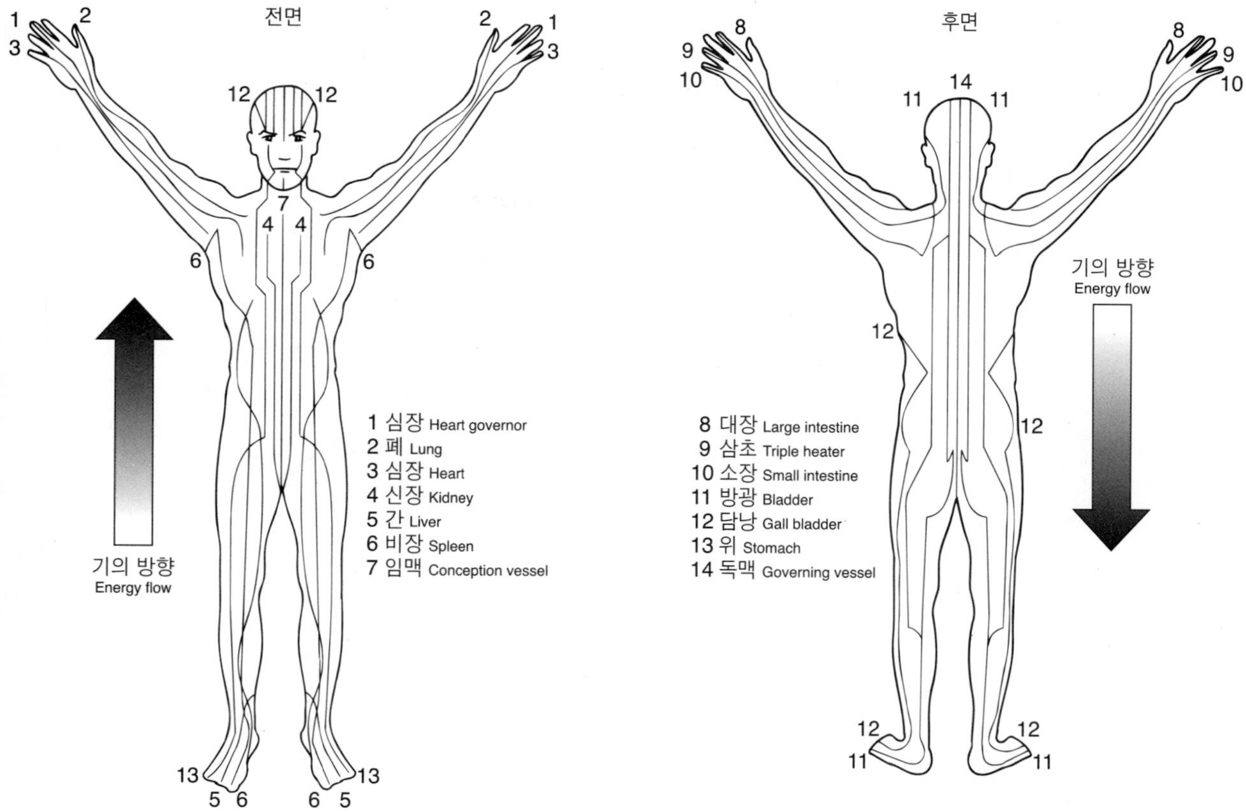

그림 8-3 경맥 시스템

압박(Pressure)

주로 엄지손가락을 사용하며, 엄지 크기의 우묵한 곳을 경혈(acu-point)이라고 한다. 때로는 다른 손가락으로 지지된 손가락을 사용하기도 한다. 엉덩이 같은 넓은 곳은 손목 뼈나 팔꿈치를 사용하기도 한다.

압박은 견고하고, 조절된 방식으로 몸무게를 실어서 행해진다. 찌르거나 거칠게 다루는 것은 안되며, 적절히 가볍게, 적절히 천천히, 지속적으로 압박을 한다. 미끄러 지듯이 압을 가하는 기법(sliding pressure)을 사용할 때에는 미끄러짐 자체를 지속적으로 하며 피부나 털이 끌리는 불쾌감을 주면 안된다.

등이나 가슴에 압박을 할 때는 압박 시 숨을 내쉬고, 압박을 풀 때 숨을 마시게 한다. 안면부 압박 시에는 속도를 숨쉬는 비율에 맞춰 시행한다.

전통 마사지에서는 한 부위를 여러 번 반복하는 반면, 시아추는 한 번만 한다. 대신 시간과 속도를 조절한다.

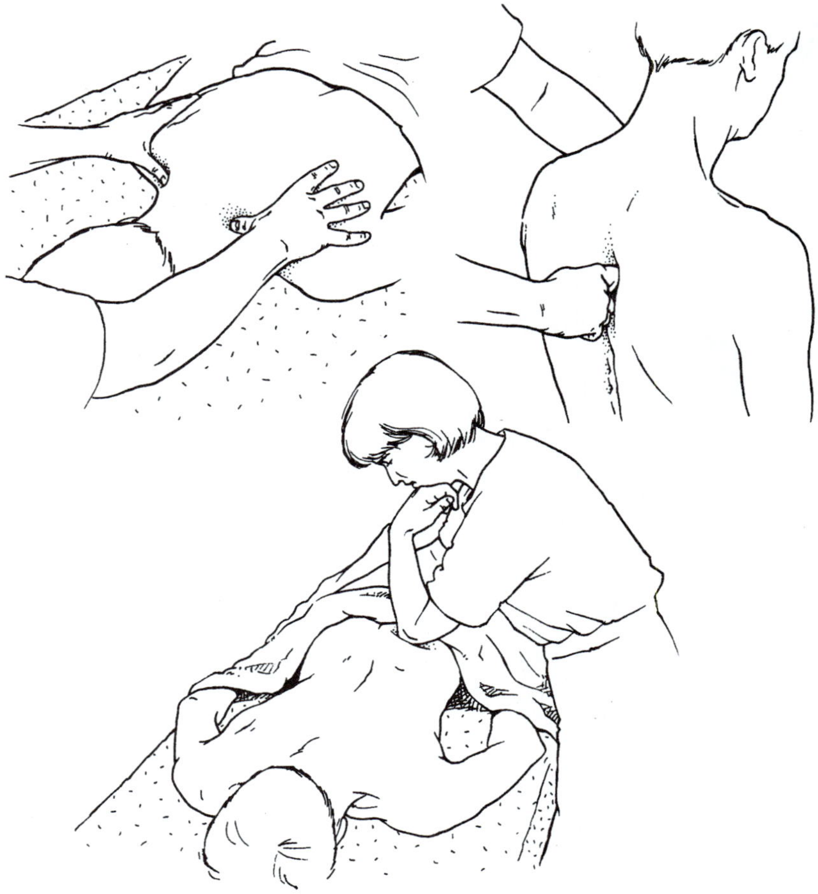

그림 8-4 엄지, 팔꿈치로 지압하기

유용한 정보

반 적응증은 마사지와 동일하다. 아프거나 짓물린 곳은 하지 않으며, 통증이 발생하면 가볍게 시행한다. 손톱이 살을 파내지 않도록 조심하라.

주의점
손과 눈으로 피시술자의 반응을 관찰하라.

몸에는 경혈이 수백 개 있다. 어떤 것은 자주 쓰이고 , 다른 것은 잘 사용 안된다. 이 경혈들은 몸에 대칭으로 존재하며, 그들이 속한 경맥을 따라 이름 붙여졌다. 이곳에 압박을 가하면, 주변보다 좀더 민감하게 반응한다.

어떤 모든 압박도 기본 마사지로 될 수 있으며 특히, 아로마 마사지에 유용하게 사용된다. 경혈에서 미끄러짐을 방지하기 위해서 너무 많은 오일을 사용하지는 말라.

전체 시아추 치료는 호흡법, 이완요법, 흔들고 부드러운 록킹(shaking and gentle rocking), 몸통 앞뒤의 경맥 자극을 모두 포함한다. 팔, 다리 관절을 최대운동범위까지 꺾어주는 것도 역시 포함된다.

시아추를 직업적으로 배우기 위해서는 The Shiatsu Society of the UK(p263 참조)와 접촉하기 바란다.

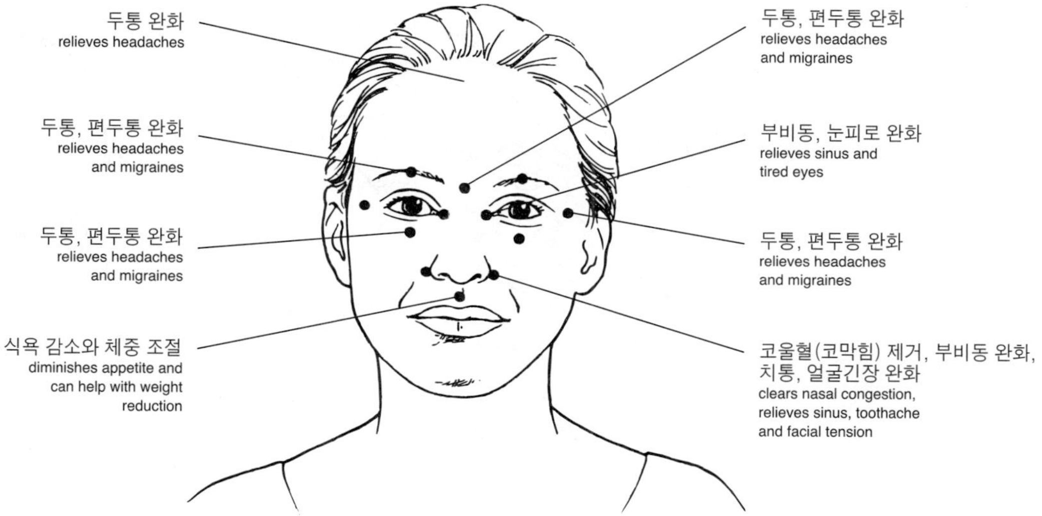

그림 8-5 얼굴의 지압점

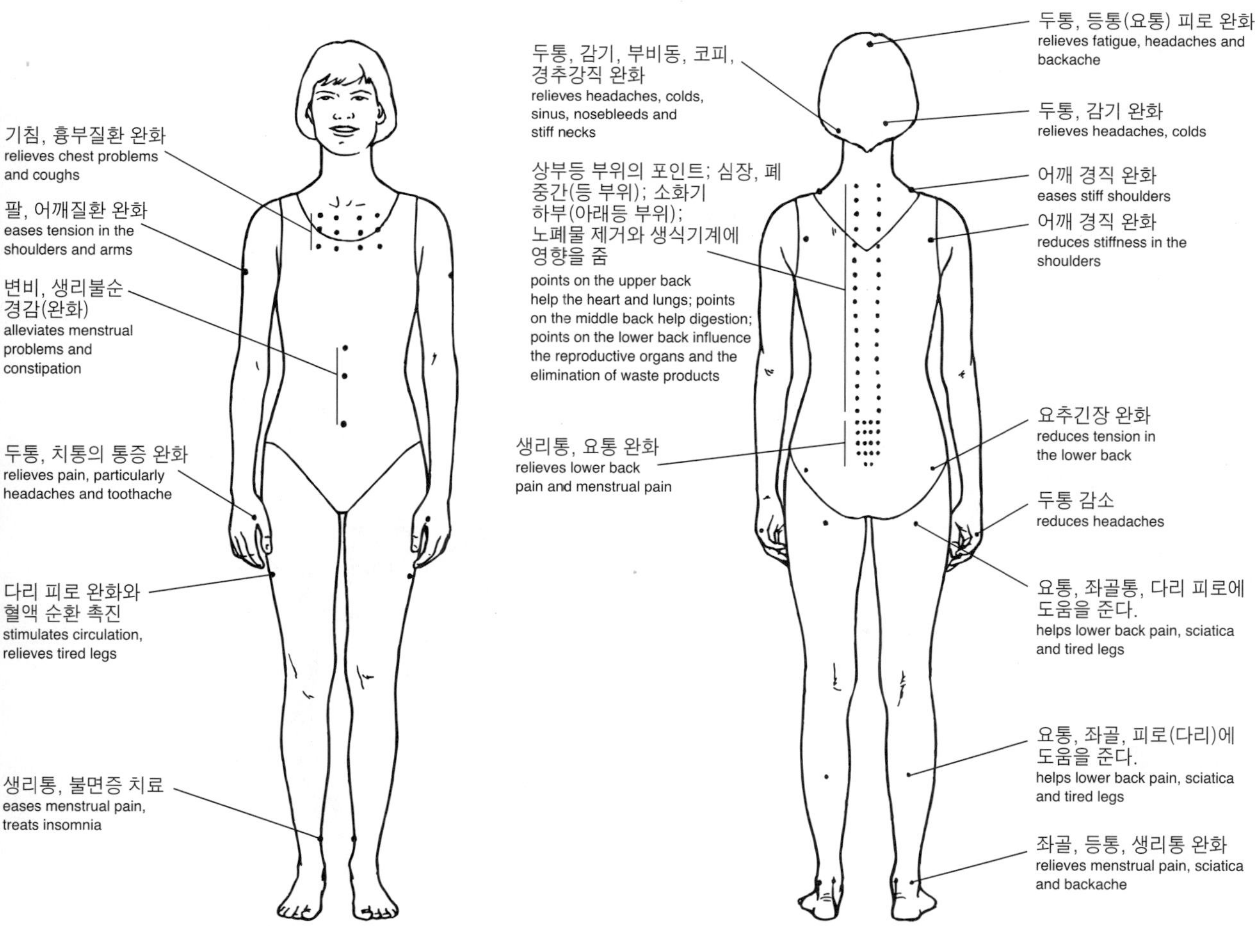

그림 8-6 신체 전면에 흔히 쓰이는 지압점

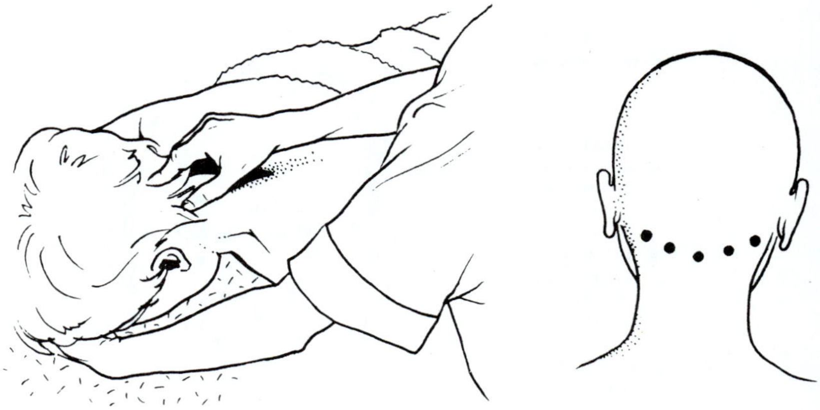

그림 8-7 두개골 기저부의 지압점

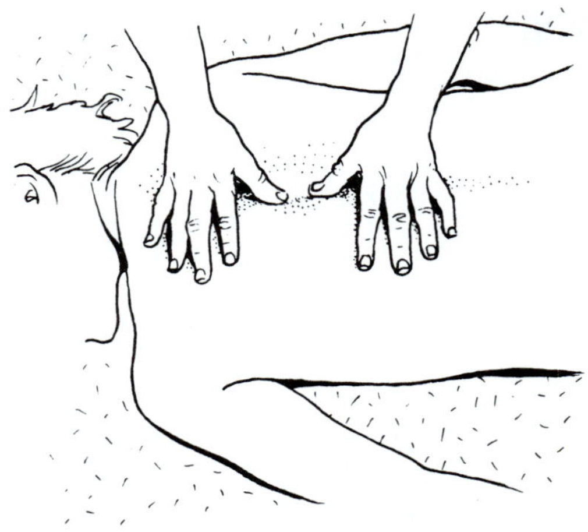

그림 8-8 척추 옆을 압박하며 내려가기

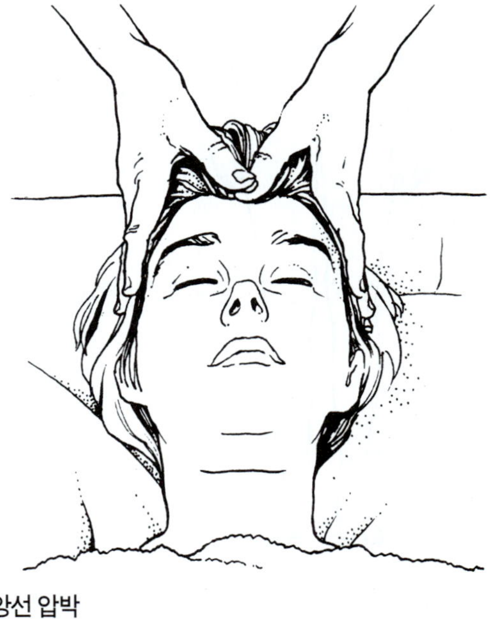

그림 8-9 이마 중앙선 압박

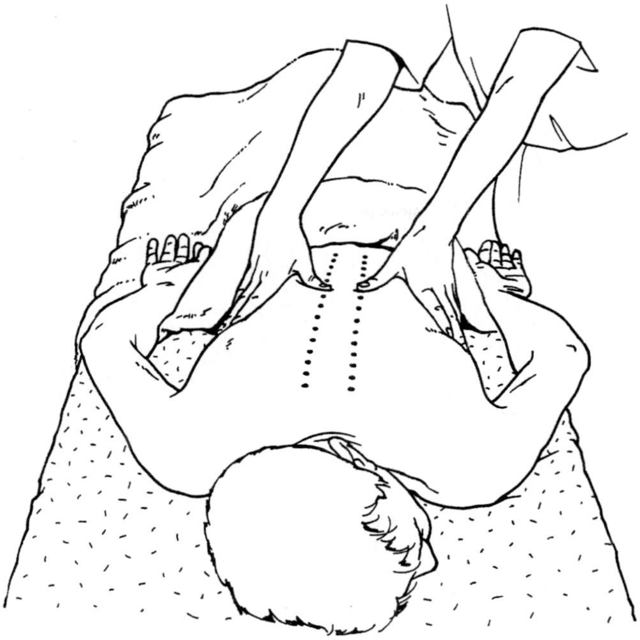

그림 8-10 등의 지압

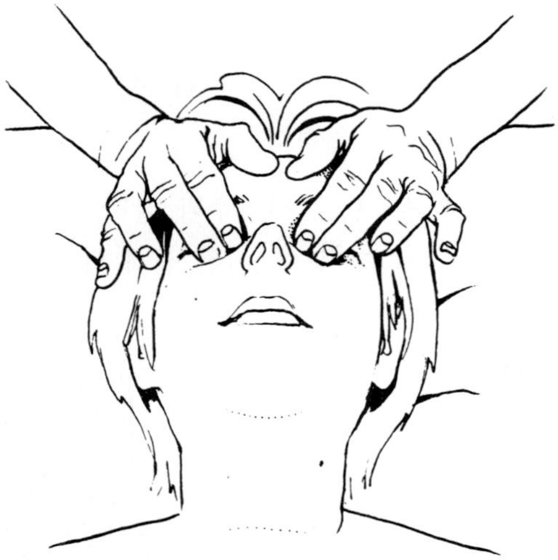

그림 8-11 뺨의 지압

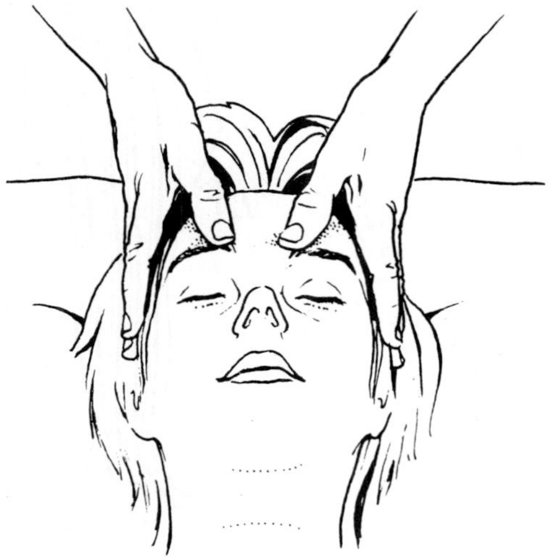

그림 8-12 눈썹 지압

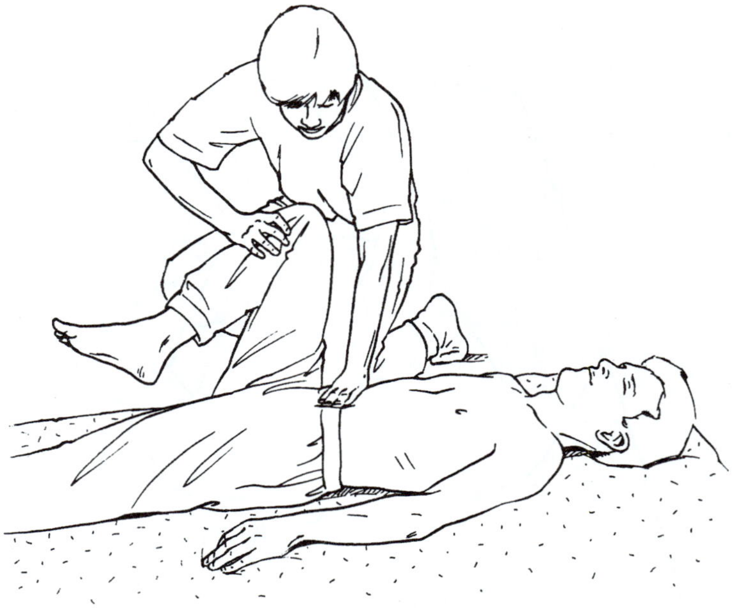

그림 8-13 한쪽 다리, 수동으로 움직이기

반사요법(Reflexology)

반사요법은 말 그대로는 마사지가 아니나 손, 발, 특히 발의 반사포인트를 자극한다는 점에서 서로 통한다.

반사요법의 효과는 이론적으로 시아추와 같다. 두 가지 다 머리에서 발로 가는 기의 흐름이 있다고 한다. 이런 선에 압박을 하면, 몸이 자극

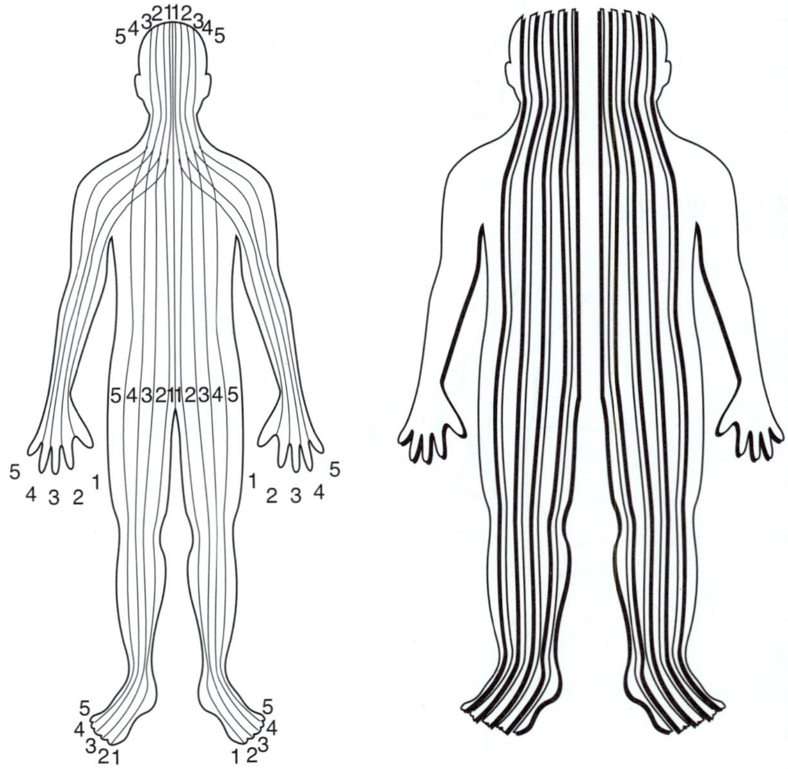

그림 8-14 몸을 3차원적 구조로 본 그림들

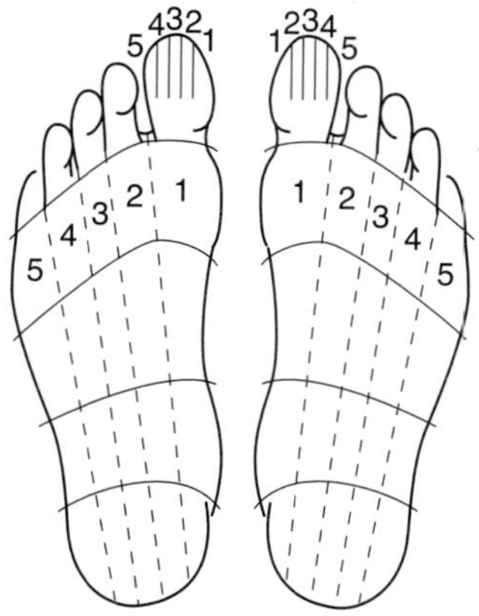

그림 8-15 발바닥의 구역. 엄지 발가락은 5개의 구역으로 나뉘고 나머지 발가락은 그것을 확대, 반복함에 주의하라.

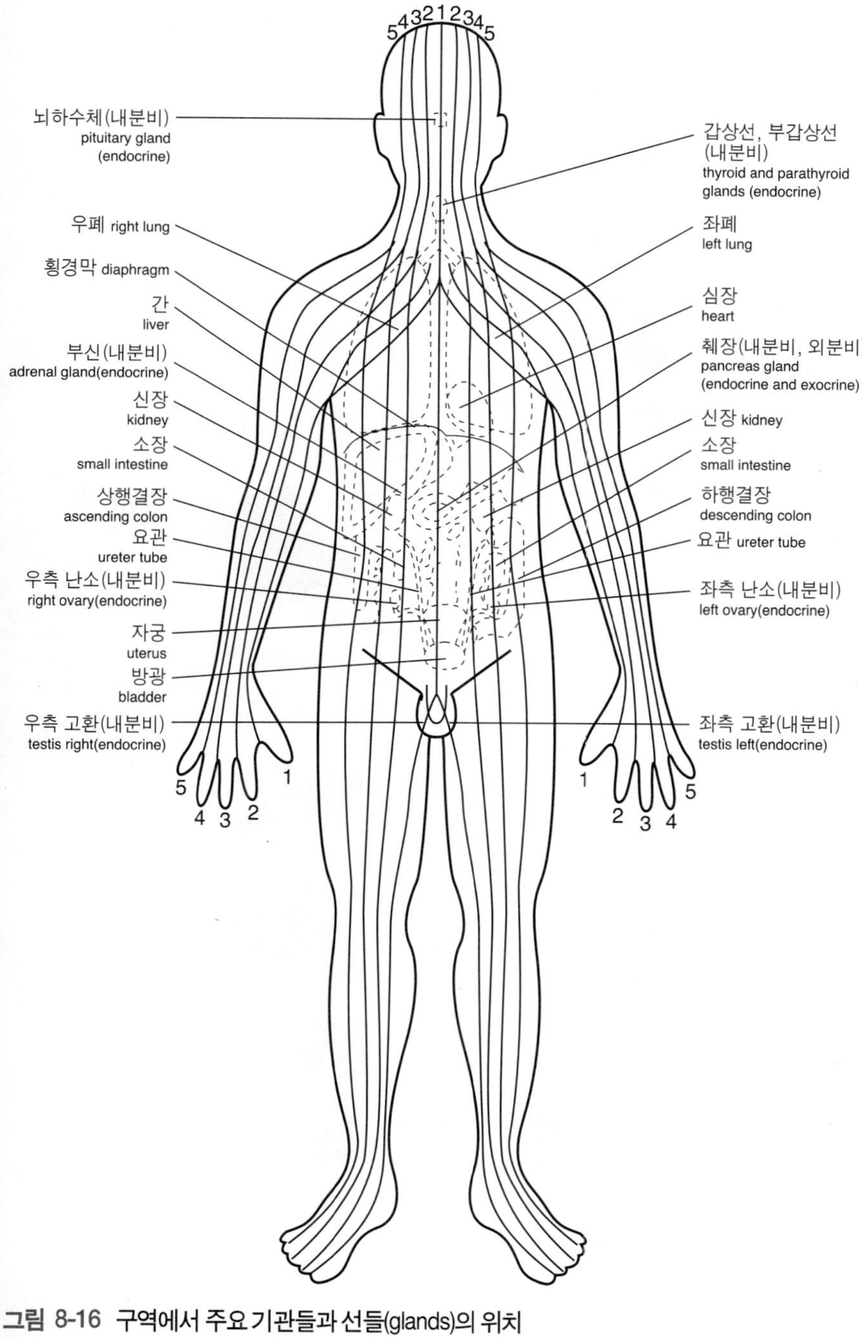

그림 8-16 구역에서 주요 기관들과 선들(glands)의 위치

을 받는다고 하며, 시아추는 몸의 경맥을 따라 압박을 하지만, 반사요법에서는 발바닥, 발등, 손만을 사용한다. 손과 발의 포인트들을 반사포인트(reflex point)라하며, 장기와 몸 구조에 퍽 밀접하게 연관이 되어있다고 믿어진다.

발 마사지 치료가 고대로부터 전해 내려왔지만, 반사요법은 zone therapy라는 개념이 1920~30년대 미국에서 세워진 이후에 발전하기 시작했다.

Zone therapy에서는 몸을 10개의 지역(zone)으로 나누고 에너지가 발에서 머리로 수직으로 흐르고, 각 손 발가락 하나에 한 개씩 좌우 각각 다섯 개가 흐른다 라고 한다. 어떤 장기, 선(gland), 몸의 부분도 이 zone에 속하며, 손 발에 있는 반사포인트와 연관된다. 그래서 발바닥, 발등, 손에 몸과 연관된 지도를 그려 넣은 그림을 그릴 수 있게 된다.

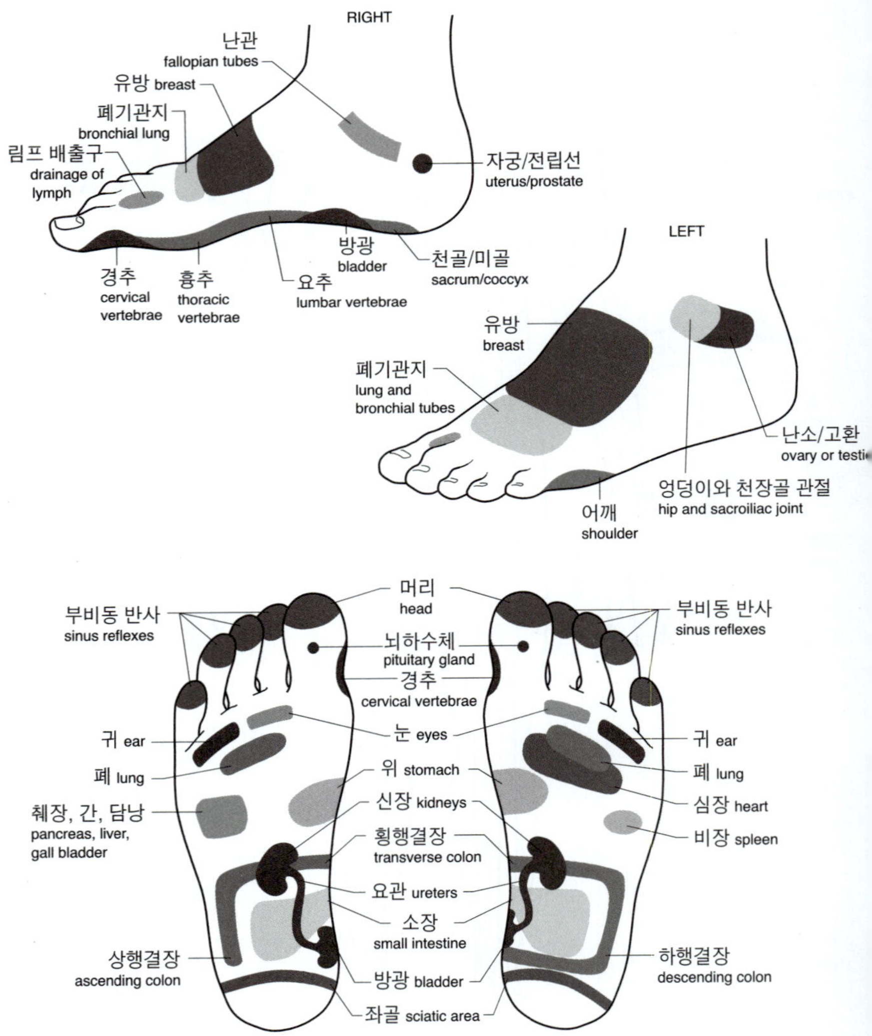

그림 8-17 발의 반사요법상 구역

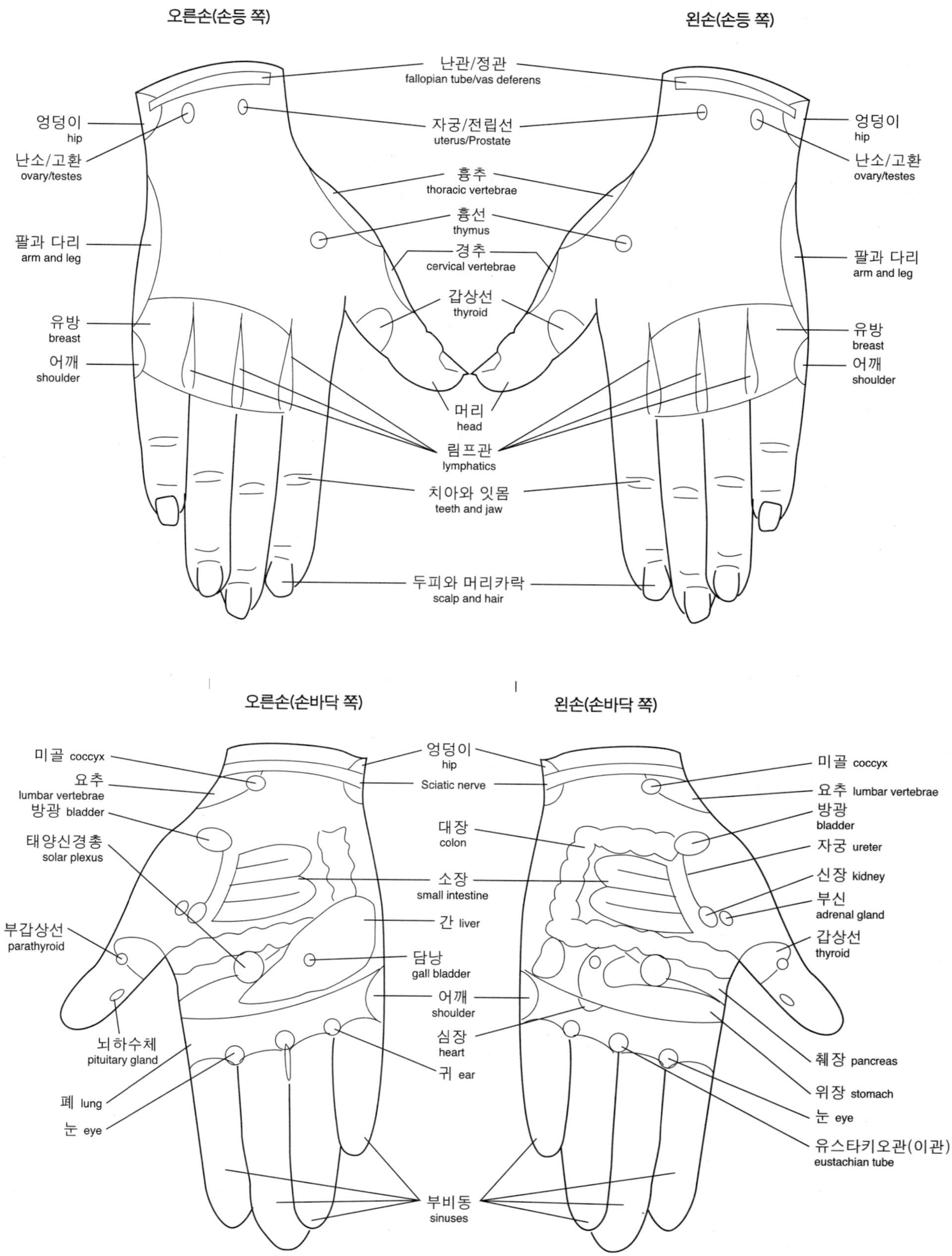

그림 8-18 손의 반사구역도(courtesy Kristine Walker)

한 예로, 척추와 발 안쪽 면에 그려진 그림을 볼 수 있다(그림 8-19).

반사요법의 테크닉은 건강과 치유에 대단히 강력한 도구가 될 수 있

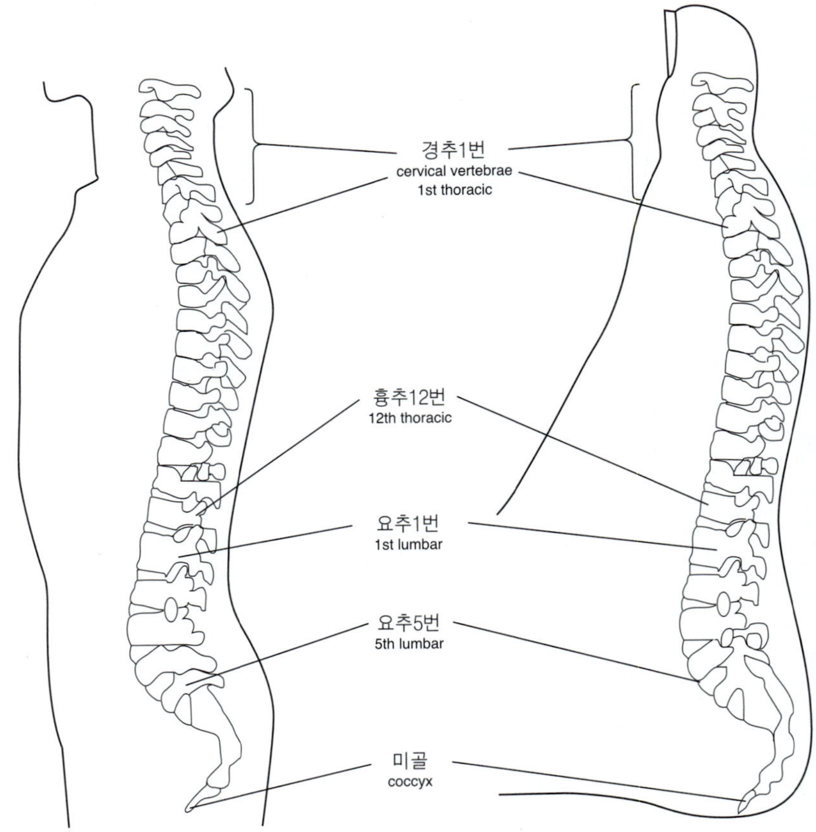

그림 8-19 척추 리플렉스 구역과 실제 척추사이의 관계도

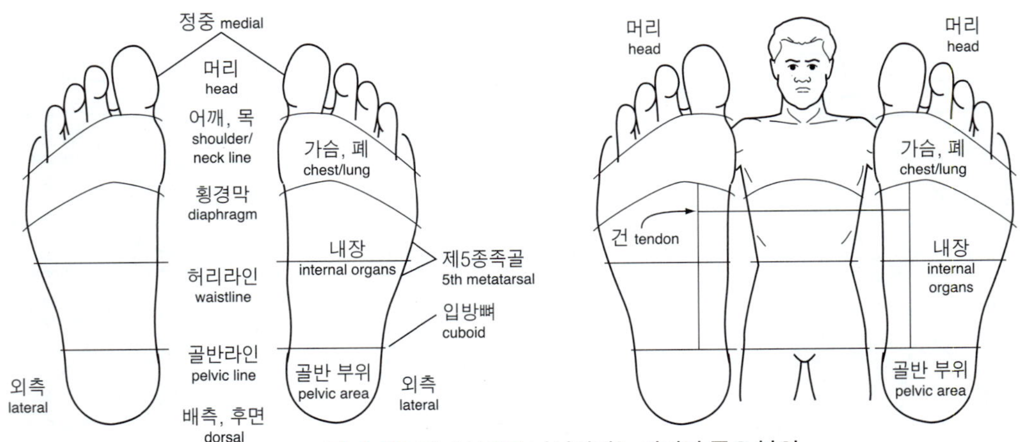

그림 8-20 경계선으로 나뉘어지는 발바닥 주요 부위

지만, 의료시스템 하에서 완전히 인정받은 반사요법사 외에는 병을 진단하거나 치료하기 위한 수단으로 사용하면 안 된다.

압박을 가하는 수단은 시아추와는 사뭇 다르다. 엄지나 다른 손가락으로 리듬믹 워킹(rhythmic walking)을 하는 것이 가장 보편적이다. 이것은 압박시기와 이완시기(pressure phase and relaxation phase)를 둘 다 가지며 손가락은 계속 살에 닿게하고, 엄지를 앞으로 전진시키면서 이루어진다. 엄지 첫째 관절은 굽혔다가 가장 힘주어야 할 곳에서는 편 다음, 엄지 끝이 아니라 옆으로 압박을 한다. 압박은 45° 경사지게 하며 발 바닥 깊숙이 들어가는 느낌으로 한다.

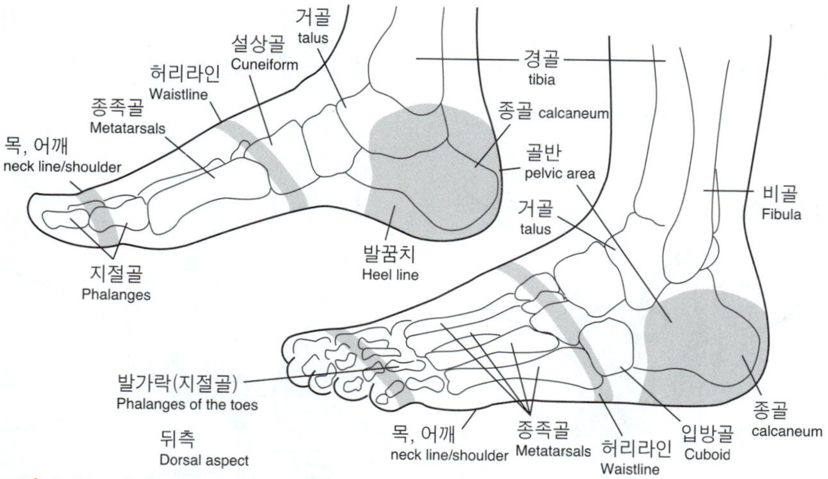

그림 8-21 뼈가 포함된 발의 구역도(회색)

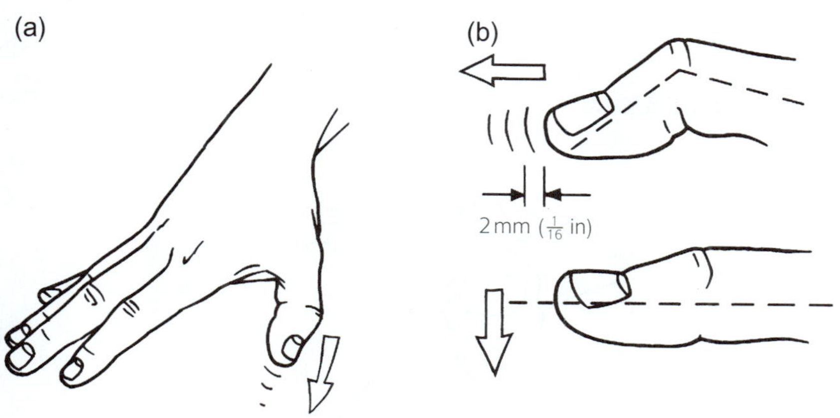

그림 8-22 a) 엄지 테크닉: 엄지를 첫 관절에서 굽히고, 약간(2mm = 1/16inch) 앞으로 내민다. 어깨, 팔이 이완된 상태에서 무의식적으로 할 수 있도록 연습하라. b) 엄지 동작(thumb walking) — 압박 단계(아래로 향한)와 이완 단계(안쪽을 향한)

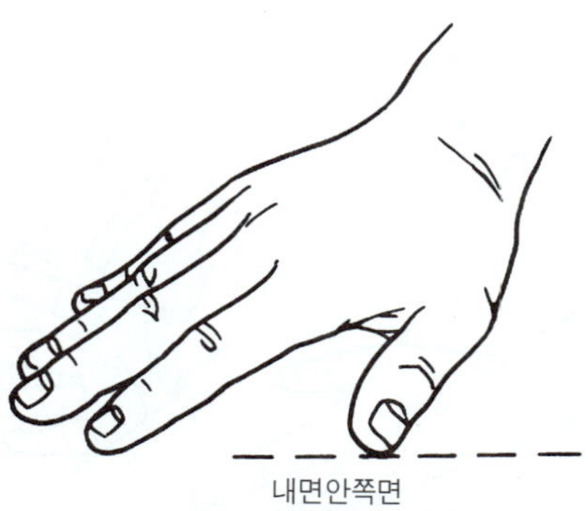

그림 8-23 내면 안쪽 엄지부위 연습하기

실습사항

자신을 상대로 의자에 앉아 엄지로 대퇴부를 걷듯이(walking) 연습하라. 압박과 이완 단계를 느껴보고, 아무 힘도 주지 않았는데도 엄지가 앞으로 나가는 것을 느껴보라.

반사요법을 직접 해보라. 의자에 앉고 엄지를 허벅지 부위에서 손가락을 걸어가듯이 시술한다. 압박과 이완을 시행하고, 아무 일도 없다는 듯이 엄지를 앞으로 전진시켜 보라.

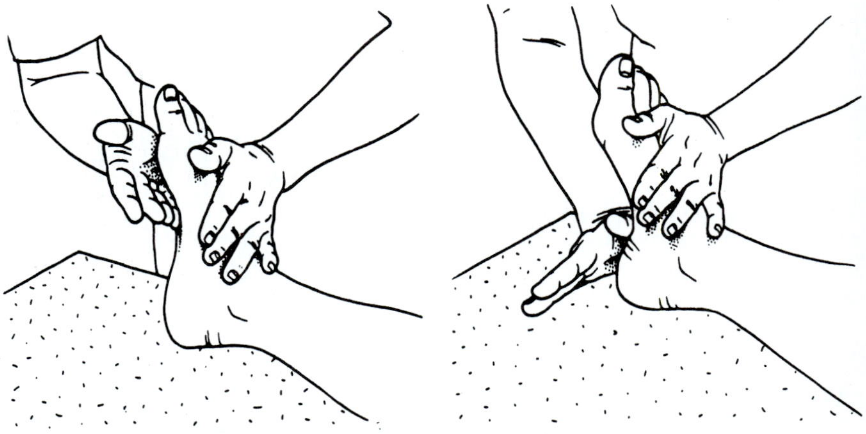

그림 8-24 발의 에플루라지

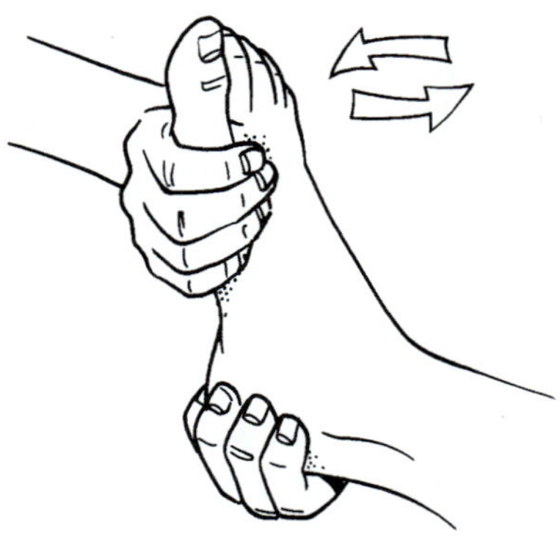

그림 8-25 발목 돌리기(rotation)

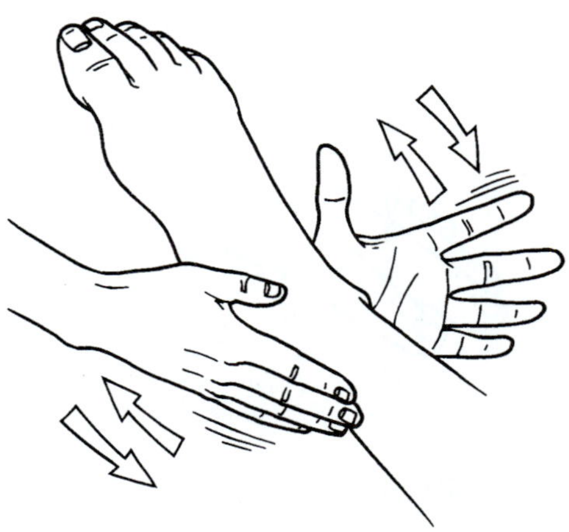

그림 8-26 발목에 쉼미(Shimmie) 진동법

주의점

치료 시 발은 충분히 지지되어야 한다. 한 손으로 시술하면, 다른 손은 그 치료에 적절하게 발을 잡고 있어야 한다. 이 손으로 발을 시술 엄지 쪽으로 혹은 반대로 움직인다.

반사요법에서 발은 압박을 하기 전에 반드시 이완 시켜야 한다. 에플루라지(effleurage)같은 전신마사지 기법이나 발목 돌리기, 발 진동시키기 등을 응용하면 된다.

기타 이완 시키는 방법으로는 엄지 스트로크나 발바닥 니딩이 있고, 발바닥 이완에 도움을 줄 것이다.

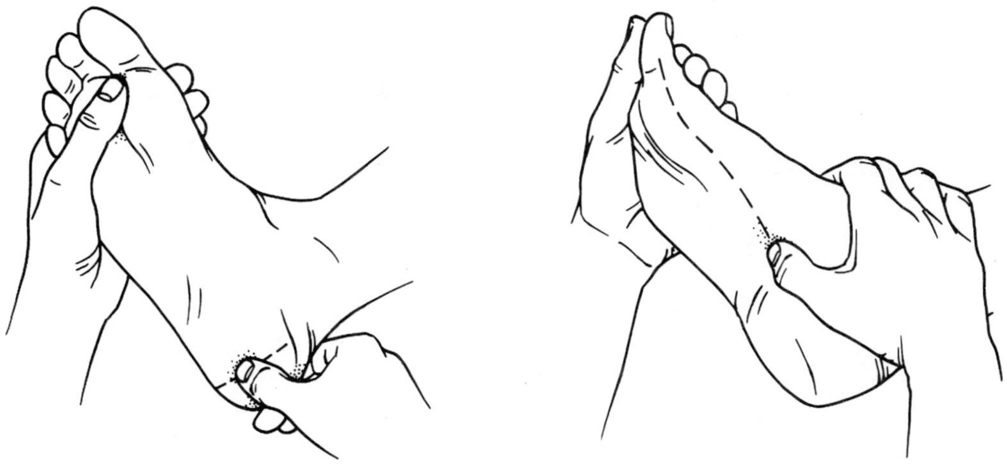

그림 8-27 지지하며 잡기(support holds) ; 왼손으로 지지하기, 발의 위치

발의 모든 zone(구역)을 망라해서 순차적으로 하는 일반 치료와 특정 문제를 치료하기 위해 어느 한 부분에 집중적으로 하는 방법 모두 걷는 듯한 동작(Walking movement)을 사용한다.

일반치료는 순차적으로 해야 하나, 피시술자의 요구에 맞춰 할 수도 있다.

그 순차 중 하나는:

- 전반적 면담
- 피시술자를 안락하게 앉힌 다음 반 정도로 눕힌다. 발은 치료사 눈 앞에 있다.
- 양쪽 발에 이완 요법을 시술한다.

발 치료를 시작한다.

- 가슴 부위인 발바닥 앞 부분과 발등 부위를 먼저 시술한다.

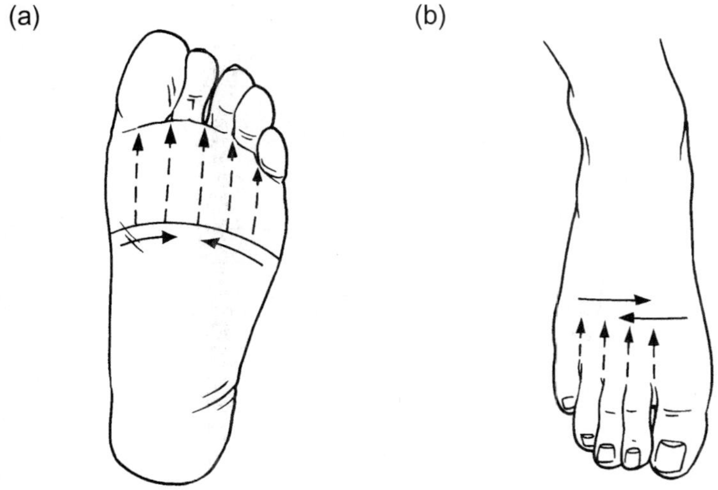

그림 8-28 가슴 부위 – a) 발바닥 면, b) 발등

● 머리와 목 부위인 발바닥 쪽 발가락을 시술한다.

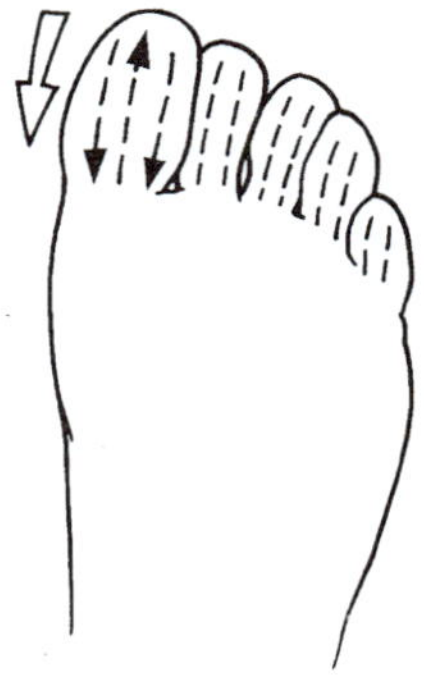

그림 8-29 머리, 목 부위, 발가락을 위아래로 시술

● 배 부위를 시술한다.

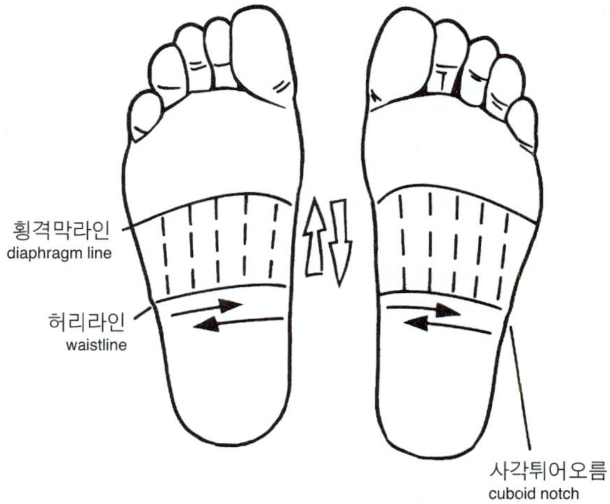

그림 8-30 상복부

● 하복부를 시술한다.

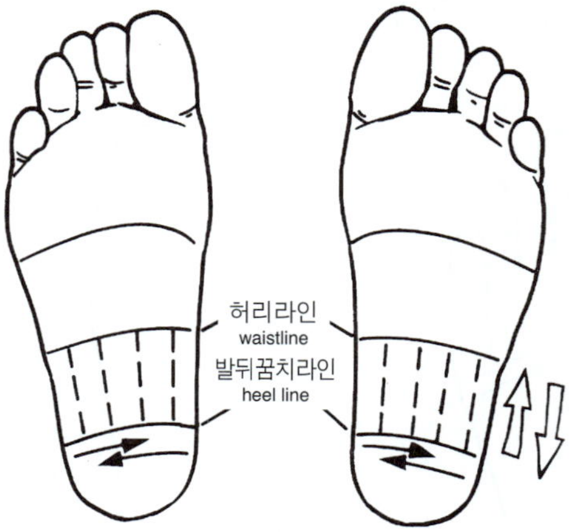

그림 8-31 하복부

● 비뇨기계 부위를 압박한다.

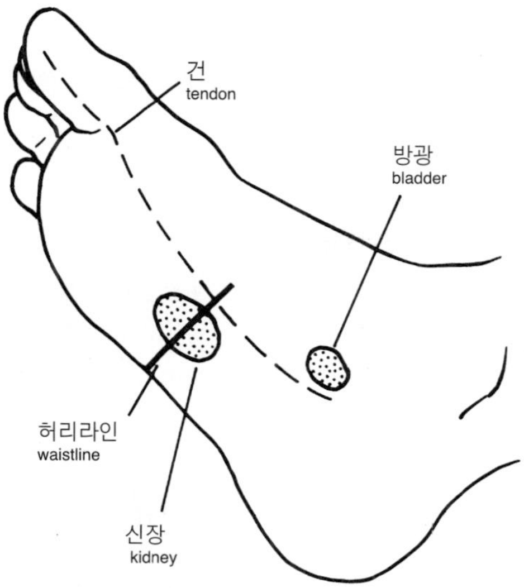

그림 8-32 비뇨기 부위, 방광, 신장

- 생식기 부위를 자극한다.

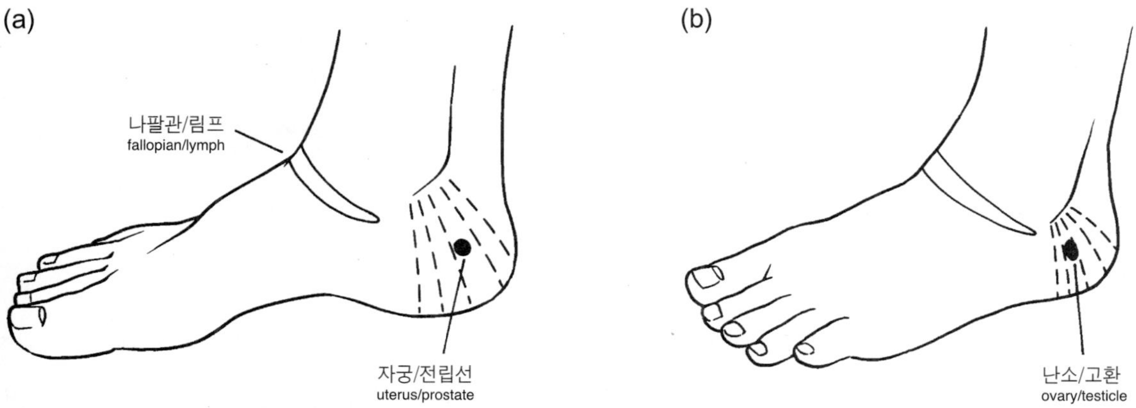

그림 8-33 a) 림프와 생식부위 내측에서 보기, b) 골반과 생식부위 외측에서 보기

- 척추 부위를 자극한다.

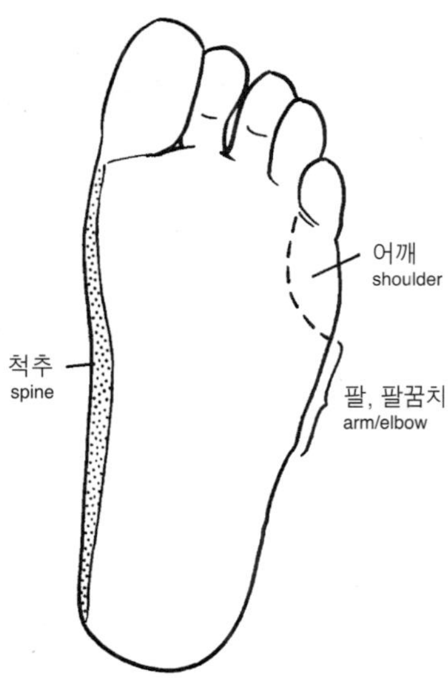

그림 8-34 척추 부위, 발바닥에서 보기

- 발의 명치부위(명치, 태양신경총, solar plexus)를 자극할 때, 압박 시 숨을 내쉬고, 이완 시 숨을 들이쉬게 하면서 한쪽 발을 끝낸다.
- 다른 쪽 발을 한다.

실습사항

발의 모식도를 보고 어떤 부위가 발의 어느 부위에 연관되어 있는 지를 살피고, 마사지 때는 어떤 지를 또 생각해 보라.

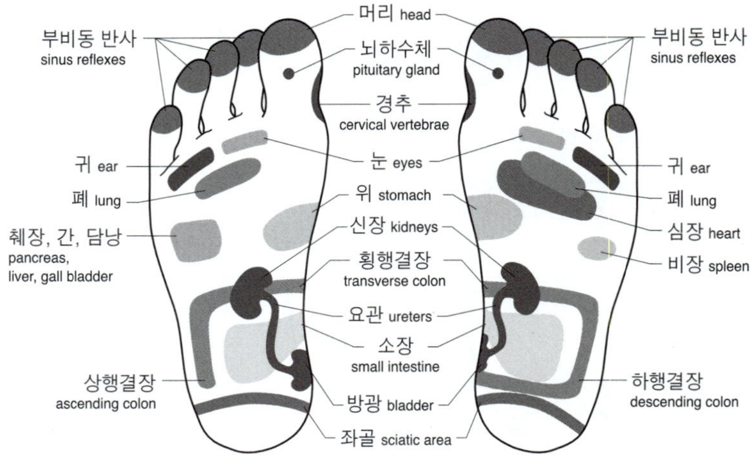

그림 8-35 발의 반사 구역(reflex zone)

마사지를 하다 보면, 피시술자가 반사지역에 아픔을 느끼거나 통증, 고통을 느끼는 경우가 많다. 이것은 기의 불균형이 있다는 이야기이며, 피시술자의 신체 증상과도 연관될 수 있다. 시술자는 몸에 밀알, 혹은 각설탕 크기의 울혈 부위를 느낄 수 있으며 통증부위와 연관되며 자주 수정(crystal)이라고 표현되는데, 이것이 기의 불균형을 의미한다.

주의점

피시술자에게 기본 반사요법 테크닉을 가르쳐서 자기자신이 시행하게 해본다.

발치료가 불가능하면, 손치료를 하며 패턴은 비슷하다. 손에는 압박을 더욱 가볍게, 좀더 주의 깊게, 통증 없이 시행한다.

심화 지침

다리와 발에서 기본 반사요법 테크닉을 스웨디쉬 마사지에 접목시킬 수 있는 마사지 방법을 고안해보라.

반사요법을 전문적으로 접하려면 The Association of Reflexology (p 263 참조)에 연락해 보라.

인도 헤드 마사지(IHM Indian head massage)

인도 헤드 마사지는 인도와 스리랑카에서 수천 년간 내려오는 아유르베다(AYURVEDA)라는 전통의학에 뿌리를 두고 있다.

아유르베딕(Ayurvedic)이라는 말은 산스크리트어로 삶의 과학 혹은 지식이라는 의미이다. 그리고 건강의 향상, 자연미의 추구, 수명연장을 목표로 한다. 몸과 마음, 정신의 발란스를 유지하는 완벽한 진정한 전인치료로서 최상의 치유법으로 손꼽히고 있다.

아유르베다에서는 건강은 에너지의 균형으로 유지되며 이것은 다른 동양적 건강법과 이론적으로 비슷하다. 동양에서는 생기 (life force)는 여러가지 이름으로 불린다. 일본에서는 사키아-툰드라(sakia-tundra), 중국에서는 기(chi), 인도에서는 프라나(prana)이다.

아유르베다에서는 모든 생물은 5가지 기운을 가지는데 이들은 공기, 불, 물, 땅, 에테르 이다. 이들이 몸의 3가지 에너지(도샤, dosha, 즉 바타, 피타, 카파, vata, pitta, kapha)에 투영된다. 눈에 보이지 않으면서도 몸의 기능을 조화시키고, 그의 시각, 기능, 생각, 느낌을 형성시킨다. 도샤의 발란스는 각 개인마다 다르다. 아유르베다 치료사들은 치료받을 사람의 프라크루티(prakruti)를 찾아내기 위해 많은 시간을 소비한다. 프라크루티는 각 개인의 도샤의 비율이다.

일반적인 도샤의 특징은 다음 표와 같다.

	바타(vata)	피타(pitta)	카파(kapha)
피부, 털	건조(dry)	기름기(oily)	기름기(oily)
피부	냉(cold)	온(hot)	온(hot)
몸집(build)	가벼움(light)	가벼움(light)	무거움 (heavy)
분위기(mood)	주기적 반복(fluctuate)	강렬(intense)	안정(stable)
성질(temperament)	창조적(creative)	효율적, 의욕 (efficient and ambitious)	인내심, 근심 (patient and caring)

표 8-1 세 가지 도샤의 특징

아유르베다의 시스템으로는 전인 치료가 가능하며, 각 개인의 도샤를 특별히 조절시키는 식이요법, 마사지, 기타 치료를 겸할 수도 있다.

실습사항

인도 출신의 친구가 있다면 그들이 아유르베다의 철학을 믿는지 물어보고, 그들의 가정에서도 마사지가 항시 시행되는지 물어보라.

인도에서는 마사지가 일상적으로 이루어진다. 남녀 모두 주일에 한번은 받을 정도이다. 어린이들은 엄마가 해주며, 유대관계를 더욱 좋게 해주며, 가정의 분위기를 사랑으로 이끈다. 특히, 어린이와 어른에게 머리, 얼굴 마사지를 해준다.

인도 헤드 마사지는 기름을 항상 사용하며 서구적 방법과 잘 맞는다.

헤드마사지에 쓰이는 오일은 머리카락과 두피와 마음의 상태를 향상시킨다. 때로 ghee라는 정화된 버터를 따뜻하게 해서 사용하며, 유기농 식물유도 쓰인다. 이 오일들은 허브, 향신료, 또는 과일 추출물과 섞어서 쓰는데, 각각 블렌딩은 환자의 왕성한 도샤를 치유시키는데 사용된다. 바타 타입(vata-type)의 사람에게는 겨자(mustard)같은 따뜻하게 해주는 오일을 사용하고, 카파 타입(kapha-type)에는 해바라기유 같은 차게 해주는 오일을 사용한다. 둘다 허브추출물과 혼합한다. 머리카락을 좋게 하려면 24시간 동안 머리를 감지 않지만, 샴푸로 씻어낼 수도 있다.

인도 머리 마사지는 차크라(chakra)의 균형을 유지하는데 유용하다. 차크라는 몸 중심의 에너지이다. 7개의 주된 차크라가 있으며, 위치에 따라 정수리의 마스터(master) 차크라에서 꼬리뼈 부근의 베이스(base) 차크라까지 있다. 이런 차크라를 다루면 긴장을 이완시키고, 에너지의 균형을 맞춰주어 몸과 마음이 이완되고 생기를 찾게 된다. 차크라 위의 압박점은 시아추나 지압(acupressure)의 압박점과 여러모로 맞아 떨어진다.

인도 헤드 마사지의 금기사항

- 간질(epilepsy)
- 두피 감염(scalp infection)
- 심한 편두통(severe migraine)
- 최근의 두부 혹은 경부 손상(예 whiplash injury: 과신전성(過伸展性)과 굴곡 상해 · 외력에 의하여 머리가 심하게 흔들렸을 때, 목등뼈 및 주위의 지지 조직이 손상을 받아 일어나는 제 증상. 의학 용어로는 hyperextension hyperflexion injury.)

인도 헤드 마사지의 오일

오일은 유기농 식물성 오일을 쓰며, 서구식 마사지 테크닉을 사용하려면 정유(essential oil)를 블렌딩(blending-제10장)한다. 각 피시술자의 머리와 피부에 맞는 오일을 선택한다. 예로, 건조(dry), 얇은 머리카락과 피부는 바타(vata) 타입이므로 아몬드(sweet almond)나 호호바(jojoba)에다가 아보카도(avocado)나 달맞이 유(evening primrose) 소량을 섞는다. 필요하면, 즉석에서 피시술자의 요구대로 정유를 섞거나, 아로마테라피 면담을 한 후에 섞는다. 머리와 안면 마사지의 오일은 대체로 따뜻해야 한다.

보통 오일을 사용하지만, 사용하지 않을 수도 있고 이것은 서양의 피시술자에게 더 잘 맞는다.

피시술자는 특히, 전신마사지를 받으려 할 때에는 누운 자세로 받는 것이 보통이지만, 요즘 추세는 옷을 입고 앉은 상태로 압박(pressure)을 한다. 사무실이나 비슷한 장소에서 몇 분 내에 이완시켜 일의 능률을 올리려 할 때에 더욱 적합하다.

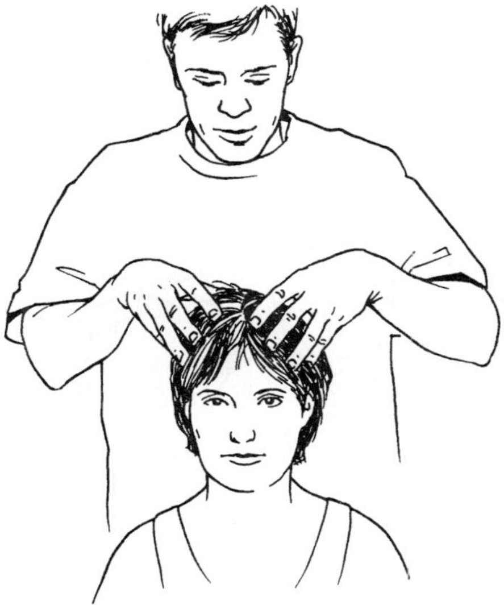

그림 8-36 피시술자가 앉아있는 경우

앉은 자세의 피시술자 머리, 두피, 얼굴 마사지를 시작할 때, 시술자는 마사지 테이블의 머리 쪽에 선다. 피시술자는 편안하게 누워있고, 이완을 돕기 위해 머리, 어깨, 무릎 밑에 접은 타올을 끼운다.

첫 수 분간은 오일 없이 시작한다.

- 손을 어깨 위에 놓고 피시술자가 이완되고, 시술자가 숨을 고를 때까지 기다린다.
- 어깨 앞에서 내리 누르면서 어깨를 펴준다. 이때 피시술자는 누를 때 숨을 들이쉬고, 이완시킬 때 내쉬게 한다. 몇 분간 이렇게 한다.

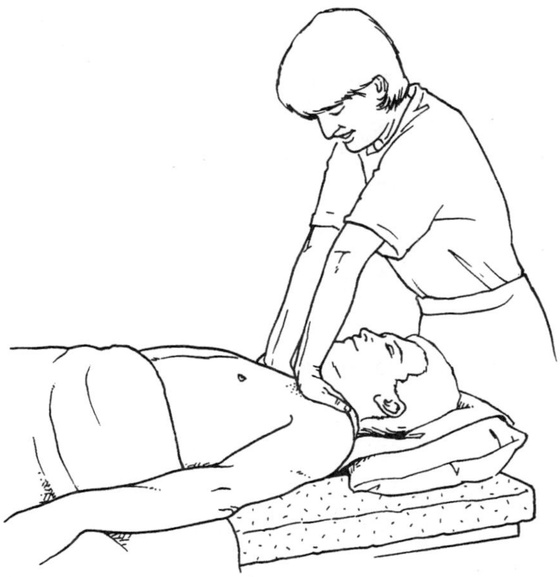

그림 8-37 어깨 스트레치(stretch)

- 손바닥으로 흉골을 누르고 몇 번 돌려서(circle) 그 부위를 편안하게 해준다.
- 양 손으로 머리를 잡고 목이 이완된 상태로 머리를 양 방향으로 돌린다.
- 한 손으로 머리를 받치고, 다른 손으로 어깨 위를 잡아 목을 스트레치(stretch)시킨다. 손을 바꿔서 반대편도 한다.

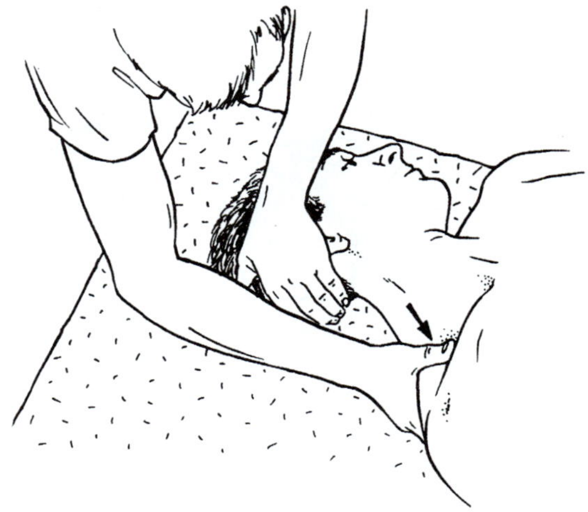

그림 8-38 한 손으로 머리를 받치고 등세모근을 스트레치 시킨다.

- 이젠, 따뜻한 오일을 손에 올려놓고 손가락을 머리 깊숙이 모근에 닿을 정도로 머리카락을 적신다.
- 손 끝으로 두피를 부드럽게 마찰한다(friction). 헤어라인(hairline)에서 시작하여 두피 깊숙이 뼈가 닿을 정도로, 원을 그린다.
- 점점 뒤 쪽으로 진행하면서 두피 전체를 마사지한다.

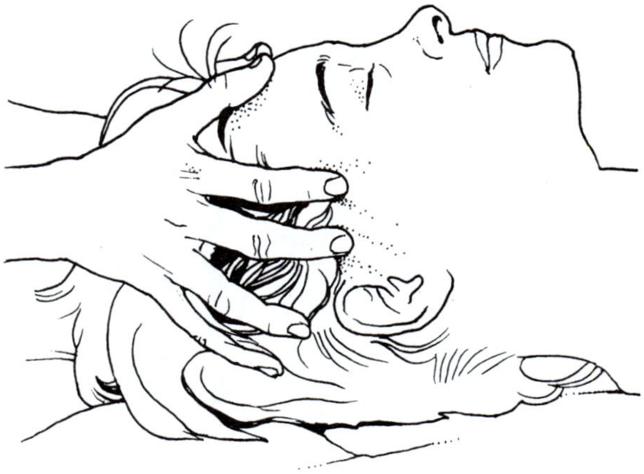

그림 8-39 두피 마찰하기(friction to the scalp)

- IHM의 주 테크닉은 손 전체를 써서 머리에 압박(pressure)을 하는 것이다. 손을 컵처럼 만들어 한 손은 이마 위에 다른 손은 머리 꼭대기(두정부)에 놓은 다음 손을 머리 모양에 맞추는 것처럼 손가락과 손바닥으로 압박(pressure)한다. 처음에는 부드럽게 누르다가

점차 압을 가한다. 손에 압을 가하면서 머리를 따라 주변으로 왔다 갔다 한다.

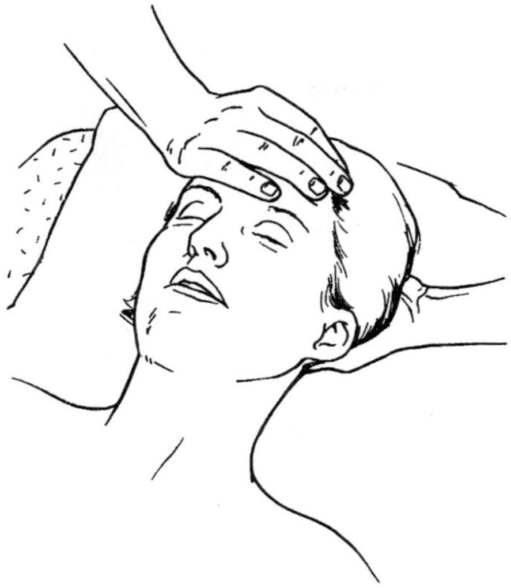

그림 8-40 **양 손으로 압박하기** (applying pressure with both hands)

- 엄지는 이마 위 중앙에 겹치게 하고 양 손을 머리 옆쪽에 댄다. 압을 가하고 이완한다(pressure and release). 반복하면서 머리 정수리를 지나 뒤쪽 헤어라인까지 계속한다.

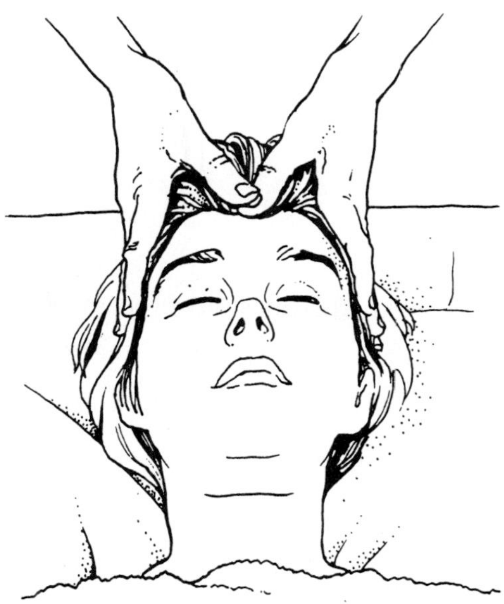

그림 8-41 **중앙선 압박**(pressure)

- 위 동작을 중앙선에서 1인치 옆에서 똑같이 반복한다.
- 엄지를 눈썹 바로 위 중앙선에 놓는다. 손바닥은 양쪽 머리를 감싼다. 지그시 누르고(hold) 뗀다.
- 손가락을 측두부 부위에, 엄지는 눈썹 사이에 놓는다. 눈썹을 따라 압박한다. 또 1인치 위를 비슷하게 하여 결국 이마 전체를 압박한다.

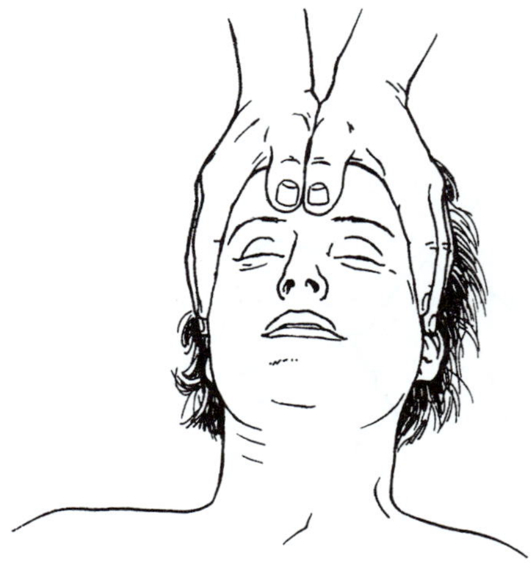

그림 8-42 누르고 떼기(hold and release)

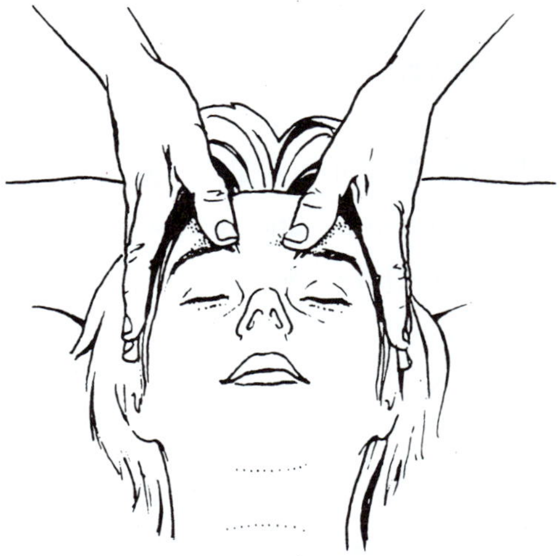

그림 8-43 눈썹 압박하기

- 가운데 손가락을 유양 돌기(mastoid process 귀 밑, karna point로 알려져 있음)위에 놓고 돌기 위를 원을 그리면서 부드럽게 마사지 한다. 오른손으로는 머리 기저부(skull base)에서 중앙 쪽으로 마사지한다. 손을 바꿔서 반대편을 한다.

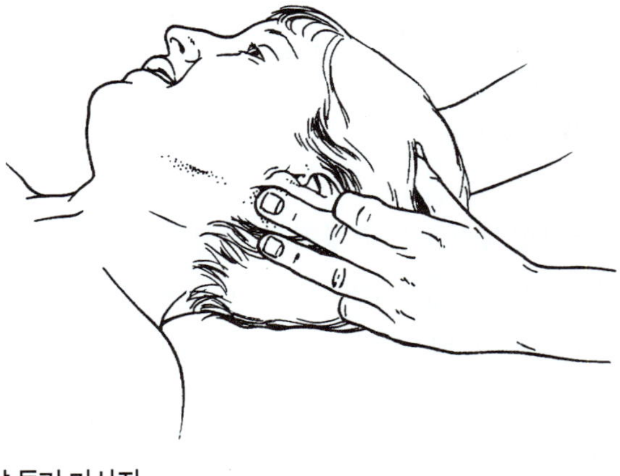

그림 8-44 유양 돌기 마사지

- 손 끝으로 피아노를 치듯 턱 아래와 목 부위를 두드린다(tapping).
- 첫 번째, 두 번째의 과정을 반복한다. 즉, 손가락을 머리카락 속에서 움직여 두피를 마찰(friction)한다.
- 눈을 감게 하고 눈 위에 손을 얹어놓는다. 잠시 후 뗀 다음 마사지를 끝낸다.

얼굴과 두피에는 압박할 곳(pressure points)도 많으며 각각 테크닉이 다르다. 이들 대부분은 서구식 마사지에 적용해도 효과가 크다.

안전한 실습 지침

정유가 눈에 들어가지 않게 조심하라.

심화 지침

이런 테크닉을 얼굴, 목, 가슴부위 마사지에 활용해보라.

핵심용어

이들 단어의 의미를 알아야 한다. 본문이나 용어(glossary)에서 이 단어들을 확인하라.

- 지압(acupressure)
- 아유르베다(Ayurvedic)
- 기(chi)
- 도샤(dosha)
- 경선(meridian)
- 프라쿠루티(prakruti)
- 프라나(prana)
- 반사점(reflex point)
- 양(yang)
- 음(yin)
- 구역(zones)

아로마테라피 (AROMATHERAPY)

9

이번 장의 주요 목표는 다음과 같다.

- 아로마테라피의 정의
- 식물과 식물치료법의 역사적 고찰
- 현재까지의 아로마테라피의 발전 과정
- 보조요법의 특징을 열거
- 정유의 피부투과에 영향을 주는 요소
- 후각과 기억간의 관계
- 상담의 목표를 열거
- 아로마 상담기법의 개발
- 아로마테라피의 금기를 인식하는 것

아로마테라피는 식물의 정유를 사용하여 치유하거나, 물리적, 감정적 웰빙을 도우는 전인치료를 말한다.

고금으로 식물은 약용으로 쓰여왔다. 고유의 식물을 약용, 미용으로 사용한 역사가 없는 곳은 세계를 통틀어 거의 없다. 중동의 예를 들면 몰약(myrrh)이나 유향(frankincense)을 재배, 사용한 이야기는 성경이나 기타의 문헌에 나오며, 극동에서도 비슷하다. 기원전 2,000년경 인도에서는 수백 종의 식물이 문헌에 나오는데, 신나몬(cinnamon), 생강(ginger), 몰약(myrrh), 코리안더(coriander), 백단(sandalwood) 등이고, 대부분은 현재 아유르베다 치료에 사용되고 있다.

수천 년 전부터 방향물질을 의료용 외에, 시체를 미이라로 만들 때도 사용했다. 고고학적으로 피라밋의 벽화나 문자, 왕의 관을 보면 알 수 있다. 고대 이집트에서는 축제 때나 혹은 일상적으로 방향된 물질을 사용했었다. 피라미드에서 나온 물건들 중 이런 것들도 눈에 띈다.

바빌로니아 궁정정원은 의료용의 방향성 식물들로 가득했었고, 이 식물들로 병자를 치료했었다. 이러한 이집트, 오리엔트의 식물에 대한 정보들은 지중해를 건너 그리스로 전파되었고, 그들은 자기 지역에 맞는 허브, 과일, 꽃을 재배하게 되었다.

히포크라테스는 수백 종의 치료용 방향식물에 대한 연구를 하였다.

그리스 멸망후, 로마에는 그리스 의사들이 많이 살 게 되었는데, 그 중, 갈렌(Galen)은 정유(essential oil)을 치료용으로 많이 사용하였다. 부유한 로마인들은 머리, 몸을 정유로 발향했으며 마사지나 목욕후에도 사용하였다.

중국인들은 침술이외에 허브를 약으로 사용하였다. 종교용으로도 훈

향하였으며, 이런 비슷한 일은 세계 각지에서도 마찬가지이다.

아랍인들은 서기 1,000년경에 오일 증류법을 발명했으며, 아라비아 향물질들은 유럽으로 전파되었다. 유럽에서는 프랑스 그라소 같은 향물질의 증류, 유통 중심지가 생겨났고 그 품질을 점점더 높였다.

남아프리카에서는 텃밭 식물들이 거의 모두 약용이었다. 그것들의 영국식 이름은 마더인 로우스 텅(mother-in law's tongue)이라던지, 비터 알로에(bitter aloe)같이 꽤 친근감이 있다. 야생 생강이나, 야생 세이지, 사우어픽(sour fig) 등 많은 수가 현재에도 그 이름대로 쓰이고 있으며 케이프타운 커스텐보슈(Kirstenbosch)정원에서 재배되고 전통이름을 붙여 판매되고 있다.

현재 여러 도시에서 식물원을 운영하고 있으며, 신토식물은 현대 의약품의 주 재료가 된다. 티츄리(tea tree)나 유칼립투스(eucalyptus)는 호주 약용식물의 자존심이다.

유럽에서도 한 지방에서 잘 알려져 있고 약용으로 쓰이는 야생식물들의 수는 많다. 영국의 17세기의 유명 식물학자 니콜라스 컬페퍼(Nicholas Culpeper)의 책을 보면, 영국에서만 나는 허브가 300종이 넘는다. 이 시대의 도시들은 팽창일로에 있었으며 사람들은 식물들을 채집하여 자기의 정원에 가꾸곤 했다.

이런 것은 런던의 첼시 피직 가든(Chelsea Physic Garden)이나, 큐가든(Kew Garden)에서 그 흔적을 볼 수 있다. 여기엔 광범위한 식물들과 고대로부터의 효용성에 대한 안내문이 붙어있다.

20세기에 와서 현대적 의약품들이 발견되었고, 식물기반의 의학이 점차 줄어들게 되었다. 그러나 그 약품들도 식물에서 유래한 물질과 그것들을 합성하여 만들고 있으며, 그중 대표적인 것이 아스피린(willow에서 유래), 디기탈리스(강심제)등이다. 새로운 식물에서 새로운 약품을 찾으려는 모임들이 많아졌으며 유전공학으로 새로운 물질을 만들려는 시도도 되고 있다.

실습사항

흥미있다면, 약용식물원을 찾아가서 아로마테라피용 오일용 허브나 조리용 허브가 얼마나 생활에 친근한지 알아보기 바란다.

식물의 정유는 증류법으로 생산되며, 방향용으로 쓰였다. 특히, 프랑스 화학자 르네마리 가세포세(Rene-Maurice Gattefosse)는 1928년에 아로마테라피라는 단어를 만들어냈다. 그는 정유의 치료용도에 관심을 두었고, 어떤 환자들에게는 합성 물질보다 훨씬 나은 결과를 초래한다는 것을 발견했다. 진 발네 박사(Dr. Jean Valnet)는 2차세계대전 중에 정유가 상처치유에 특히 유용하다는 것을 발견했다.

1950년대 영국의 마담 아시어(Madame Arcier)는 아로마테라피를 도입하였고, 주로 미용에 사용하였으며, 그것이 현재까지 이어지고 있다. 점점 더 정유의 치료용도가 알려지고 확대되고 있다. 보조의학에 대한 관심이 높아지면서 아로마테라피는 가장 쉽고 친근하게 접할 수 있는 장점으로 보조의학의 하나로서 우뚝서게 되었다.

최근 보조의학을 조절하자는 의견이 강해져서 1991년에 AOC (aromatherapy Organization Council)이 만들어졌고 아로마테라피의 전문성을 뒷받침해주고 있다. 최근 12개의 모임이 이 기관에 등록되었으며 다음은 그중 몇몇이다.

- GCP(Guild of Complementary practitioners
- IFA(International Federation Of Aromatherapists)
- ISPA(International Society of Professional Aromatherapists)
- RQA(Register of Qualified Aromatherapists

이 조직들은 AOC가 제정한 견습 과정을 인정해주고 있다. 이들 학교를 졸업하고 자격증을 얻으면, 다른 곳에서도 아주 훌륭한 아로마테라피스트로 인정을해주고 있다

실습사항

AOC웹사이트를 찾아가서 실전 아로마테라피스트에 대한 정보를 찾아보라. (www.aromatherapy-uk.org).

여러 보조의학 중 아로마테라피는 알게 모르게 정통 의학에 가장 많이 쓰이고 있다. 미용 아로마테라피스트들도 역시 아로마테라피스트들이다.

보조의학들은 몇가지 특징을 가지고 있다.

- 자연치유
- 전인치료 — 문제 해결을 위해 육체, 정신, 감정적 요소를 고려한다.
- 부드러움 — 부작용이 거의 없다.
- 유대감 — 말과 직접적인 접촉으로 환자와의 유대감 형성
- 상호성 — 치료에 환자의 의지가 반영된다.

아로마테라피는 이상을 모두 반영하며, 반사요법(reflexology), 시아추(shiatsu)혹은 침(acupuncture), 인도 헤드마사지 기법인 아유르베다(Ayurveda)테크닉과도 연계하여 사용이 가능하다.

아로마테라피의 장점은 정유를 매우 소량 사용한다는 것이다. 이것을 식물유에 다시 희석하여 마사지 등으로 사용한다. 20세기 중엽까지,

기름성분은 피부를 투과하지 못한다고 알려졌었으나, 정유는 피부를 잘 투과한다. 그후 혈액이나 림프를 거쳐 전신으로 퍼진다. 물질이 피부를 잘 투과하는 요소는 여러가지이다.

- 피부 면적 — 오일을 바른 부위의 면적.
- 표피층의 두께 — 눈꺼풀과 얼굴의 피부는 몸통, 팔, 다리 보다 얇다.
- 땀샘과 한선의 숫자 — 이들은 흡수를 돕는다.
- 다친 피부 — 파괴되거나 병이 들어 방어막이 없어진 상태.
- 온도 — 따뜻한 방, 따뜻한 손이나 오일 – 흡수를 돕는다. 그러나 사우나 등의 후에 땀이 나면 오히려 흡수가 안된다.

피부를 통한 흡수 뿐 아니라, 정유는 공기 중에 퍼져 피시술자의 코를 통해 흡수가 된다. 후각신경이 자극되고 뇌의 림빅시스템으로 이 자극을 전달한다. 거기서 감정과 여러 심리효과 중추에 퍼진다. 냄새를 맡고, 즉각 감정과 정신효과가 나타난다. 또 자율신경으로까지 이 자극은 도달된다.

히포캄투스(hippocampus)라 불리는 변연계의 한 부위는 기억을 담당하며, 이 부위는 단기간 기억을 장기간 기억으로 바꾸는 기관으로 알려져있다.

냄새의 효과는 기억이 가장 중요한 요소이다. 냄새는 기억을 자극하고 어떤 사건과 그것에 수반된 감정적 요소들을 때로 동시에 다시 떠올릴 수 있게 해준다. 좋지 않았던 기억을 다시 떠올려서 이완된 분위기와 아로마로 치유시키는 것은 아로마테라피의 중요한 특징이다. 사람들은 냄새에 각각 다른 반응을 보이지만, 아로마테라피스트는 면담기간에 그런 요소에 대한 고려를 준비하고 있어야 한다.

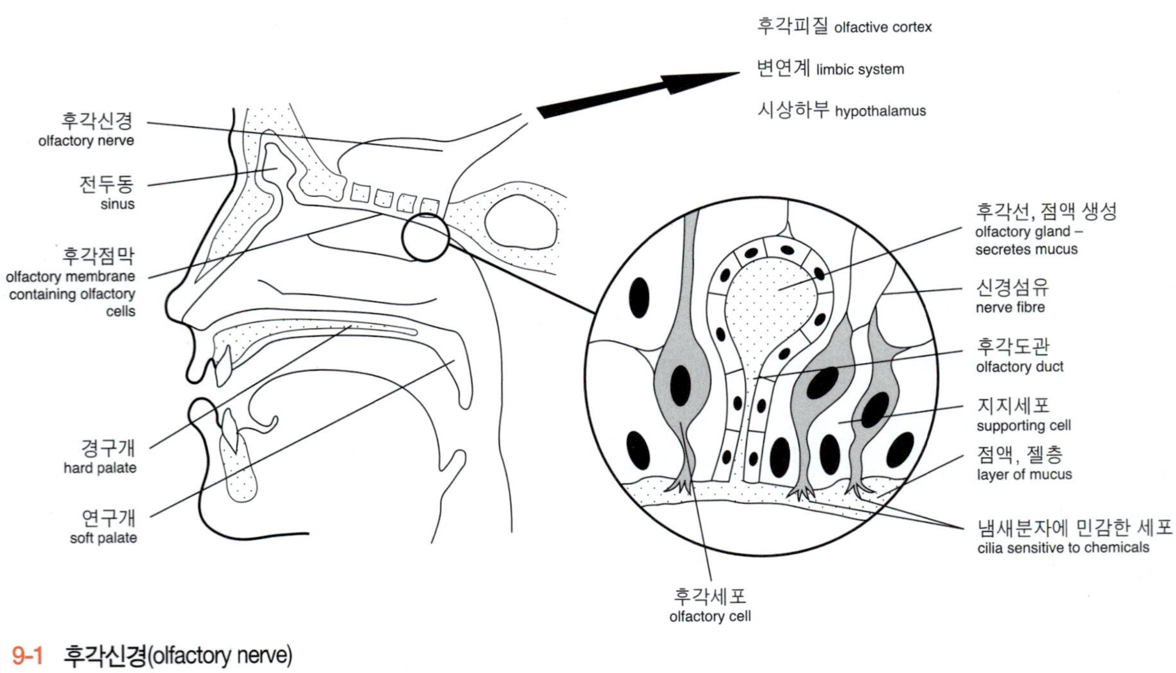

그림 9-1 후각신경(olfactory nerve)

실습사항

친구들 한 그룹에 발향 후, 그 향이 좋은지 아닌지, 또 어떤 사람이나 상황이 떠오르는지를 실험해보라.

심화 지침

피부 구조와 냄새 기전에 대해 4장을 복습하라.

이것이 끝났으면 다음 질문에 답하라.

1. 메이스너(Meissner's)소체는 마사지와 무슨 관계일까?
2. 피부에 혈관이 위치하는 장소는?
3. 알러지반응이란 무엇인가?
4. 광과민성이란?
5. 냄새를 담당하는 뇌의 구조는?

상담(Consultation)

면담과정은 아로마테라피를 받으려는 사람에게 특히 더 중요하다. 왜냐하면 마사지와 정유의 효과가 동시에 고려되어야 하기 때문이다.

면담의 목표는 다음과 같다.

- 치료에서 피시술자가 바라는 바를 얻어내기
- 치료에서 피시술자의 요구사항을 알아내기
- 피시술자가 이 치료에 적합하다는 것을 이해시키기
- 특별 치료가 필요한 지를 결정하기
- 래포트(rapport, 시술자-피시술자 간의 좋은 관계) 형성하기
- 피시술자의 어떠한 질문에도 대답하기
- 치료 계획을 세우고 동의하기

실습사항

제3장의 상담과정을 다시 읽어보라.

상담은 다음 사항들을 기준으로 체크한다.

1. 개인정보

- 이름
- 주소
- 집전화번호
- 사무실 전화번호
- 주민등록번호

- 직업
- 첫 면담일

2. 의료정보

- 주치의 이름
- 주치의 전화번호
- 전신 건강상태
- 최근 투약
- 최근 치료
- 최근 대체/보조의학 치료
- 과거력과 그 날짜(대충이라도)
- 면담 시 전신 상태

유용한 정보

피시술자가 상담카드를 확인하고 서명하게 한다.

주의점

피시술자가 질문에 대답을 고려할 시간을 주어야하고, 과거력상 질병도 직접 체크를 하도록 한다. 여러 가지 질문항을 만들어두도록 하라. '최근에 병원을 방문한 목적이 무엇입니까?' 같은 질문은 피시술자에 대한 여러 가지 정보를 줄 수 있다.

3. 생활습관과 성격

전반적 성격을 파악하고 아로마테라피로 어떻게 피시술자를 도울까를 고려한다. 직설적인, 단답형 질문은 피하고, 가능하면 설명형 질문을 한다. 다음에 그런 예가 있다.

- 현재 느끼는 문제는 무엇입니까?
- 아로마테라피가 어떤 점에서 좋은 것 같습니까?
- 어떨 때 기분이 좋거나 나빠지십니까?

질문은 어떻게? 왜? 무엇이? 어느 곳이? 어떤 때가? 로 시작하고, 그래야 피시술자가 대답할 기회가 있다. 예/아니오를 원하는 질문은 가급적 피한다. 피시술자가 원하는 점과 그 문제를 그들이 어떻게 받아들이는 지를 파악한다.

4. 체질과 감정상태

면담시 또는 치료시 가장 중요한 요소이다. 질문은 재치있게 해야하며 사생활 침범을 당한다는 느낌이 없이 그들의 문제를 토의할 수 있게 해야한다.

피시술자가 감정적으로 느끼는 것을 묻는 방법 중의 한 예로 상태가 안좋은 날은 1-10까지 몇점을 주면 되고, 좋은 날은 몇점을 주면 될까? 또 현재는 몇점을 줄까? 같은 것이다.

주의점

상담은 치료도중이라도 계속되며 마사지 도중에도 신체상태와 감정상태를 관찰하면서 정보를 얻을 수 있다.

시술자가 습득한 면담기술은 피시술자를 다루는데 쓰이지만, 그중 가장 중요한 것은 잘 들어주는 것이다.

아로마테라피에 대해 잘 모르는 피시술자를 면담 시, 그 특성을 간략히 설명해주는 것을 잊지 않는다.

피시술자에 대한 접근 방법은 다음과 같다.

- 적절한 질문과 사려깊은 청취,
- 관찰과 접촉(touch)
- 경험과 직관(Intuition)

이렇게 얻은 정보로:

- 피시술자 전체에 대한 그림을 그려보고
- 어떻게 피시술자를 다루어야 할지를 생각해보며
- 그의 문제를 직접 처리하는 방법을 마련하고
- 피시술자가 어떻게 해야할 지를 가르쳐 준다.

실습사항

시술자의 면담카드를 적절히 개발하여 동료들과 나누어 써보자. 전체 구도와 질문 테크닉에 대해, 또 청취 기술에 대해 토론해보자. 상대방의 면담카드를 같은 방법으로 토론해보라.

금기와 주의사항

치료로서 아로마테라피와 마사지를 고려하고 있다면, 부작용과 마사지의 특별한 요소를 고려해야 한다.

- 피시술자가 열이 있다면 감염증을 의심하고, 전신 상태가 불량하다.
- 류마티스 관절염이 왕성한 시기
- 암치료 도중 — 의사의 참관 아래 시행한다.
- 알콜이나, 약을 먹은 상태
- 임신부로서 임신상태가 별로인 경우

마사지의 금기사항

- 혈전이나 정맥염이 있던 팔, 다리
- 전염, 퍼질 가능성 있는 피부부위
- 발적, 화농 등이 있는 피부
- 일광화상 (sunburn) 부위
- 타박상, 자상, 최근의 흉터, 찰과상 등이 피부가 얇은 부위에 있을 때
- 최근의 염좌, 골절, 수술부위
- 발적, 부종이 있는 관절부위
- 기타 부종 부위
- 많이 아픈 근육 부위

- 심한 정맥류 바로 위 부위
- 사마귀, 혹 위
- 초기임신 시 배 (3개월까지, 후기에도 주의깊게 부드럽게)

특별히 더욱 주의해야 하는 경우

당뇨(Diabetes)

때로 피순환이 좋지 못하여 피부 감각이 느려질 수 있다. 또 피부는 연약하다. 특히, 다리와 발 피부의 회복 속도도 늦을 수 있다.

간질(Epilepsy)

간질은 고객 자신이 잘 알고 약으로 조절 가능하나, 마사지 테이블 위에 혼자 내 버려두지 않도록 조심한다.

심장병, 혈압문제(Heart disease or blood pressure disorders)

이런 경우는 대개 마사지로 도움을 받을 수 있으나, 어떤 고혈압 혹은 심장병에서는 반듯이 눕는 것은 금기일 수 있고, 저혈압의 경우에도 누웠다가 일어나면, 현기증이 와서 부축을 해야하는 경우가 있다. 심장병이 있으면, 가슴이나 목을 직접 마사지하면 안된다.

아로마테라피의 금기사항은 대개 정유 전반적인 문제이지, 개개의 정유에 해당하는 경우는 드물다.

- 정유를 먹으면 안된다.
- 임신 첫 3개월은 되도록 피한다.
- 투약 중이거나 동종 요법 시에 정유는 영향을 줄 수 있다.
- 감귤류 오일은 광과민성이 있다.
- 때로 어떤 오일은 과민성이거나 감작을 일으킬 수 있다.
- 항상 각 오일의 금기사항을 살펴본다.

핵심용어

이들 단어의 의미를 알아야 한다. 본문이나 용어(glossary)에서 이 단어들을 확인하라.

- AOC(Aromatherapy Organisations Council)
- 방향제(Aromatic)
- 상담(Consultation)
- 전인적(Holistic)
- 호지방성(Lipophilic)
- 청취기법(Listening Skills)
- 친밀감, 관계(Rapport)

아로마테라피를 위한 정유 (ESSENTIAL OILS FOR AROMATHERAPY) 10

이번 장의 주요 목표는 다음과 같다.

- 정유의 정의
- 정유의 재료
- 추출법
- 정유의 질을 결정하는 요소를 요약하기
- 저장법과 라벨링
- 정유의 주요성분
- 몇몇 정유의 주된 특성
- 성분형(chemotype)의 설명과 그 예

아로마테라피란 이름 그대로 정유를 사용하여 치료하는 것이다. 정유는 식물에서 추출한 것이며 시술자는 그 성질을 잘 파악하고 있어야한다. 정유의 몸과 마음에 대한 효과는 매우 강력하다. 오일연구는 매우 다양한 레벨에서 이루어져 있고, 조금밖에 알지 못하는 사람이 아로마테라피스트인 반면 더 많이 연구한 사람이 아닌 경우가 많다. 아로마테라피가 점점 보편화되면서 아로마테라피스트에 대한 자격과 교육이 표준화되고 있다. 보조의학의 하나로서 아로마테라피를 계속 연구하고 지식을 쌓아야 한다.

실습사항

4장과 아로마테라피 부교재를 보고, 피부 투과성과 감작, 알러지에 관하여 숙지하라, 신경계와 후각 시스템에 관하여 공부하라.

정유는 신체, 정신에 좋은 영향을 주고 약이라고 착각할 수 있으나, 정유는 약 처방의 대용으로 사용되어서는 안된다. 정유는 또한 사람에게 건강상의 장점을 주고 웰빙을 유도하며 특히, 스트레스 관련 증상에 효과적이다. 면담 중 피시술자의 의학 정보에 대해 자세히 묻고, 어떤 문제가 있었다면 의사의 조언을 구해야 한다.

실습사항

면담카드가 의료정보를 기재하기 충분한가 다시 점검하라.

정유(Essential Oils)

잎, 꽃받침, 열매, 잔 가지 까지도 포함한 식물 각부위에는 비록 적은 양이라도, 향물질이 존재한다.이런 물질을 모아 100%로 만든 것이 정유이다. 높은 순도로 구매가 가능하고 사용시에는 적절히 희석하여 쓴다.

정유는 휘발성이 매우 높고, 열어 놓으면 공기 중으로 증발한다. 지방성 오일과는 달리 물과 같은 점도를 가지고 있으며 성분은 복잡하나 주로 알코올, 에스테르, 케톤, 알데히드, 테르펜 등이다. 향물질은 엽록소에서 만들고 당분과 글리코시드 결합 후 필요한 장소로 이동 저장된다.

주방용, 의료용 허브에는 이런 물질이 작은 방울로 존재하지만, 표 10-1의 경우처럼 식물 한군데로 모아서 보관할 수 있다.

식물	부위
vetiver(베티버)	뿌리
ginger(생강)	땅속줄기
sandalwood(백단)	적목질(심재)
cinnamon(계피)	목재내피
petitgrain(쁘띠그레인)	가지, 잎
ylangylang(일랑일랑)	꽃
juniper(주니퍼)	열매
bergamot(버가못)	열매껍질
fennel(휀넬)	씨
rosemary(로즈마리)	잎

표 10-1 한 부위에서만 추출하는 오일

어떤 식물에서는 여러부위에서 각각 여러 가지 정유를 추출하기도 한다. 그 예로 Citrus aurantium var. amara(속칭 bitter orange)가 있는데 다음과 같다.

정유	부위
petitgrain	잎, 줄기
bitter orange	나무 껍질
neroli	꽃

표 10-2 3종류의 정유를 추출하는 오렌지나무

오렌지 껍질의 정유는 아주 잔 가지 옆의 오렌지 껍질을 짜내면 볼 수 있다. 오일 방울이 톡톡 튀어오르고, 만약 불을 붙이면 파팍 점화되는 것을 볼 수 있다. 꽃향과 허브향은 정유의 향신료 냄새때문이다.

식물속에서 이 향 방울들(essence)은 여기저기 돌아다니면서 시시각각, 계절마다 구성분을 바꾼다. 이것은 그 오일 수확시기가 중요하다는 것을 말한다. 정유의 질을 결정하는 요인은 이외에도 농장의 흙, 기후조

건, 농작 방법 등이다.

치료용의 오일은 살충제를 쓰지 않은 유기농으로 키운 식물에서 뽑은 것으로 한한다.

추출법(Extraction)

여러 가지 추출법이 있다.

압착법(Expression)

레몬, 버가못, 자몽, 오렌지 등 감귤류 과일의 껍질을 단순히 짜낸다—오일은 껍질 바깥 쪽에 있기 때문

증류법(Distillation)

뜨거운 물이나 증기 위에 식물을 올려놓고 증기를 뿜어 그것을 다시 식힌다. 물과 오일이 섞여있고 거기서 오일만 뽑아낸다. 나머지는 hydrsol이 된다.

용매추출법(Solvent extraction)

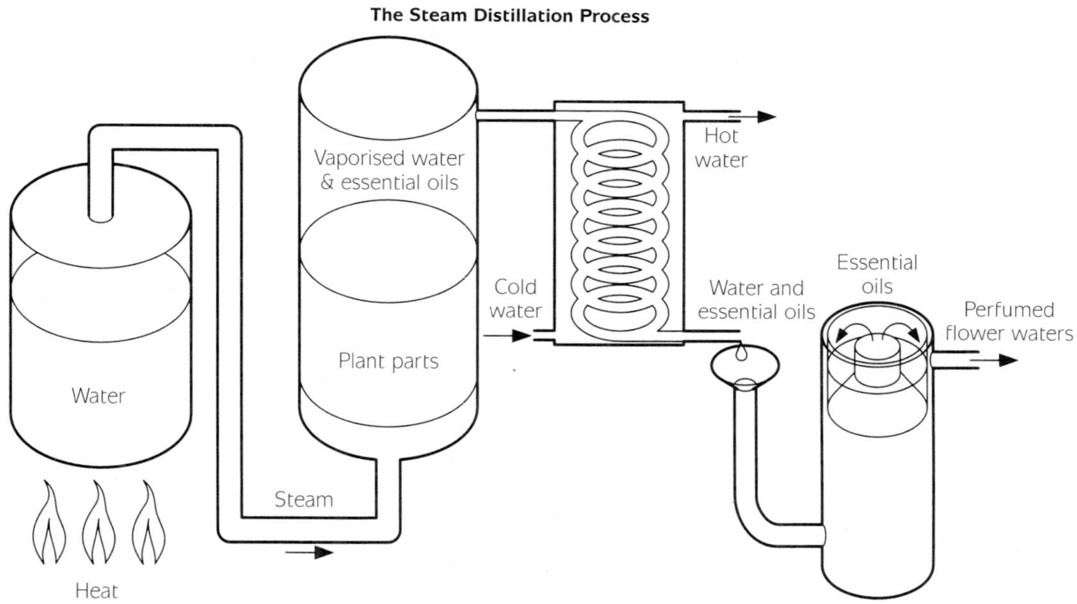

그림 10-1 물, 열, 증기, 물과 정유의 기체상태, 식물, 차가운 물, 뜨거운 물, 물과 정유, 정유, 화장수(perfumed flower waters)

몇몇 꽃향을 추출할 때 사용하는 방법이다. 식물을 탄화수소 용매에 푹 담그고 오일이 추출되길 기다린다. 용액을 증류하여 왁스와 오일이 혼합된 '콘크리트(concrete)'를 만든다. 알코올로 왁스를 녹인후 알코올을 다시 증발시키면 '앱솔루트(absolute)'를 만들 수 있다.

앱솔루트는 진짜 정유(증기증류법으로 만든)와는 달리 좀더 끈끈한 맛이 있다. 아로마테라피보다는 향장용으로 더 쓰인다.

아주 최근에 이산화탄소를 용매로 하는 방법이 개발되었다. 고압에서

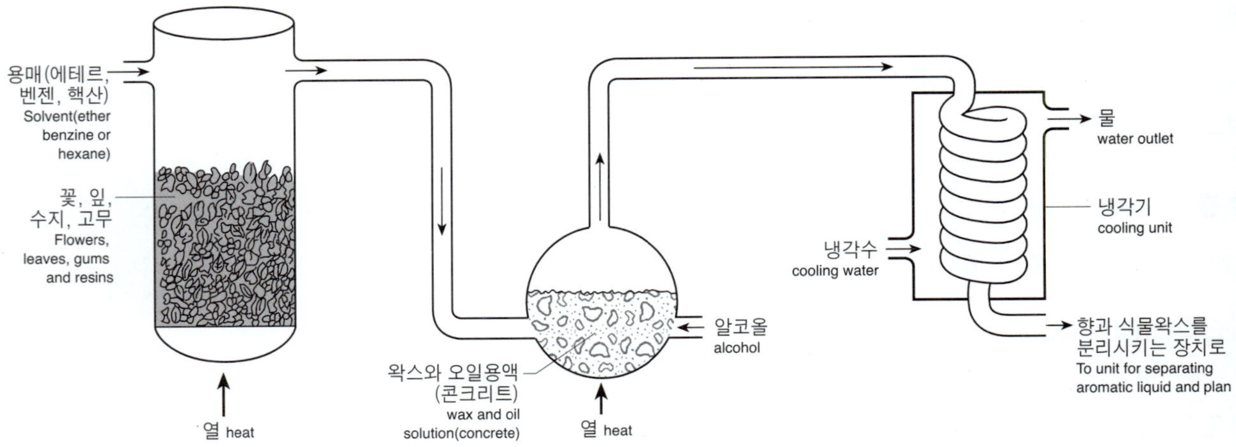

그림 10-2 용매추출법

의 이산화탄소를 써서 오일을 오염시키지 않고 뽑아낸다. 이 방법은 비싸고 큰 기계를 사용하지만, 상업적으로 이 방법을 써서 추출하는 오일의 종류는 점점 늘어나고 있다.

냉침법(Enfleurage)

이 전통적인 방법으로 로즈와 자스민오일을 추출한다. 동물지방 위에 꽃잎을 놓고, 오일을 추출한 다음 용매를 사용하여 지방에서 정유를 뽑아낸다. 그러나 로즈 자스민은 현재는 증류법이나 상업적 용매로 추출하는 추세이다.

품질(Quality)

정유의 품질은 가장 중요하다. 순수한 정유를 구입하는데에 주의를 기울여야한다. 믿을 만한 상표와 공급자를 선정한다. 정유 주문시에도 조언을 듣는다. 예를 들어, 라벤다 한 가지라도 여러 품질이 있을 수 있고 각각의 특성이 다르기 때문이다.

모든 식물은 영국식 일반이름과 생태학적 라틴어 이름(좀 더 정확하다)을 가지고 있으며 오일을 주문, 사용할 때에는 라틴어 이름을 사용하는 것이 실수를 줄이는 방법이 된다.

정유 품질에 관련된 요인은 다음과 같다.

- 가장 좋은 품질의 식물을 고른다.
- 식물을 재배한 곳
- 유기농인가?
- 수확기는? 하루의 언제에 수확하였나?
- 추출법은 어떤 것인가?
- 저장상태는 어떠한가?

안전한 실습 지침

저 장(storage)

- 정유는 서늘한 곳(18도)에 보관하고, 특히 테르펜이 많은 오일은 냉장보관한다.
- 병은 차광할 수 있는 어두운 갈색병을 쓴다.
- 병에는 떨어뜨리는 기능(dropper)이 있어야 한다.
- 어린이들 손에 닿지 않는곳에 있어야 한다.

라벨링(labelling)

- 모든 정유는 잘 포장되어 있어야 한다.
- 식물학적 명칭이 적절한가 본다.
- 사용지침서가 있는가〉?
- 정량인가?
- 제조회사 이름은 있는가?
- 사용만료일은?
- 정유 각각의 사용상 주의점은 ?
- '먹어서는 안됨' 같은 일반 주의사항은 있는가?

정유의 원료

식물에서 정유를 얻는데, 정확한 식물로부터 얻어야 가장 효과적인 오일을 얻을 수 있다.

식물은 18세기 린네에 의해 분류법이 완성되었다. 각 식물은 과, 종, 속명 이름이 있다. 예로, 라벤더의 모든 이름을 정리하면 다음 표와 같다.

계(Kingdom)	식물계(Plantae)
강(Division)	Tracheophyta
아강(Subdivision)	Spermatophytina
문(Class)	Angiospermae
목(Order)	Lamiales
과(Family)	Laminaceae(or Labiatae)
속(Genus)	Lavandula
종(Species)	angustifolia

표 10-3 라벤더(Lavandula angustifolia)의 식물명

식물명을 정확히 파악하는 것이 정유의 정확한 효능을 위하여 중요하다. Lavandula angustifolia(표 10-3)은 common lavender로 알려져 있지만, Lavandula stoechas는 French lavender로 알려져있다. 이 French lavender는 그리스, 로마, 아랍 시대 이후로부터도 소독, 화장실용품으로 널리 쓰이던 종류였다. 식물을 정확히 판단하기 위하여 종, 속 이름을 꼭 확인해야 한다.

이 분류이외에도 다음과 같은 사항을 더 고려해야 한다.

- subspecies(아종, subsp. or ssp.)는 지정학적 변종을 의미한다. 예 Lavandula stoechas ssp. atlantica
- variety(변종 , var)은 종과 종 사이에 변이가 생겼음을 의미한다. 예 Citrus aurantium var. amara
- forma(f.)은 극히 미세한 변이를 의미한다. 예 Lavandula stoechas f. leucantha
- cultivar(이탤릭체가 아니고 따옴표 사용)는 재배도중 생긴 변이를 계속 종족보전 시킨 경우를 의미한다. 예 Lavandula angustifolia 'Hidcote'
- hybrid(교잡, x로 표현)은 자연적 혹은 인공적으로 종 사이에 교잡이 일어남을 의미한다. 예 Mentha x piperata는 Mentha aquatica와 Mentha spicata의 교잡종이다.
- chemotype(ct. 화학성분을 이름뒤에 사용)은 동일식물에서 주된 구성분이 상당히 다르고, 치료용도도 다를 때 사용한다.

정유의 포장은 위의 여러 사항을 다 만족시켜야 한다. 훌륭한 라벨을 붙였다는 것은 훌륭한 공급자라는 것을 의미한다.

실습사항

가능하면 몇몇 오일의 라벨을 비교해 보라. 식물학적 이름을 체크하고 사용기간을 체크해 보라. 좀더 다른 정보는 없는가?

오일의 분류

오일을 분류하는 방법은 여러 가지가 있다.

휘발성에 의한 분류

얼마나 빨리 휘발하여 없어지는 가의 정도로 구분한다(note=향조).

상향(top note) — 가장 빨리 증발하며, 작용속도가 빠르고, 자극적인 경향이 있다. 예 레몬 등 기타 감귤류의 정유

중향(middle note) — 증발이 좀 늦고, 대사작용에 도움되는 경향이 있다. 예 제라늄, 기타 꽃과 과일류의 정유

하향(base note) — 가장 늦고, 안정, 수면유도 작용이 있다. 예 샌달우드(백단)

어떤 치료사들은 이 분류법을 항상 고려하여 하향을 상향이 휘발하지 않게 사용한다. 휘발성분이 조금 다른 오일의 혼합물을 냄새 맡으면, 상・중・하향 순으로 향을 느낄 수 있다.

동양적 양/음에 의한 분류

음과 양은 에너지 상 반대의 개념이다. 음은 차갑고, 습하고, 정적이고,

여성적 특성을 가지고(예 로즈, 제라늄), 양은 덥고, 마르고, 자극적, 남성적 특성이 있다(예 주니퍼).

대부분은 이 음과 양 사이에 있다. 거의 중간에 있는 것을 balancing이라고 한다. 예 샌달우드. 아로마테라피스트들은 피시술자에 맞는 효과를위해 안정, 발란스, 자극의 정도를 고려해 정유를 고른다.

정유 화학 성분에 의한 분류

정유의 화학성분을 아는 것은 그 정유의 작용과 용법을 이해하는데에 중요하다. 정유의 화학적 성분 구성은 꽤나 복잡하다. 어떤 종류는 찾아보기도 어려울 만큼 소량이다. 정유는 대체로 공기, 빛, 습기에 쉽게 영향을 받는 휘발성 물질들이다. 또 대부분의 정유가 주 구성분이 한두 개이다. 예 페퍼민트는 40%가 멘썰(menthol)이다.

정유의 성분은 크게 두가지이다. 즉, 탄화수소와 그의 산화형태이다.

1. 탄화수소는 수소와 탄소로만 이루어진 물질이며 테르펜(terpene)이라 불리고 두가지 범주가 있다.
   - 모노테르펜(monoterpene)은 10개의 탄소로 이루어진다. 예로, camphene, pinene, limonene, carene등이며 대부분의 정유에 포함되어 있으며, 공기에 노출시 쉽게 산화된다.
   - 세스키테르펜(sesquiterpene)은 15개의 탄소로 이루어진다. 예로, chamazulene, caryophyllene이 있으며 강한 향이 특징이다. 산화는 조금 늦다.
2. 산화물은 종류와 특성이 매우 광범위하며 표 10-4에 구분되어 있다.

정유	산화물	화학물질 종류
제라늄, 로즈, 팔마로사	제라니올(geraniol)	알코올(모노테르펜 타입)
샌달우드	산탈올(santalolol)	알코올(세스키테르펜 타입)
블랙페퍼, 너트	멕유제놀(eugenol)	페놀
레몬그라스, 프티그레인, 시트로넬라	시트랄(citral)	알데히드
자스민, 벤조인	벤질 아세테이트(benzyl acetate)	에스테르
버가못	버갑텐(beragptene)	락톤[furocoumarine(쿠마린)포함]
자스민, 네롤리	재스몬(jasmone)	케톤
유칼립투스, 로즈마리, 티트리	시네올(cineole)	옥사이드

표 10-4 정유에서 발견되는 몇 종류의 산화물

정유는 그 주성분에 따라 구분할 수도 있다. 표 10-5는 성분에 따라 음양을 가르고 그 효과를 표시한 것이다.

음(안정)

알데히드 – 소염, 소독, 항류마티즘, 안정효과, 부드러움

에스테르 – 가장 많이 발견되는 성분, 진경, 소염, 항기생충, 시원하게 함, 부드러움

케톤 – 피부, 흉터에 재생능력 좋음, 안정작용, 가래, 지방성분을 묽게 함 ***(케톤은 독성이 있으며 장기간, 과량 사용하면 안 됨).***

세스키테르펜 – 소염, 항알러지, 항기생충, 심장과 천식문제 있는 피시술자에게 좋음

균형선

세스키알코올 – 토닉(강장)으로 작용

테르펜 – 소독, 소염, 혈액과 림프 순환 개선

알코올 – 항-포자, 때로 자극효과, 다른 것은 안정효과

옥사이드 – 가래배출, 항울작용, 기침유발효과, 항바이러스, 소독, 항기생충

페놀 – 항박테리아, 항바이러스, 항진균, 항기생충(페놀류를 포함한 정유는 매우 자극적이므로 아로마테라피에 사용해서는 안된다)

양(자극효과)

표 10-5 정유의 특성

정유 선택

특정 피시술자에 맞는 정유를 고르는 것은 중요하지만, 초보자들에게는 어려운 일이다.

처음에는 몇몇 정유만 사용하고 (8~10종), 그 후 15~20, 20~30으로 늘려가면 된다. 자극성 오일보다는 안정성 오일을 선택하는 것이 좋으며, 보통 쓰이는 좋은 오일을 공급받아 사용한다. 그 정유가 부적응증과 부작용이 있는 지를 미리 고려해야 한다.

실습사항

여러 공급자에게서 오일 목록을 받아 비교검토하여 사용할 정유 10~20개를 고른다.

다음의 정유는 AOC가 선정한 공부에 필요한 최소한의 리스트이다. 알파벳 순으로 정리하였다.

바질(basil, Ocimum basilicum)	
생산지	유럽, 이집트, 헝가리, 미국
추출방법	잎사귀와 꽃을 증기 증류법으로
향조	상향(top)
냄새	달콤하고 가벼운 풀냄새
특징	청결
배합이 잘되는 오일	버가못, 제라늄
주성분	알코올(50-70%), 에테르(5-30%), 옥사이드, 테르펜 소량
적용증상	신경성 피시술자, 근육통, 기침, 가래
주의사항	임신 시 주의

표 10-6

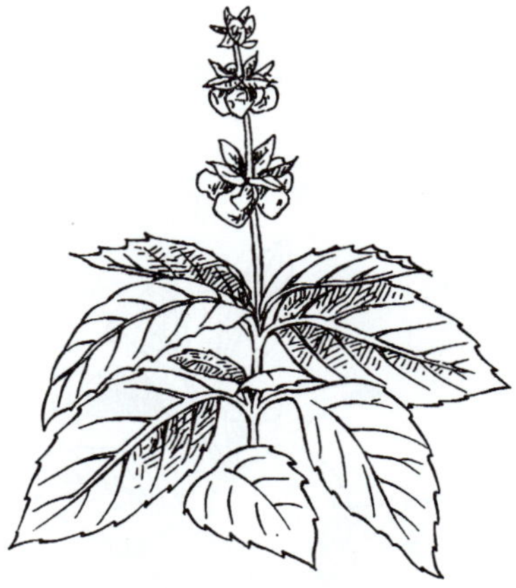

그림 10-3 바질

벤조인(benzoin, Styrax benzoin)	
생산지	동남아시아, 중국
추출방법	송진을 모아 알코올에 처리하여 정유처럼 사용
향조	하향~중향(base to middle)
냄새	달콤한, 발삼수지향
특징	진정, 청결
배합이 잘되는 오일	사이프레스, 주니퍼, 레몬, 로즈, 샌달우드, 기타 향신료 오일
주성분	에스테르(70%), 산, 알데히드
적용증상	감기, 콧물, 짙은 가래, 류마티스 통증, 튼 손, 탁월한 진정효과
주의사항	없음

표 10-7

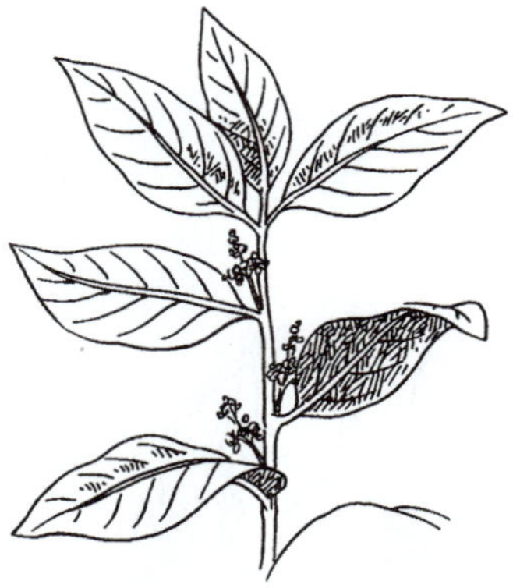

그림 10-4 벤조인

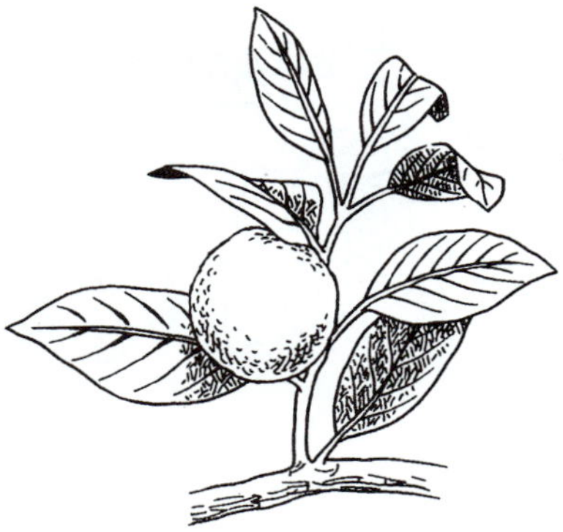

그림 10-5 버가못

버가못(bergamot, Citrus aurantium bergamia)	
생산지	이탈리아, 시칠리아, 적도아프리카, 아시아
추출방법	냉침법(cold express), 오렌지 껍질, 미숙된 오렌지에서 녹색오일이 나옴
향조	상향(top)
냄새	달콤한 과일향
특징	기분 상승
배합이 잘되는 오일	바질, 후랑킨센스, 제라늄, 라벤더, 네롤리, 샌달우드, 일랑일랑, 기타 감귤류 오일
주성분	에스테르(30-65%), 테르펜, 알코올, (후로쿠마린(furocumarin)이란 성분은 광감작을 일으킬 수 있으며, 이성분을 뺀 오일을 구입할 수도 있다.
적용증상	기분 상승, 공포심과 우울증 제거, 불면증, 소화촉진, 진정효과
주의사항	버가못 사용 후 3시간 이내에는 광감작 일으키므로 야외나 일광욕에 가지 말 것, 어린이에게는 사용하지 말 것.

표 10-8

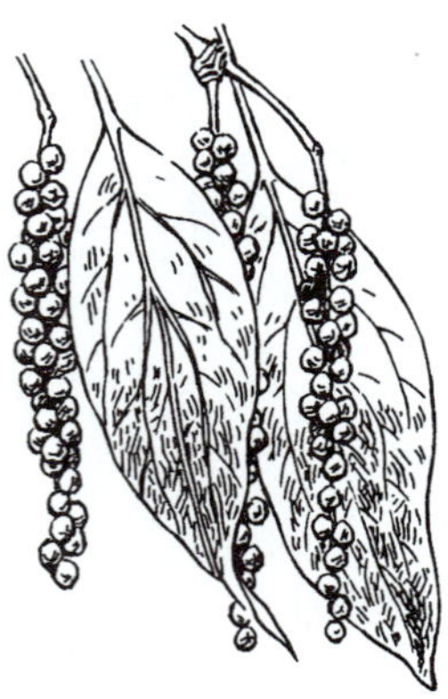

그림 10-6 블랙페퍼

블랙페퍼(black pepper, Piper nigrum)	
생산지	남인도, 말레이시아, 중국, 마다가스카르
추출방법	증기증류법, 설익은 말린 과일
향조	중향(middle)
냄새	자극적인 후추향
특징	자극적, 소화촉진
배합이 잘되는 오일	후랑킨센스, 라벤더, 로즈마리, 샌달우드, 기타 향신료 오일
주성분	모노테르펜(70-90%), 세스키테르펜(10-30%), 알코올, 케톤
적용증상	혈액순환 촉진, 식욕 증가, 가래배출, 따뜻하게 함
주의사항	없음

표 10-9

시다우드(cedarwood, Cedrus atlantica)	
생산지	북아프리카, 알제리, 모로코
추출방법	증기증류법, 아틀라스시다우드
향조	중향(middle)
냄새	달콤한 캠퍼(camphor)향
특징	조색(toning)
배합이 잘되는 오일	버가못, 클레어리 세이지, 후랑킨센스, 일랑일랑
주성분	세스키테르펜(50%), 세스키알코올(20-30%) 케톤
적용증상	수분보호, 셀룰라이트, 전신 강장, 지성피부, 해충퇴치
주의사항	없음

표 10-10

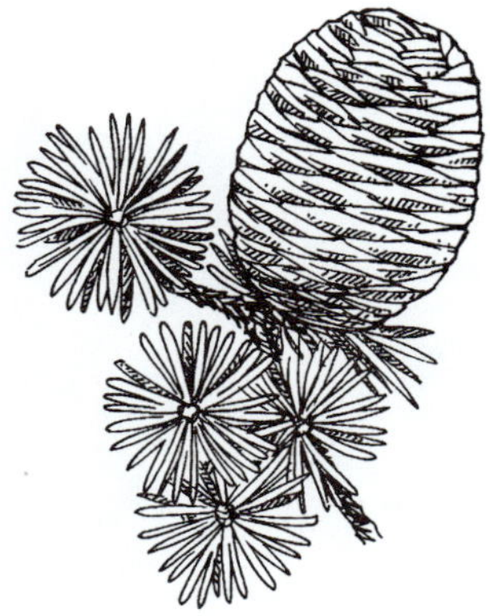

그림 10-7 시다우드

케모마일 저먼(German chamomile, Matricaria recutita, Chamomilla recutita)	
생산지	유럽, 아시아
추출방법	증기증류법, 꽃
향조	중~하향(middle to base)
냄새	자극적인 과일향
특징	알러지, 피부
배합이 잘되는 오일	벤조인, 클레어리 세이지, 제라늄, 라벤더, 감귤류 오일
주성분	옥사이드(30-50%), 테르펜 30%, 알코올(60%까지)
적용증상	진경, 소염, 알러지, 진통, 피부
주의사항	저농도로 사용, 감작을 일으킬 수 있다.

표 10-11

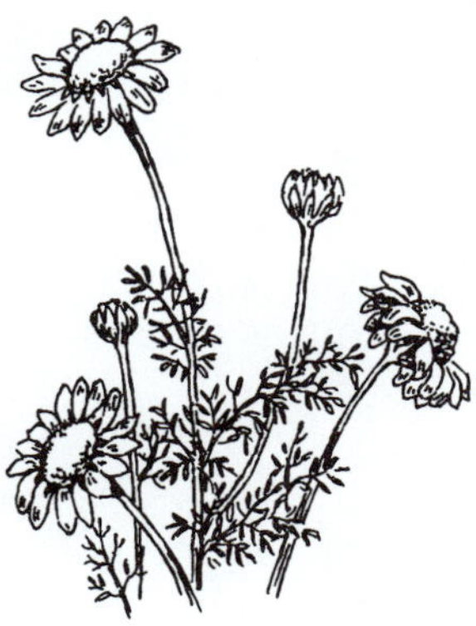

그림 10-8 저먼 케모마일

케모마일 로만(Roman chamomile, Chamaemelum nobile, Anthemis nobilis)	
생산지	유럽, 북아메리카
추출방법	증기증류법, 꽃
향조	중~상향(middle to top)
냄새	과일향과 말린 풀향
특징	진정효과
배합이 잘되는 오일	벤조인, 클레어리 세이지, 제라늄, 라벤더, 파촐리, 베티버, 감귤류오일
주성분	에스테르(70-80%), 케톤, 알코올, 아줄렌 때문에 청색이 됨
적용증상	진정효과, 소염, 피부자극 시, 근육통, 스트레스
주의사항	없음

표 10-12

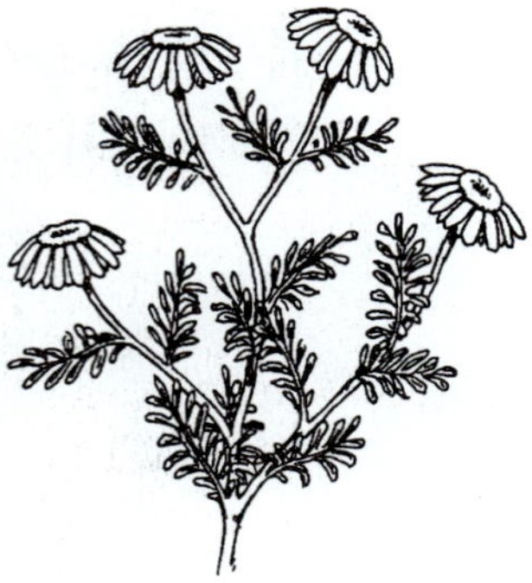

그림 10-9 로만 케모마일

케모마일 모로칸 (Moroccan chamomile, Ormenis mixta, O. multicaulis)	
생산지	북아프리카, 남스페인
추출방법	증기증류법, 꽃
향조	상향(top)
냄새	신선한 꽃향
특징	기분 상승
배합이 잘되는 오일	시다우드, 사이프레스, 라벤더, 베티버
주성분	모노테르펜(50-60%), 알코올 (30%), 옥사이드, 에스테르
적용증상	항균, 소염, 여드름, 기분 상승, 두통
주의사항	임신 시 주의

표 10-13

클레어리 세이지(Clary sage, Salvia sclarea)	
생산지	유럽, 중동, 미국
추출방법	증기증류법, 꽃
향조	중~상향(middle to top)
냄새	약간 자극적인 캠퍼(camphor)향
특징	이완
배합이 잘되는 오일	감귤류 오일, 케모마일, 제라늄, 주니퍼, 라벤더, 일랑일랑
주성분	에스테르(75%), 알코올(20%), 테르펜, 옥사이드, 케톤
적용증상	피로, 과로, 근육이완, 우울, 자궁 강장
주의사항	임신시, 폐경시 주의

표 10-14

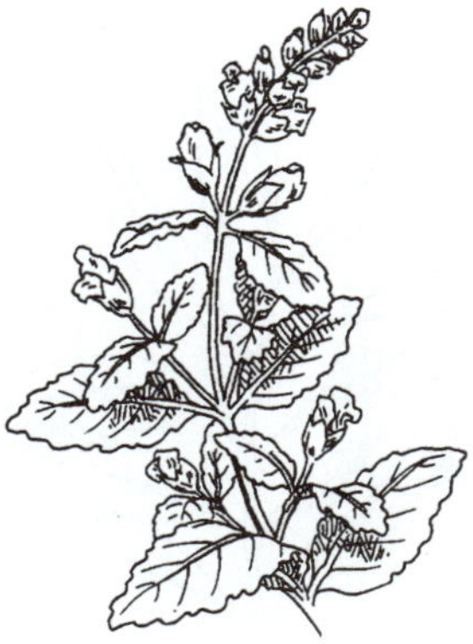

그림 10-10 클레어리 세이지(샐비어과 식물)

사이프레스(Cypress, Cupressus sempervirens)	
생산지	지중해, 프랑스, 스페인, 모로코
추출방법	증기증류법 잎, 잔 가지, 솔방울
향조	상~중향(top to middle)
냄새	신선한 솔향
특징	이뇨
배합이 잘되는 오일	벤조인, 버가못, 케모마일, 후랑킨센스, 주니퍼, 라벤더, 레몬, 티츄리, 기타 목질의 오일
주성분	테르펜(70%), 알코올 (10-15%), 알데히드
적용증상	혈액순환, 류마티스 통증, 폐경문제, 셀룰라이트, 기침, 감기
주의사항	없음

표 10-15

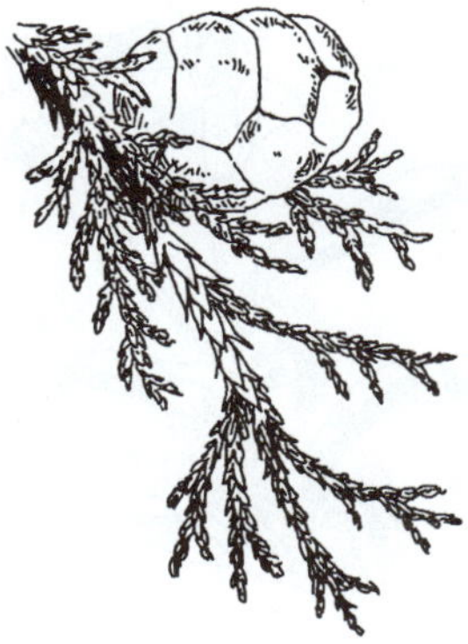

그림 10-11 사이프레스

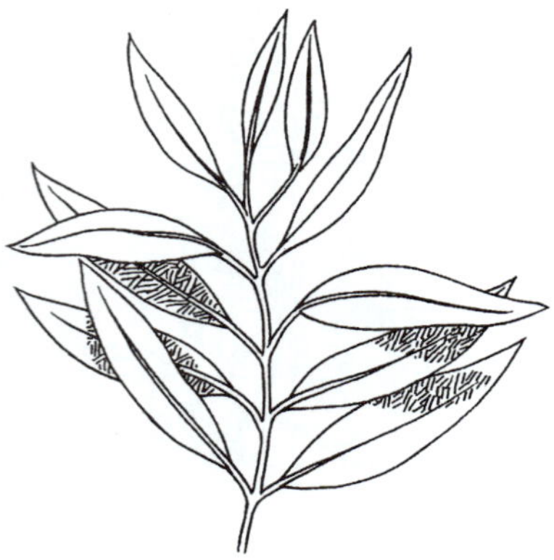

그림 10-12 유칼립투스

유칼립투스(Eucalyptus, Eucalyptus globulus)	
생산지	호주, 스페인, 포르투갈, 미국, 브라질, 중국
추출방법	증기증류법, 잎
향조	상향(top)
냄새	강한 발삼 캠퍼향
특징	호흡기
배합이 잘되는 오일	벤조인, 후랑킨센스, 라벤다, 페퍼민트, 티츄리, 타임
주성분	옥사이드(70-90%), 테르펜(10-20%), 알코올
적용증상	감기, 기관지염에서 울혈 제거, 기침유도, 근육통, 류마티스 통증, 부드러운 효과
주의사항	없음

표 10-16

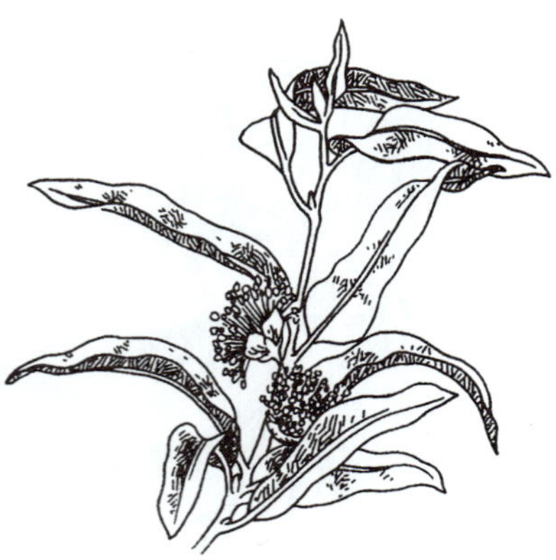

그림 10-13 레몬향 유칼립투스

유칼립투스 레몬향(Lemon-scented eucalyptus or lemon gum, Eucalyptus citriadora)	
생산지	호주, 브라질, 중국, 남아프리카
추출방법	증기증류법, 잎
향조	상향(top)
냄새	레몬 같은 향
특징	청량감
배합이 잘되는 오일	벤조인, 후랑킨센스, 라벤더, 티츄리, 타임
주성분	알데히드(60~70%), 알코올 (20%), 에스테르
적용증상	청량감, 공기살균, 류마티스, 벌레퇴치
주의사항	없음

표 10-17

휀넬(Fennel, Foeniculum vulgare)	
생산지	유럽, 인도, 일본, 미국
추출방법	증기증류법, 잘게 부순 씨앗
향조	중향(middle)
냄새	톡 쏘는 아니스의 열매향
특징	소화
배합이 잘되는 오일	제라늄, 라벤더, 샌달우드, 기타 씨앗 오일
주성분	페놀(50-70%), 테르펜, 알코올, 옥사이드
적용증상	소화기 문제, 이뇨
주의사항	임신, 수유, 어린이, 자궁질환의 경우 주의해서 사용, 상처난 피부에는 1% 이하로 사용

표 10-18

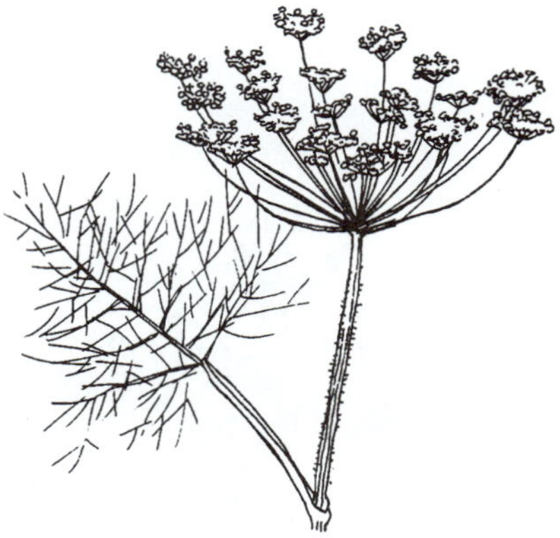

그림 10-14 휀넬

프랑킨센스(Frankincense, Boswellia carteri)	
생산지	중동, 남아프리카, 아라비아, 중국
추출방법	증기증류법, 나무에서 추출한 우유같은 송진, 공기 중에 놓아두면 고무처럼 단단해짐.
향조	하향(base)
냄새	발삼 캠퍼향
특징	스트레스 이완
배합이 잘되는 오일	바질, 버가못, 블랙페퍼, 감귤류오일, 라벤더, 샌달우드, 베티버
주성분	테르펜 (50%), 알코올, 케톤, 베티버
적용증상	원기회복, 노화피부, 스트레스성 가슴앓이, 소염, 진정효과
주의사항	없음

표 10-19

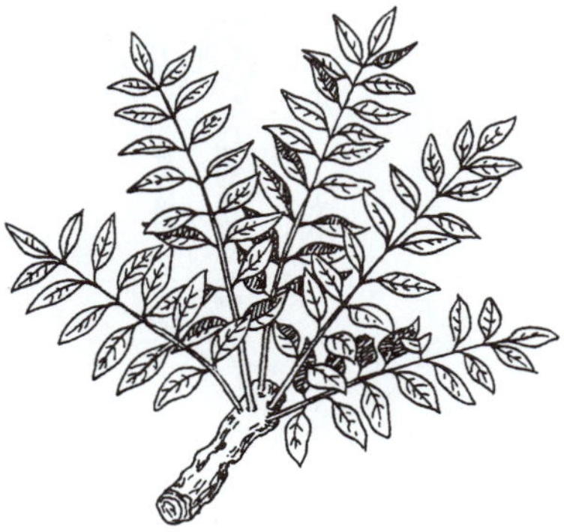

그림 10-15 프랑킨센스

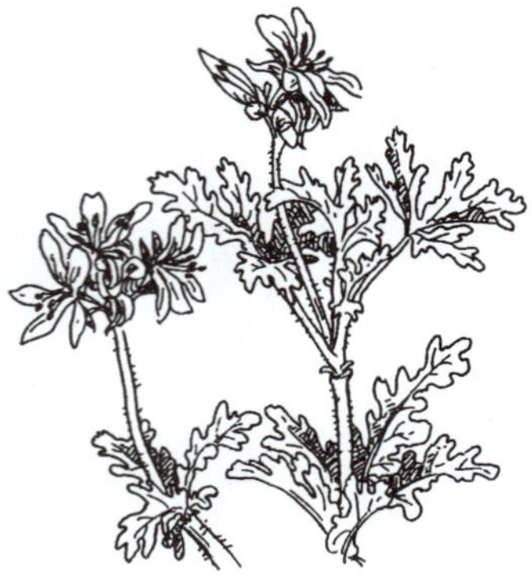

그림 10-16 제라늄

제라늄(Geranium, Pelargonium graveolens)	
생산지	프랑스, 이탈리아, 남아프리카, 레유니온 섬, 스페인
추출방법	증기증류법, 잎
향조	중향(middle)
냄새	자극적인 꽃향
특징	균형
배합이 잘되는 오일	알코올(75%), 에스테르(10-15%), 케톤, 알데히드
주성분	바질, 버가못, 케모마일, 라벤더, 파촐리, 감귤류
적용증상	피부질환(좌상, 화상), 소염, 호흡기, 소화기 질환, 건조하고 발적한 피부, 림프계를 활성화 시킴, 셀룰라이트
주의사항	없음

표 10-20

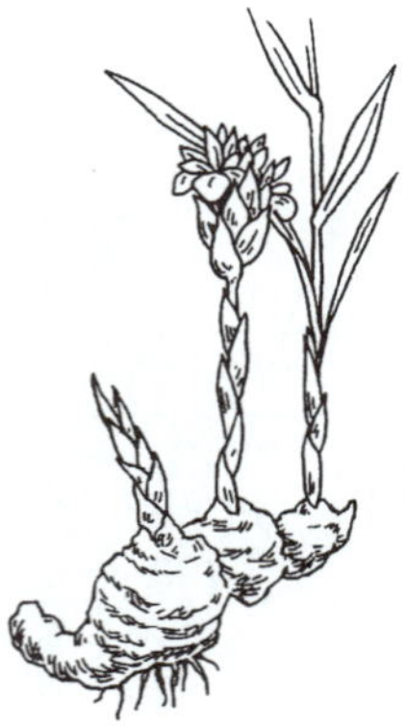

그림 10-17 생강(진저)

생강(Ginger Zingiber officinalis)	
생산지	서인도제도, 서아프리카
추출방법	증기증류법, 땅속줄기
향조	모두 있음(상, 중, 하향)
냄새	매우 자극적
특징	보온성
배합이 잘되는 오일	벤조인, 시다우드, 후랑킨센스, 샌달우드, 감귤류 오일
주성분	테르펜(55%) 알코올, 알데히드, 케톤
적용증상	매우 따뜻하게 함, 항울작용 , 오심, 근육통
주의사항	없음

표 10-21

그레이프 후르트: 자몽 (Grapefruit, Citrus paradisi)	
생산지	브라질, 캘리포니아, 플로리다, 지중해, 이스라엘
추출방법	냉침법, 열매 껍질
향조	상향(top)
냄새	가벼운 감귤향
특징	기분 상승
배합이 잘되는 오일	클레어리 세이지, 유칼립투스, 제라늄, 주니퍼, 라벤더, 로즈마리, 티츄리, 감귤류 오일
주성분	테르펜(95%), 알데히드
적용증상	림프계 활성, 소화계, 진정효과와 기분 상승
주의사항	광과민성, 도포후 12시간 내에 일광 접촉시 피부 감작됨

표 10-22

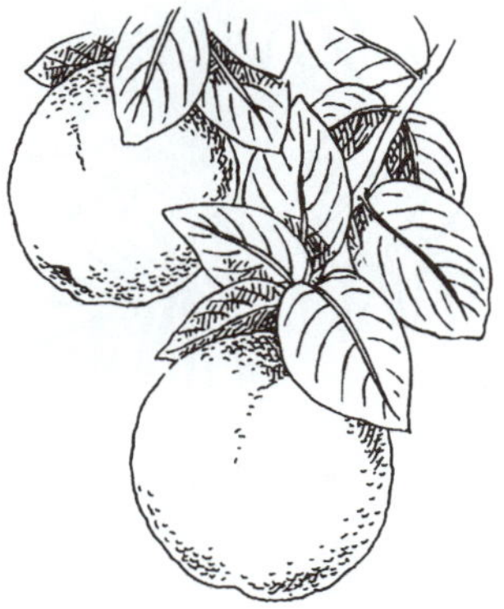

그림 10-18 그레이프 후르트

자스민(Jasmine, Jasminum officinale)	
생산지	인도, 이집트, 북아프리카, 터키, 일본, 중국
추출방법	앱솔루트는 꽃을 용매추출하여 얻고, 오일의 액기스는 냉침법(enfleurage)으로 얻는다. 상당한 고가의 오일
향조	상~중향(top to middle)
냄새	매우 달콤한 꽃향
특징	정서적
배합이 잘되는 오일	버가못 , 사이프레스, 라벤더, 샌달우드, 일랑일랑
주성분	알데히드 (45%), 알코올
적용증상	진정 효과, 항울작용, 불면증, 신경성 긴장
주의사항	임신, 때로 출산에 도움이 됨

표 10-23

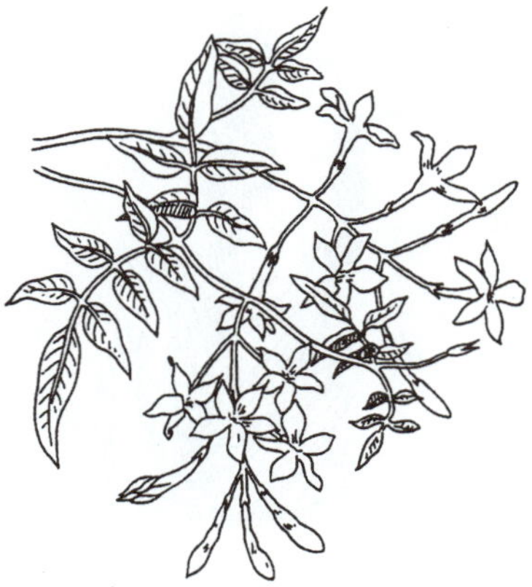

그림 10-19 자스민

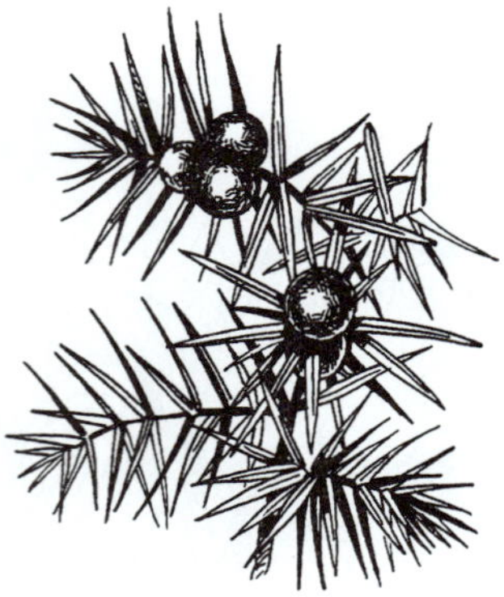

그림 10-20 주니퍼

주니퍼(Juniper, Juniperus communis)	
생산지	북유럽, 아시아, 미국, 시베리아
추출방법	증기증류법, 익은 열매
향조	상~중향(top to middle)
냄새	신선한 솔향
특징	청결성
배합이 잘되는 오일	사이프레스, 라벤더, 로즈마리, 감귤류 오일
주성분	테르펜 (90-95%), 알코올
적용증상	이뇨, 셀룰라이트, 방광염, 여드름,
주의사항	콩팥 문제시 주의깊게 사용

표 10-24

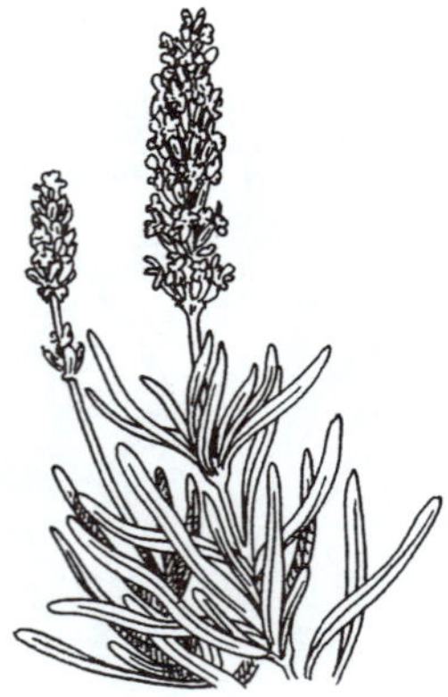

그림 10-21 라벤더

라벤더(Lavender, Lavandula angustifolia or Lavandula officinalis)	
생산지	지중해, 불가리아, 러시아, 크로아티아, 영국
추출방법	증기증류법, 꽃
향조	중향(middle)
냄새	달콤한 꽃향
특징	면역계
배합이 잘되는 오일	꽃, 감귤류 오일, 버가못, 케모마일 클레어리 세이지, 제라늄, 레몬, 페퍼민트, 파인 티츄리
주성분	에스테르(35-55%), 알코올(30-50%), 테르펜, 옥사이드
적용증상	면역계 활성, 진정효과, 균형, 상처치유 (특히, 화상), 근육통, 가장 널리 쓰이는 오일
주의사항	없음

표 10-25

레몬(Lemon, Citrus limon)	
생산지	지중해, 플로리다, 캘리포니아, 호주, 브라질
추출방법	냉침법, 열매껍질
향조	상향(top)
냄새	레몬향
특징	자극적, 원기 회복
배합이 잘되는 오일	벤조인, 시다우드, 유칼립투스, 휀넬, 주니퍼, 라벤더,
주성분	테르펜 (50-90%), 알데히드
적용증상	바이러스성 질환의 회복기, 지방, 셀룰라이트 부위, 류마티즘, 원기 회복
주의사항	광과민성(12시간), 임신

표 10-26

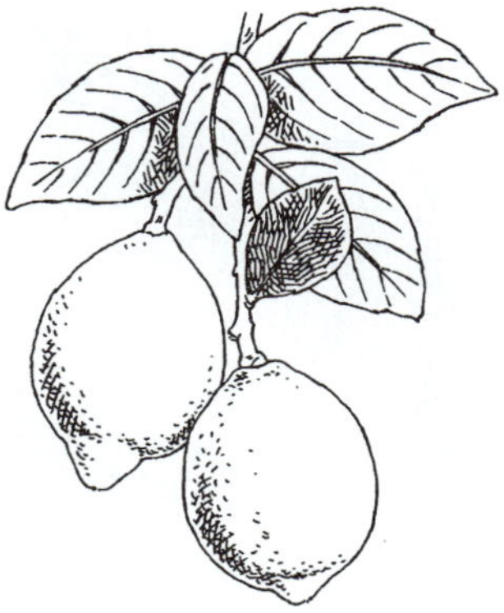

그림 10-22 레몬

레몬그래스(Lemongrass, Cymbopogon citratus)	
생산지	인도, 극동, 서인도제도, 스리랑카
추출방법	증기증류법, 잘게자른 풀
향조	상향(top)
냄새	강한 레몬향
특징	강화
배합이 잘되는 오일	버가못, 사이프레스, 라벤더, 레몬
주성분	알데히드(75-90%), 테르펜
적용증상	강화, 근육통, 위경련, 진균증(무좀)
주의사항	어린이, 상처, 감작된 피부, 1%이하로만 사용

표 10-27

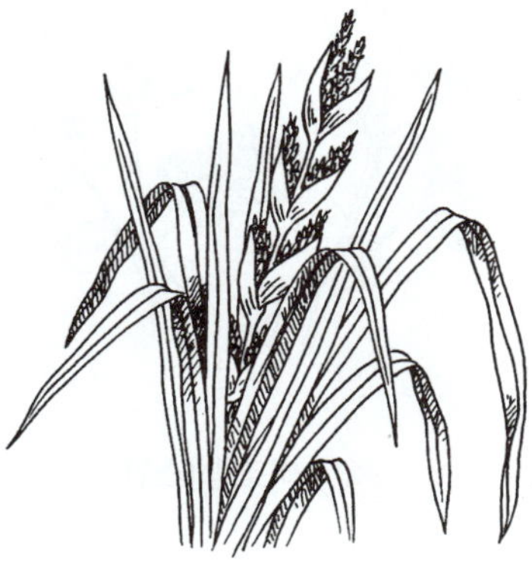

그림 10-23 레몬그래스

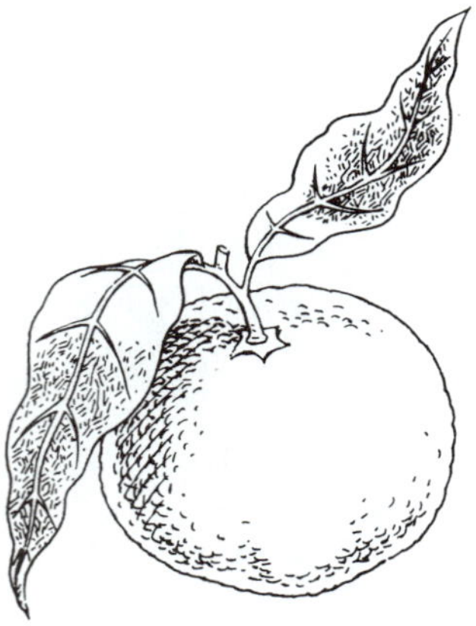

그림 10-24 만다린 오렌지

만다린 오렌지(Mandarin Orange, Citrus reticulata)	
생산지	그리스, 스페인, 북아프리카, 이탈리아, 플로리다, 캘리포니아
추출방법	냉침법, 열매 껍질
향조	중향(middle)
냄새	달콤한 감귤향
특징	진정효과, 불면증
배합이 잘되는 오일	버가못, 클레어리 세이지, 제라늄, 라벤더, 레몬, 마조람, 샌달우드, 일랑일랑, 모든 향신료 오일
주성분	테르펜(95%), 알코올
적용증상	진정효과, 불면증, 신경긴장, 위경련, 소화불량
주의사항	광독성

표 10-28

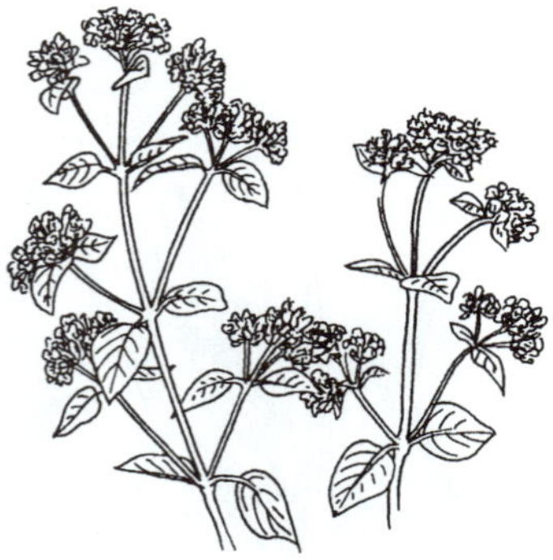

그림 10-25 마조람 (스위트)

마조람[Marjoram(sweet), Origanum marjorana]	
생산지	불가리아, 헝가리, 북아프리카, 프랑스, 이집트
추출방법	증기증류법, 꽃피는 허브
향조	중~하향(middle to base)
냄새	달콤한 나무, 풀 냄새
특징	진통성
배합이 잘되는 오일	버가못, 시다우드, 케모마일, 유칼립투스, 라벤더, 네롤리, 티츄리
주성분	알코올(50%), 테르펜(30%), 에스테르
적용증상	따뜻하게 함, 진통, 소화, 호흡기, 관절통, 근육통
주의사항	없음

표 10-29

네롤리[Neroli (Orange blossom), Citrus aurantium var. amara]	
생산지	지중해, 서인도제도
추출방법	증기증류법
향조	중향(middle)
냄새	꽃향, 오렌지향
특징	스트레스
배합이 잘되는 오일	다른 감귤류 오일, 케모마일, 클레어리 세이지, 제라늄, 라벤더, 레몬그래스, 마조람, 샌달우드
주성분	알코올(40%), 테르펜(35%), 에스테르, 알데히드
적용증상	피로, 불면증, 항우울작용, 항생, 소화
주의사항	없음

표 10-30

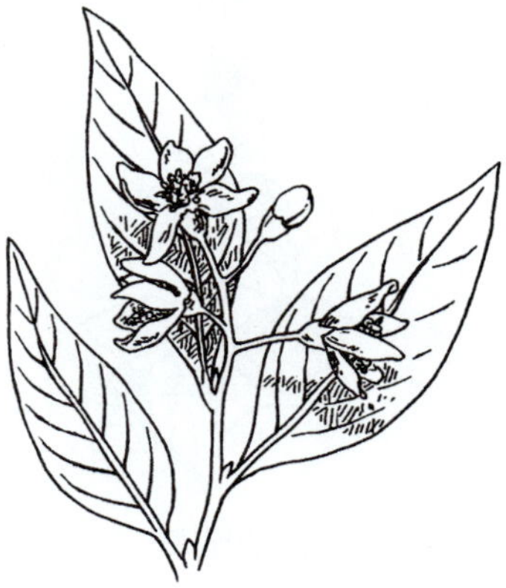

그림 10-26 네롤리

파출리(Patchouli, Pogostemon cablin)	
생산지	말레이시아, 필리핀, 인도, 중국
추출방법	증기증류법, 마른 잎
향조	하향(base)
냄새	동양적, 자극적, 사향 냄새
특징	감염, 피부
배합이 잘되는 오일	버가못, 시다우드, 라벤더, 샌달우드, 일랑일랑
주성분	세스키테르펜(50%), 알코올(45%), 케톤, 옥사이드
적용증상	소염, 피부감염, 여드름, 소화, 오심, 곤충퇴치
주의사항	없음

표 10-31

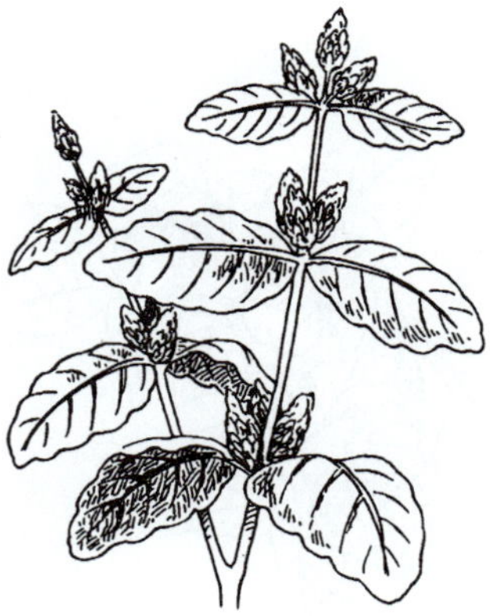

그림 10-27 파출리

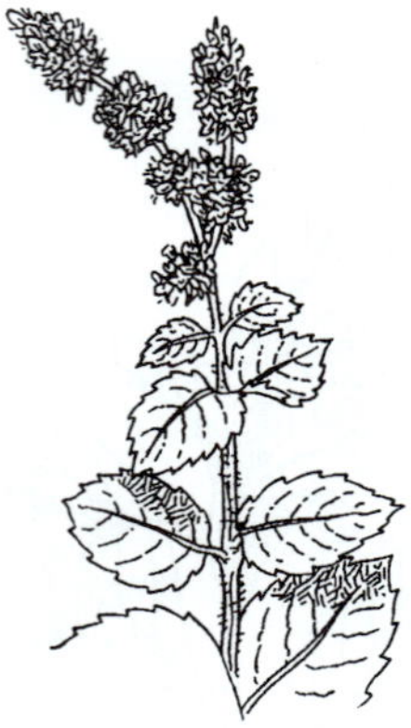

그림 10-28 페퍼민트

페퍼민트 (Peppermint, Mentha piperita)	
생산지	온대기후
추출방법	증기증류법, 잎
향조	상~중향(top to middle)
냄새	시원한 박하향
특징	청량감
배합이 잘되는 오일	벤조인, 유칼립투스, 제라늄, 라벤더, 레몬, 로즈마리
주성분	알코올(50%), 케톤(40%), 옥사이드, 테르펜
적용증상	청량감, 위경련, 두통, 기침, 감기, 발의 피로
주의사항	임신, 수유, 5세 이하, 심장병, 간질, 민감피부

Table 10-32

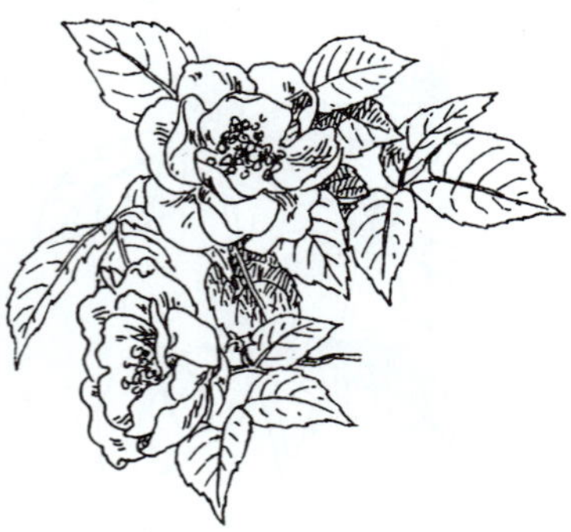

그림 10-29 로즈

로즈(Rose otto, Rosa damascena)	
생산지	불가리아, 터키, 모로코, 인도
추출방법	증기증류법, 꽃잎
향조	중향(middle)
냄새	달콤하고 진한 꽃향
특징	항울성
배합이 잘되는 오일	버가못, 케모마일, 클레어리 세이지, 제라늄, 자스민, 라벤더, 파출리, 샌달우드, 일랑일랑
주성분	말코올(60-80%), 테르펜 (20-25%), 에스테르
적용증상	공포, 우울, 불면증, 생리 장애, 생리통
주의사항	가짜 오일이 많음

표 10-33

로즈마리(Rosemary, Rosemarinus officinalis ct. cineole)	
생산지	지중해, 중동, 캘리포니아
추출방법	증기증류법, 꽃피는 가지
향조	상~중향(top to middle)
냄새	캠퍼, 나무향
특징	자극적
배합이 잘되는 오일	바질, 감귤류오일, 후랑킨센스, 레몬그래스, 페퍼민트, 티츄리, 타임
주성분	옥사이드(20-55%), 테르펜(10-35%), 케톤(5-30%)
적용증상	기분 상승, 감기 등 호흡기 질환, 근육강직
주의사항	임신, 수유, 간질, 고혈압, 장기간 사용 금지

표 10-34

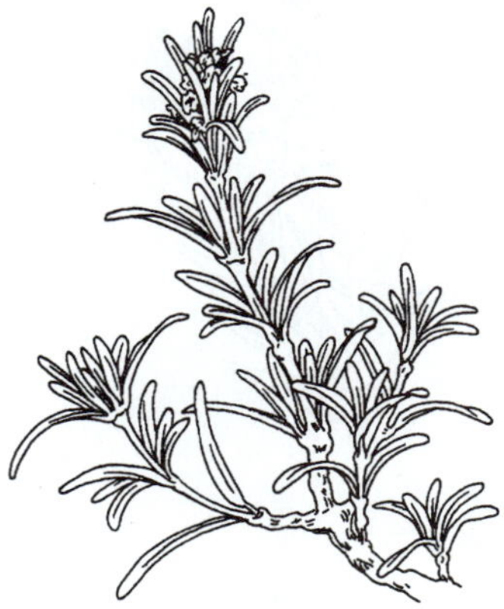

그림 10-30 로즈마리

샌달우드(Sandalwood, Santalum album)	
생산지	인도
추출방법	증기증류법, 목재
향조	하향(base)
냄새	나무, 발삼, 사향의 냄새
특징	균형
배합이 잘되는 오일	벤조인. 블랙페퍼, 버가못, 제라늄, 라벤더, 레몬, 파출리
주성분	세스키테르펜(70%), 테르펜(20%)
적용증상	균형, 스트레스성 피부질환, 신경긴장, 신경성 가슴앓이
주의사항	없음

표 10-35

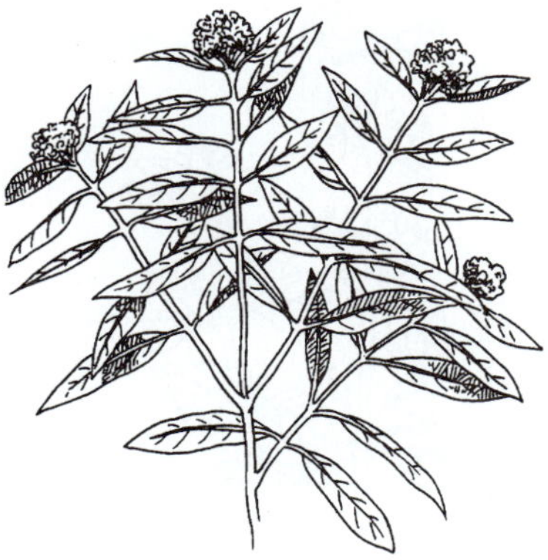

그림 10-31 샌달우드

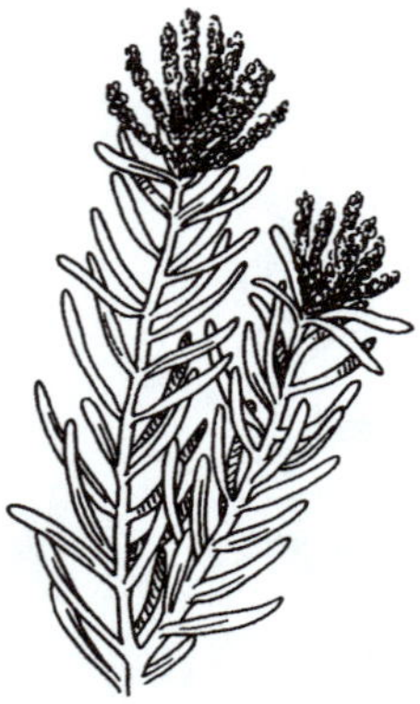

그림 10-32 티츄리

티츄리(Tea tree, Melaleuca alternifolia)	
생산지	뉴사우스웨일즈(호주)
추출방법	증기증류법, 잎, 가지
향조	상향(top)
냄새	강하고, 자극적
특징	소독 효과
배합이 잘되는 오일	버가못, 사이프레스, 후랑킨센스, 라벤더, 로즈마리
주성분	알코올(70-80%), 테르펜(20%), 옥사이드
적용증상	항균성(크림, 비누로사용), 면역계 증진
주의사항	피부감작을 일으킴.

표 10-36

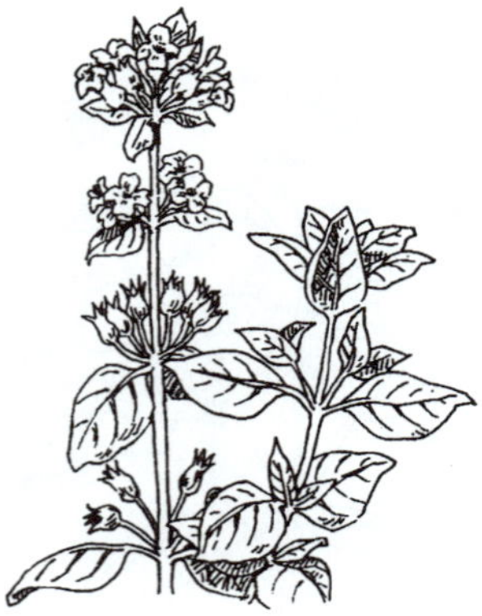

그림 10-33 타임

타임 (스위트)[Thyme (sweet), Thymus vulgaris ct. thymol]	
생산지	온대지역, 프랑스, 스페인
추출방법	증기증류법, 잎, 꽃
향조	상~중향(top to middle), 때로 하향(base)
냄새	톡 쏘는 풀향
특징	소독 효과
배합이 잘되는 오일	버가못, 라벤더, 레몬, 파인, 로즈마리
주성분	페놀(30-40%), 알코올(15-20%), 테르펜
적용증상	항균, 굳은 관절, 전신 토닉
주의사항	임신, 수유, 5세 이하 어린이, 1% 이내 사용

표 10-37

일랑일랑(Ylang-ylang, Cananga odorata)	
생산지	마다가스카르, 필리핀, 인도네시아
추출방법	증기증류법, 신선한 꽃
향조	중~하향(middle to base)
냄새	매우 달콤한 꽃 향기, 자극적
특징	보온, 최음성
배합이 잘되는 오일	버가못, 클레어리 세이지, 자스민, 네롤리, 로즈, 샌달우드
주성분	알코올(30%), 테르펜(50%), 에스테르
적용증상	우울증, 따뜻하게 함, 진정효과, 자신감 향상, 최음성
주의사항	없음

표 10-38

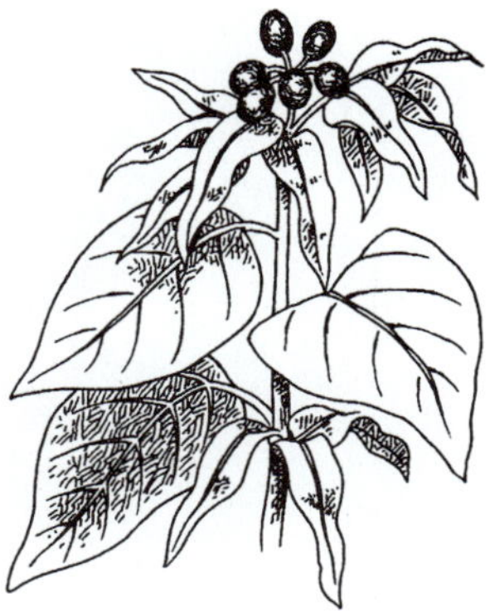

그림 10-34 일랑일랑

심화 지침

다음 화학물질의 주된 효과를 다시 기억해 보라.

- 알데히드
- 에스테르
- 케톤
- 모노테르펜알콜
- 옥사이드
- 페놀
- 세스키테르펜
- 세스키테르펜 알콜
- 테르펜

이상과 같은 정유 이외에도 유용한 오일들이 많다. 그 효과와 함께 나열한다.

아니시드[Aniseed (Pimpinella anisum)]

- 향조:중향
- 주성분:에스테르
- 용도: 따뜻하게 하기, 소독, 거담
- 주의점: 민감성 피부

에버래스팅[Immortelle (Everlasting)]

- 향조:중향

- 주성분: 케톤
- 용도: 거담, 피부의 통증, 피부의 열상
- 잘 섞이는 오일: 케모마일, 클레어리 세이지, 제라늄, 라벤더

몰약(myrrh Commiphora myrrha)

- 향조:하향
- 주성분:세스키테르펜
- 용도: 치료, 가슴앓이, 진정효과
- 잘 섞이는 오일: 후랑킨센스, 샌달우드, 벤조인, 주니퍼
- 주의점:임신

머틀[Myrtle(Myrtis communis)]

- 향조:중향
- 주성분:옥사이드
- 용도:콧물, 약간의 진정효과, 마음을 달래주는 효과
- 잘 섞이는 오일: 버가못, 라벤더, 로즈마리, 클레어리 세이지

프티그레인(Citrus aurantium subsp. amara)

- 향조:상향과 중향
- 주성분:에스테르
- 용도: 진정효과, 소화 신경계
- 잘 섞이는 오일: 감귤류 오일, 샌달우드, 로즈마리, 케모마일

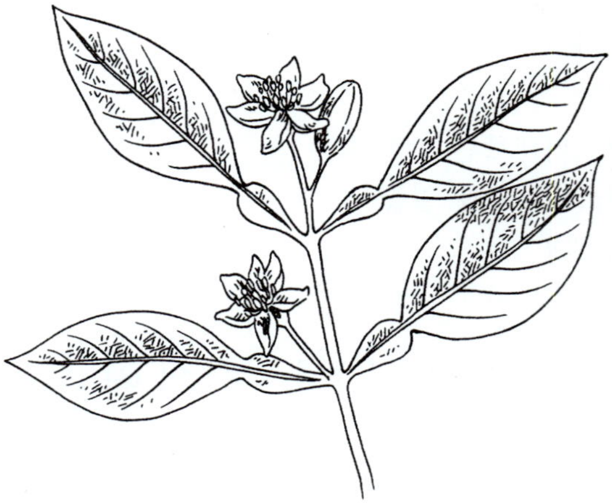

그림 10-35 프티그레인

파인(Pine, Pinus sylvestris)

- 향조:중향
- 주성분:테르펜
- 용도:감기, 호흡기, 자극효과
- 잘 섞이는 오일: 티츄리, 로즈마리, 라벤더, 주니퍼
- 주의점:알러지 시 사용금지

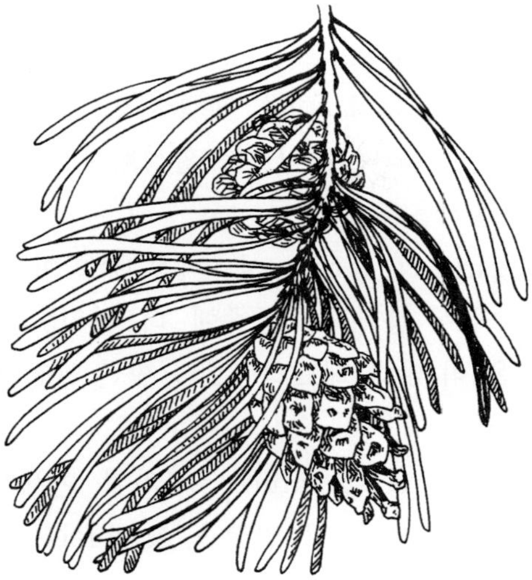

그림 10-36 파인

베티버(vetiver, Vetiveria zizanoides)

- 향조:중향
- 주성분:세스키알콜
- 용도: 진정효과, 순환기 자극
- 잘 섞이는 오일: 샌달우드, 파출리, 라벤더, 클레어리 세이지

화학 성분종(chemotype)

'ct' 혹은 chemotype로 표시된다. 같은 종과 속에 속해도 화학성분이 다름을 의미하는데, 서로 치료 용도가 다르다. 그 이유는 다음과 같다.

- 야생 상태서 일어날 수 있는 교차번식
- 재배지, 재배방법의 차이
- 유전, 환경학적 차이

다음은 그 예이다.

타임(Thyme)

- Thymus vulgaris ct. thymol: 이것은 강력 소독용으로 티몰(thymol)은 페놀(Phenol, 석탄산)류에 속한다. 피부자극이 심하다. 봄에 수확하면 티몰이 30%, 가을에 수확하면 티몰이 60~70%가 된다.
- Thymus vulgaris ct. carvacrol: 티몰과 비슷하지만, 페놀류가 카바크롤(carvacrol)이다. 봄에 수확하면 30%, 가을에 수확하면 60~80%이다.

이것들은 red thyme으로 불리우며 감염예방에 탁월하다. 나머지 부류는 알콜을 함유하며 yellow 혹은 white라 불린다.

- Thymus vulgaris ct. linalol: 훨씬 부드러우며 역시 항-박테리아, 항-진균용으로 쓰인다.
- Thymus vulgaris ct. thujanol 4: 계절적 변이를 보이며, 50%알콜을 함유한다. 재배가 안되며, 면역계를 활성화시킨다. 신경계를 자극하며, 호르몬 같은 작용을 한다.
- Thymus vulgaris ct. terpineol: 테르페닐 아세테이트(terpenyl acetate, 에스테르, 봄 수확 품종에 더 많다.)와 터피놀렌(terpinolene, 알코올)이 많다. 레드타임보다 훨씬 안전하게 사용할 수 있다.
- Thymus vulgaris ct. geraniol: 제라닐 아세테이트(에스테르, geranyl acetate)와 제라니올(알코올, geraniol)이 80~90%이다. 계절적 변이를 보이며, 제라니올은 레몬향이 난다. 항-바이러스, 항-진균용으로 쓰이고, 신경과 심장에 대해 긴장성 효과가 있다.

(출처: Aromatherapy for Health Professionals, S. Price and L. Price, published by Churchill Livingstone, 1995)

로즈마리(Rosemary)

- Rosmarinus officinalis ct. camphor: 30%캄퍼를 함유, 순환기 자극, 점막 용해, 울혈 제거, 근육이완의 용도가 있다.
- Rosmarinus officinalis ct. cineole: 40-50%의 시네올 함유, 항-진균, 항-박테리아, 점막 용해의 작용이 있다.
- Rosmarinus officinalis ct. verbenone: 15-40%의 버베넌을 함유, 점막 용해, 가래 배출, 진경, 내분비계 자극 등의 용도가 있다.

기타, 타라곤(tarragon), 바질(basil), 세이지(sage), 멜리사(melissa)도 다른 화학 성분종을 가지고 있다.

실습사항

이상의 오일들의 사용법을 살펴보고 음/양을 가려보라.

심화 지침

1. 정유란 무엇인가?
2. 정유의 특성을 결정하는 5가지 요소를 제시하라.

핵심용어

이들 단어의 의미를 알아야 한다. 본문이나 용어(glossary)에서 이 단어들을 확인하라.

- 앱솔루트(absolute)
- 소염(anti-inflammation)
- 소독(antiseptic)
- 하향(base note)
- 화학적 분류(chemotype)
- 증류법(distillation)
- 이뇨(diuretic)
- 거담(expectorant)
- 표현(expression)
- 중향(middle note)
- 용매(solvent)
- 아종(subspecies)
- 상향(top note)
- 휘발성(volatile)

오일 사용법
(USING THE OILS)

11

이번 장의 주요 목표는 다음과 같다.

- 캐리어 오일의 특성
- 마사지 시 캐리어오일과 정유의 양
- 블렌딩(blending)과 시너지(synergy)의 설명
- 치료 계획과 면담을 연결시키기
- 아로마 치료의 준비
- 블렌딩과 마사지를 위한 아로마 고르기
- 마사지 이외의 정유 사용법

정유는 매우 고농도로서, 피부에는 희석해서 사용해야 한다. 아로마 마사지에는 캐리어 오일에 섞어서 사용하며, 이것은 윤활제(lubricant)로서의 작용과 자체 치료효과가 있다.

캐리어 오일(Carrier Oil)

베이비 오일 같은 광물성 오일도 가끔은 마사지에 사용되지만, 피부에 즉각 흡수되지 않는다는 점에서 적합하지는 않다. 식물성 오일을 대개 많이 사용하는데 가볍고(light), 오히려 정유보다 냄새가 강할 수 있다. 훌륭한 조리사가 최고 품질의 올리브 오일을 강조하듯이, 아로마테라피스트들도 유기농, 정제하지 않는, 압착법(cold-pressed)으로 뽑아낸 오일을 쓴다 이들은 필수 비타민과, 미네랄을 함유하고 있기 때문이다. 믿을 수 있는 공급자를 선택하라.

캐리어 오일은 그것 만으로도 사용되며, 소량의 정유와 섞어서도 쓴다. 초심자는 포도씨(grapeseed) 오일을 사용하는 것이 좋다. 쉽게 사용가능하며 또 저렴하다. 다른 오일들은 대개 정유와 함께 사용하기 전에 섞어서 쓴다. 이런 오일들은 피부에 특히 좋은 감마리놀렌산(GLA, gamma linolenic acid)을 포함한다.

식물성 캐리어 오일들은 공기 중에서 쉽게 산화한다. 그래서 소량을 사서 소량의 정유와 사용하여 낭비를 막는다.

해즐넛(hazelnut), 카멜리아(camellia), 마카데미아 넛(macademia nut), 캐슈 넛(cashew nut), 올리브 오일, 해바라기 씨(safflower) 오일 등이 있다. 개인적으로 좋아하는 오일을 사용한다, 참고로 영국에서 가장 많이 쓰이는 것은 아몬드(almond) 오일이다.

오일	성질	가격	사용법
아몬드(스위트) [almond (sweet)]	맑고 연노랑, 무취, 훌륭한 윤활제, 피부에 영양 공급, 안정적	보통	몸, 얼굴, 건조피부, 습진
아프리코 커넬 (apricot kernel)	엷은 오렌지색, 약간 짙음, 안정적, 비타민 A, 영양 공급	보통	건조, 노화, 특히 안면
아보카도(avocado)	검은 그린색, 무겁고 진한 느낌 약간 향내가 나며, 안정적, 필수지방산, 비타민A,D, 영양공급 좋음, 쉽게 흡수됨	보통 이상	매우 건조하고 노화된 피부에 5~10% 첨가
보라지(borage)	황금빛, 강한 향(산화되면 없어짐), 불안정, 비타민 미네랄 GLA 풍부(23%)	고가	5~10% 탄성 증가, 보습, 건선, 습진, 조로한 피부
코코넛(coconut)	달콤한 느낌, 잘 흡수됨	보통 이상	경화를 방지하기 위해 다른 오일과 반식 섞는다.
달맞이꽃 (evening primrose)	황금빛, 흡수 잘 안됨, GLA와 비타민 E(7~9%), 재생, 소염	고가	5~10% 조로한 피부, 습진, 건선, 알러지
그레이프시드 (grapeseed)	엷은 그린, 가볍고 묽다, 불포화 지방산, 잘 흡수됨, 매우 안정	저렴	몸마사지, 지루성 피부, 여드름, 수렴제
호호바(jojoba)	최상의, 황금빛, 잘 흡수됨, 소염	고가	건조, 민감, 습진, 건선, 알러지
피치 커넬 (peach kernel)	진한 느낌, 약간 안정적, 비타민 A, E, 필수지방산, 영양, 잘 흡수됨	보통	소양증, 건조피부, 얼굴 마사지에 좋음
로즈(rosa rubiginosa)	GLA와 필수지방산이 많고, 세포 재생 효과	고가	5~10% 건조, 필링후, 갈라진, 생기없는 피부, 감염, 과색소, 반흔
콩(soya bean)	무색, 가볍고, 안정적, 잘 흡수됨, 불포화지방산, 비타민 E	저렴	몸, 얼굴 마사지에 쉽게 사용 가능
해바라기(sunflower)	황금빛, 진한 느낌, 불안정, 잘 흡수됨	보통	몸, 얼굴 마사지
맥아(wheatgerm)	노랑색, 진한 느낌, 약간 진함, 안정적, 향이 독특, 비타민 A와 E, 80% 불포화지방산	보통 이상	10~20%, 몸, 얼굴(건조, 성숙된 피부), 스트레치 마크, 반흔, 다른 오일의 산화를 막아줌

표 11-1 캐리어오일의 성질 및 사용법

아로마 마사지용 오일 블렌딩

아로마 마사지에는 2~3가지 정유를 사용한다. 두가지 이상을 사용하면, 각각 오일 사용하는 효과보다 더 높은 효과를 볼 수 있다. 어떤 오일은 서로 잘 섞이며 각각의 효과를 좀더 높여줄 수 있다. 이 시너지 효과는 피시술자 마다 각각 다르다. 이런 효과를 블렌딩 전에 미리 생각해 둔다.

마사지 블렌딩 전에 준비할 것:

- mm 단위로 눈금 달린 투명한 유리병
- 유리 막대기

유리병에 필요한 만큼의 캐리어 오일을 넣고 유리 막대기로 저으면서 정유를 방울방울 떨어뜨린다.

마사지 용 오일 양은 엄지손가락 법칙(rule of thumb)로 결정한다. 전신 마사지의 경우 10(키 작은 사람), 14(중간 키), 20 ml (큰 몸집)이다. 여자는 옷의 크기가 기준이다.

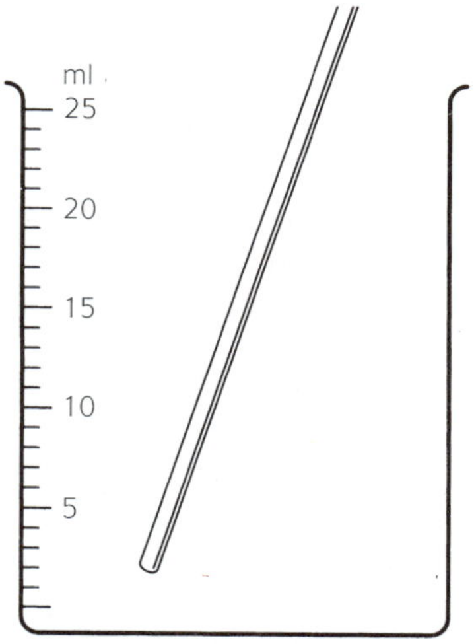

그림 11-1 섞기 위한 기구

유용한 정보

너무 많은 오일을 섞어두지 마라. 낭비의 원인이 된다.

전신 마사지 시 정유는 2%로 섞는다. 10 ml라면, 0.2 ml가 되고, 방울 수로 계산하면, 5방울이다 (1 ml가 25방울인 경우). 이런 식으로 14 ml에는 7방울, 20 ml에는 10방울을 쓴다.

얼굴마사지는 1%를 사용한다. 몸통의 반이다.

두피는 2% 혹은 1%를 쓴다. 5 ml면 충분한 양이다.

오일은 면담내용을 주의 깊게 살펴서 가장 피시술자가 좋아하고, 고객의 문제를 해결해 줄 수 있는 것으로 고른다. 1, 2, 3종의 오일을 선택할 수 있다.

블렌딩 시 고려사항

- 정유와 캐리어 오일은 피시술자의 컨디션에 따라 고른다.
- 각 오일의 향취는 피시술자에 맞아야 한다.
- 블렌딩된 오일의 향취도 피시술자에 맞아야 한다.
- 강한 향의 오일(예로, 유칼립투스)은 그것이 전체 향취가 되지 않게 소량만 사용한다.
- 각 오일은 시너지가 되어야 한다.

피시술자에 맞는 오일선택은 아로마테라피에서는 가장 중요하다. 익히 아는 바와 같이 오일을 섞으면, 효과는 시너지가 된다. 어떤 오일은 서로 방해하여 섞으면 안된다. 피시술자가 좋아하고, 그의 문제를 해결할 수 있으면 훌륭한 첫 걸음이 될 것이다.

서로 잘 섞이는 오일은 이미 10장에서 예시했다.

안전한 실습 지침

같은 오일은 장시간 사용하지 마라. 효과가 떨어지기 때문이다. 때때로 오일을 변경해서 사용 하는 것이 현명하다.

블렌딩 할 때는 피시술자의 문제를 고려해서 블렌딩한다. 예로, 그가 일에 두려움이 있고 항상 감기 비슷한 증상을 갖고 있다면, 다음과 같이 블렌딩 해보라.

- 시원한, 진정시키는 기능의 에스테르.
- 감기증상 완화시키는 옥사이드.
- 기관지 증상이 있다면 점액을 용해시키는 케톤류.

그래서 사용 가능한 오일 중 당신이 생각해두고, 피시술자가 좋아하는 오일을 사용한다. 즉, 라벤더, 유칼립투스, 로즈마리 등이다. 경험이 쌓이면 본능적으로 블렌딩을 할 수 있다.

상담(Consultation)

치료계획을 세우기 전에 전반적이고, 세세한 면담이 필요하다.

실습사항

3, 10장의 상담 내용을 다시 보라.

주의점

상담 시 고려사항

1. 의료적 배경
   - 금기사항
   - 문제부위
2. 생활습관
3. 개인 성격
   - 성질
   - 감정상태

상담과정은 아로마 마사지에 특히 중요하다. 마사지와 오일의 효과를 고려해야 하기 때문이다.

상담의 목적은 피시술자에게 첫째, 안전해야 하고 둘째, 어떤 것이 가장 효과적인 가를 아는 것이다.

상담 과정은 3장에서의 의료적 배경을 밝히고, 9장에서의 생활 습관, 성격, 성질, 감정상태를 포함해야 한다.

치료 전반에 걸쳐서 면담은 계속 이루어져야 한다.

동료를 피시술자로 하여, 그에 맞는 오일 선택을 위한 면담을 시행해 보라. 적절한 정보를 얻기 위한 질문이었는지를 그에게 평가하게 해보라.

상담 후 치료계획 (Treatment plan following full consultation)

- 피시술자의 주, 부 문제를 알아서 치료의 목적을 결정한다.
- 사용가능한 오일을 나열해본다.
- 2~3개를 고른다.
- 피시술자가 각 오일을 냄새맡게 해본다.
- 피시술자가 블렌딩을 냄새맡게 해본다.

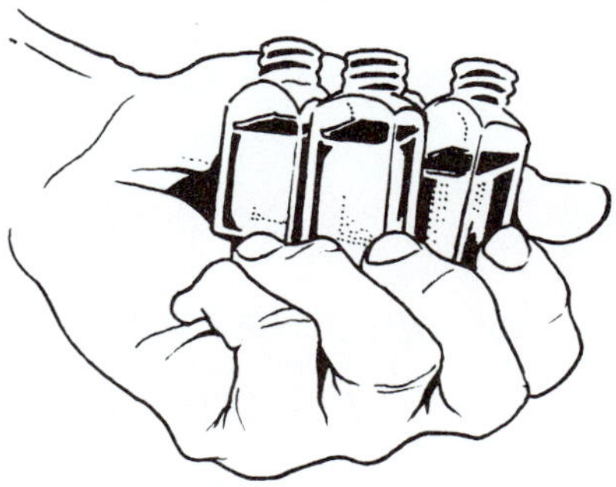

그림 11-2 피시술자가 오일을 선택하게 하라.

치료 방법을 결정한다

- 몸통 마사지
- 몸통 마사지와 안면 마사지
- 부분 마사지

치료 간격과 비용에 관한 동의

대부분 피시술자들은 치료가 한 시리즈로 이어지는 것을 불편해 한다.

처음에는 1주에 두 번, 그 후 1주에 한번 정도로 하면 적절하다. 예외는 있지만, 오일이 몸에 잔류하는 시간이 72시간 정도이기 때문이다. 스트레스성 증상을 가진 피시술자에게는 좀더 강한 치료법을 쓴다.

일단 치료방법과 치료간격이 결정되면, 치료 계획을 세운다.

주의점
피시술자가 스케줄을 동의할 수 있는지가 중요하다. 치료기간과 치료 횟수를 서로 상의한다.

치료 계획의 일례

중년 여성의 상담후 치료목적은 다음과 같다.

- 전신 이완(매우 바쁘고 긴장된 생활 방식)
- 혈액 순환 개선(손, 발 차가움)

치료 간격은 다음과 같다고 설명한다.

- 6주 이상 정도가 적당하다.
- 전신 아로마마사지를 2주 간격으로, 얼굴, 손, 발 마사지를 사이 사이에 시행 비용은 요금표에 적힌 대로 받는다.

주의점
코스 형태로 미리 선금을 받는 것은 고객에게 혜택을 줄 수 있고 시술자를 돕는 역할을 한다.

이완을 위한 오일들

- 라벤더

- 제라늄
- 로만 케모마일
- 후랑킨센스

순환 개선을 위한 오일들

- 로즈마리
- 주니퍼
- 블랙페퍼
- 레몬

피시술자에게 잠시 냄새 맡게 하고 좋은지 아닌지를 물어본다. 라벤더와 로즈마리 오일 두 개를 골랐으면, 각각 또는 합쳐서 맡게 해본다. 피시술자가 동의하면 블렌딩을 한다.

주의점
어떤 금기사항이라도 검토하라.

- 전신 마사지에는 15 ml가 사용되므로 7방울(라벤더 5, 로즈마리 2)을 만든다.
- 얼굴 마사지에는 6 ml가 필요하므로 라벤더 2, 로즈마리 1방울을 사용한다.

오일은 두 종류 이상 쓰더라도 네 종류 이하로 사용한다. 세 종류로 많이 쓰는데 라벤더 4, 로즈마리 2, 로만 케모마일 1방울이 좋다. 블렌딩을 집에서 쓸 수 있게 제공하던지, 아로마 샵에서 구입할 수 있게 해도 좋다.

집에서의 보조 치료

집에서의 보조 치료로서 아로마 용품을 구입하게 한다. 치료의 보조로서 목욕(bath)오일을 사용하게 하는 경우도 있다. 흡입용으로 손수건에 사용할 오일을 제공할 수도 있다. 다이어트와 운동 요법도 아로마테라피의 보조 요법으로 권장한다.

피시술자가 다음 번 치료를 위해 방문하면, 전번 치료의 효과를 항상 토의하고, 좀 더 맞는 오일을 새로 만들어줄 마음가짐을 가지고 있어야 한다.

유용한 블렌딩

15 ml에 7방울을 사용한다

수면 유도

- 라벤더 4, 로만 케모마일 2, 클레어리 세이지 1
- 라벤더 4, 일랑일랑 2, 로만 케모마일 1
- 샌달우드 3, 주니퍼 2, 사이프레스 2

스트레스

- 샌달우드 3, 클레어리 세이지 2, 주니퍼 2
- 후랑킨센스 2, 베티버 2, 라벤더 2

- 만다린 3, 버가못 2, 모로칸 케모마일 2

피곤할 때 기분전환

- 버가못 3, 샌달우드 2, 로만 케모마일 2
- 레몬그라스 2, 밴조인 2, 샌달우드 2
- 로즈마리 3, 페퍼민트 3, 제라늄1

운동 후 통증

- 주니퍼 3, 유칼립투스 2, 로만 케모마일 2
- 진저 3, 블랙페퍼 2, 로즈마리 2
- 라벤더 3, 저먼 케모마일 2, 레몬그래스 2

감기 기침

- 로즈마리 3, 유칼립투스 2, 만다린 2
- 라벤더 3, 페퍼민트 2, 타임 리날룰 2
- 파인 3, 유칼립투스 2, 마조람 2

실습사항

블렌딩 기록을 보관한다. 사용량과 환자의 반응도 기록한다.

심화 지침

다음의 질문에 답하라.

1. 노인의 건조한 피부에는 어떤 캐리어 오일이 좋은가?
2. 캐리어 오일 속의 감마리놀렌산이 왜 좋은가?
3. 다음 피술자에게 적합한 정유를 만들어보라.
    a) 매우 스트레스 받는 생활 습관
    b) 매우 기운 없을 경우
    c) 체중과 셀룰라이트 문제
    d) 정원 가꾸기로 경직, 통증 있는 상태

기타 정유 사용법

정유는 마사지 이외의 방법으로 사용이 가능하다. 크림이나 안면 마사지 팩에 넣어 사용할 수 있고, 압박대나 목욕용품과 같이 사용할 수 있으며, 공기 중에 발향 시킬 수도 있다.

압박대(Compresses)

압박대는 찬 것, 뜨거운 것이 있다. 2-3방울을 뜨거운 물에 떨어뜨려

천이나 플란넬을 적신다. 아픈 부위에 착용한다. 마사지 받는 동안 등이나, 관절에 적용하면 특히 유효하다.

냉찜질에서는 같은 방법으로 준비하며, 두통의 경우 이마에 또는 관절 염좌에 적용한다.

안전한 실습 지침

압박대의 온도를 체크하라. 너무 뜨겁거나 차지 않게 한다.

발향법(Diffusion)

대기 중에 발향시키는 방법은 여러 가지이다. 가장 흔한 방법은 발향기를 사용하며 2~3방울 사용한다. 전구를 사용해서 발향할 수도 있다. 전기 발향기도 최근에 사용된다.

안전한 실습 지침

항상 발향기가 쓰러지지 않게 주의하여야 한다.

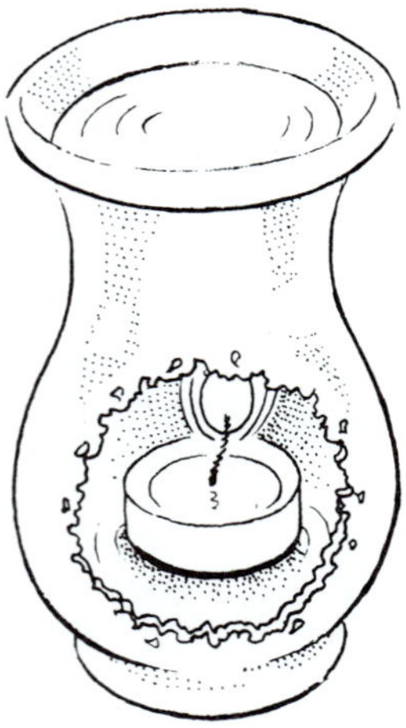

그림 11-3 발향기

흡입법(Inhalation)

정유 2~3방울을 뜨거운 물에 뿌리고, 머리 위쪽을 수건으로 막아 증기가 도망가지 않게 하여 증기를 흡입한다. 작은 통속에 손수건이나 솜을 넣고 1~2방울을 떨어뜨린 후 직접 흡입한다.

목욕법(Home baths)

목욕물에 들어가기 직전에 정유를 직접 뿌리거나, 캐리어 오일 소량과 섞어 뿌린다. 정유를 직접 뿌리면, 물에 들어가기 전에 이미 발향이 되어 오일과 피부가 만나지 못한다. 캐리어 오일과 섞은 경우에는 목욕 중에 졸면 안 된다.

목욕법의 블렌딩

- 이완을 위해서 – 라벤더 6, 제라늄 4 혹은 로만 케모마일 7, 바질 3
- 감기 – 파인 6, 유칼립투스 6
- 통증 완화 – 로즈마리 4, 로만 케모마일이나, 주니퍼 3

이런 모든 방법들은 아로마 마사지의 보조요법으로 사용된다.

핵심용어

이들 단어의 의미를 알아야 한다. 본문이나 용어(glossary)에서 이 단어들을 확인하라.

- 블렌드(blend)
- 캐리어 오일(carrier oils)
- 압박대(compress)
- 발향(diffusion)
- 흡입법(inhalation)
- 시너지(synergy)
- 치료 계획(treatment plan)

아로마테라피 마사지

(AROMATHERAPY MASSAGE 줄여서 아로마마사지로 표기할것임)

12

이번 장의 주요 목표는 다음과 같다.

- 피시술자에게 아로마마사지를 준비할 것
- 마사지의 원칙을 아로마마사지에 적용할 것
- 지압(acupressure)의 원칙을 마사지에 적용할 것
- 지압(acupressure)과 마사지의 원칙을 얼굴과 헤드 마사지에 적용할 것
- 아로마마사지 후에 피시술자에게 가정에서 할 수 있는 것을 조언할 것
- 의료분야에서의 아로마마사지에 대한 설명

정유의 사용법은 광범위하지만 마사지에 널리 쓰이고 특히, 아로마마사지에 더욱 그렇다.

마사지는 직접 접촉의 의미뿐만 아니라, 정유의 효과 때문에 그러하다. 마사지는 오일을 몸에 주입시키는 효과적인 방법이다. 피부에서 오일을 흡수하기 때문에 마사지에 걸리는 시간보다도 짧은 시간에 유용한 만큼의 오일이 벌써 혈관 속에 들어가있게 된다. 보통 아로마마사지의 조건과 법규는 제12장에서 이야기 했듯이 보통 마사지의 그것들과 같다.

아로마마사지의 효과는 다음과 같다.

- 마사지의 효과
- 사용된 오일의 효과

아로마테라피 오일은 일반 마사지로 몸 안에 주입할 수 있지만 다른 아로마테라피스트들은 자기가 배우고 경험한 바에 의해서 사뭇 다른 방법을 사용한다. 그러나 보통 아로마마사지는 이완 마사자로서, 주로 에플루라지(effleurage)와 스트로킹(stroking)으로 이루어져 있고 두드림(percussion)이나 더 격렬한 페트리사지(petrissage)는 하지 않는다. 대신에 지압(acupressure), 시아추(shiatsu), 신경근 기법(neuromuscular techniques)처럼 손가락 압박(finger pressure)법을 사용한다.

안전한 실습 지침

아로마마사지의 금기사항

- 마사지의 부적응증
- 오일에 대한 부적응증
- 지압에 대한 부적응증

지압(Acupressure)

이것은 경혈점을 침이 아닌 압박(pressure)으로 다루는 치료시스템이고 종류가 많다. 경혈점은 12개 경맥에서 찾을 수 있다. 몸의 시스템을 지배하는 이런 경맥은 에너지의 흐름이다(그림 8-3).

경맥에 압박을 가하면, 주변 신경과 조직이 반응을 하며 그 경맥과 다른 경맥에까지 영향을 미친다. 경혈점의 철학적 근거는 중국전래 의료시스템에서 나왔지만, 대부분 동양 사회에서도 마사지에 압박법(pressure)을 사용했었다. 비슷한 것을 일본의 시아추나 인도 헤드 마사지, 반사요법에서 볼 수 있다.

이런 방법들이 기를 회복시켜서 음과 양의 조화를 이루는 방법들이다.

지압은 부드럽게 시행하는 스트로크가 없고, 오직 누르고, 스트레칭(pressure and stretching)시키는 데 이것이 보통의 스웨디쉬 마사지와 방식이 다르다. 하지만 다섯 개의 손가락으로 압박하는 것은 서구식 방법과 유사하며 경맥에 대한 지식이 첨가되면 더욱 그럴 수 있다. 경맥을 따라서 엄지나 손바닥으로 미끄러 지듯이 압(sliding pressure)을 주는 것은 오일을 사용하므로 아로마마사지에 특히 유용하다.

압(pressure)

압을 사용할 때는 보통 엄지가 유용한 도구가 된다. 왜냐면 경혈점은 엄지 손가락 크기의 움푹한 곳에 놓여있기 때문이다. 손목뼈 부분은 엉덩이 같은 넓은 부위에 사용한다.

압은 안정되게 조절된 방식으로 몸무게를 실어서 행해진다. 찌르거나, 거칠게 다루는 것은 안되며, 적절히 가볍게, 적절히 천천히, 지속적으로 압을 가한다. 미끄러 지듯이 압(sliding pressure)을 주는 기법을 사용할 때에는 미끄러짐 자체를 지속적으로 하며 피부나 털이 끌리는 불쾌감을 주면 안된다.

등이나 가슴에 압박을 할 때는 압박 시 숨을 내쉬고, 압박을 풀 때 숨을 마시게 한다.

압박은 보통 한 부위에 한번만 한다. 반면에 전통 마사지에서는 스트로크(strokes)의 시간과 속도에 따라 여러 번 움직이는 것(movement)이 보통이다.

주의점
손과 눈으로 피시술자의 반응을 관찰하라.

안전한 실습 지침

지압의 금기사항은 마사지의 그것과 같다. 아픈 부위 짓무른 부위는 하지 말고, 통증이 생기면 아주 가볍게 압박한다. 손톱이 살 속으로 파고들지 않게 조심하라.

아로마테라피의 체계적 순서

- 상담(consultation) – 첫 대면 시는 약 30분은 소비하라.
- 상담카드를 완벽히 작성하라.
- 피시술자의 사인을 받아라.
- 마사지와 오일에 대한 반적응증을 살펴라.
- 적절한 오일을 선택하고 피시술자가 받아들이는 지를 살펴라.
- 블렌딩된 오일을 피시술자가 받아들이는지를 살펴라. 몸통 마사지는 2%, 얼굴 마사지는 1%로 만든다.
- 오일, 크림, 타올, 솜, 티슈가 주변에 있나 살핀다.
- 피술자에게 소변을 보게 한다.
- 적외선 조사를 해서 몸을 덥힌다. 그러나 사우나, 증기목욕(steam bath)는 필요치 않다.
- 피시술자를 따뜻한 곳에 눕히고 타올로 잘 커버한다.
- 머리카락은 가볍고, 느슨한, 천이나 타올로 가린다.
- 두피를 포함한 마사지라면 머리에 기름을 발라도 되냐고 묻는다.
- 얼굴 마사지를 하려면, 얼굴을 딥클린스(deep cleanse)한다.
- 피시술자의 손에 1% 블렌딩을 소량 주어 흡입하게 하고, 빰을 가볍게 스트로크(stroke)하게 한다. 2% 블렌딩 밖에 없으면, 소량을 피시술자의 인중에 바른다.

주의점
치료 중에는 그 부위만 커버를 벗긴다.

안전한 실습 지침

눈이나 눈꺼풀에 오일이 안들어가게 하라.

아로마 마사지 치료의 순서와 타이밍은 제6장에서 얘기한 마사지 순서에 맞게 적용될 수 있다.

얼굴, 두피를 포함한 전신 아로마마사지의 순서와 타이밍

전체 시간: 1시간 30분

피시술자는 엎드려서 손을 이마 밑이나 옆으로 둔다.

1. 등, 가장 큰 부위 오일흡수가 빠르다 – 20분
2. 왼다리 후면과 엉덩이 – 5분
3. 오른다리 후면과 엉덩이 – 5분

피시술자는 눕는다(필요하면, 베개를 머리 밑에 넣는다).

4. 왼발 전면과 발 – 10분
5. 오른발 전면과 발 – 10분

6. 복부 – 5분
7. 오른팔 – 5분
8. 왼팔 – 5분
9. 두피 – 5분
10. 얼굴과 어깨 – 20분

체계적 마사지 순서는 시술자와 피시술자에 맞게 적용할 수 있다. 여기의 체계적 순서는 등을 먼저하여 오일을 충분히 흡수 시키는 것이지만, 얼굴과 두피를 먼저 할 수도 있다.

등(Back)

등의 순서(Suggested routine for the back)

전체 등을 어깨에서 엉덩이까지 노출 시킨다(6장에서 설명 하지 않은 동작만 자세히 기술한다).

1. 완전한 등 스트레치(full back stretch)(한번만 시행)

스탠스 피시술자와 엇갈리게 걷기 또는 가랑이를 크게 벌린–서기 넓이(walk or stride- stance)

손 팔꿈치를 펴고 한 손은 등 상반부에, 다른 손은 꼬리뼈(sacrum)에, 팔을 엇갈리게 놓는다. 등뼈(spine) 전체를 쭉 펴준다, 이때 마사지 테이블 쪽으로 누르는 감이 있으면 안된다.

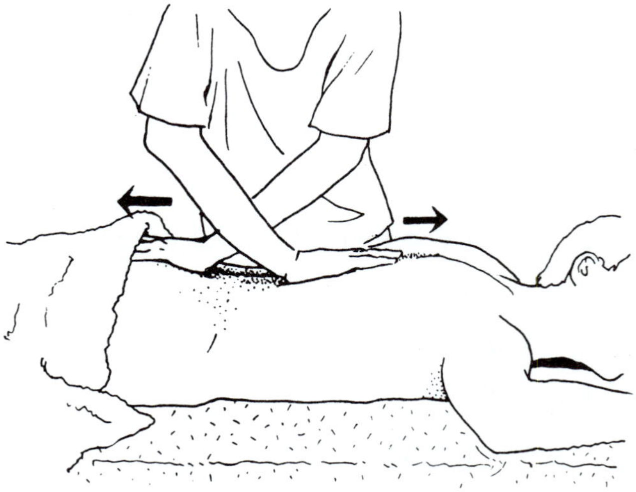

그림 12-1 완전한 등 스트레치(full back stretch)

2. 머리 기저부(skullbase) 압박(pressure) [한번만 시행]

스탠스 머리를 보면서 걷기-서기 자세

손 한 손으로 머리를 지지하고 다른 손으로 압을 가함.

왼손으로 지지하고 오른손 엄지 손가락으로 바깥에서 중앙으로 머리 기저부의 뼈를 누른다. 반대편 오른 쪽은 가운데 손가락으로 똑같이 누른다(반복한다).

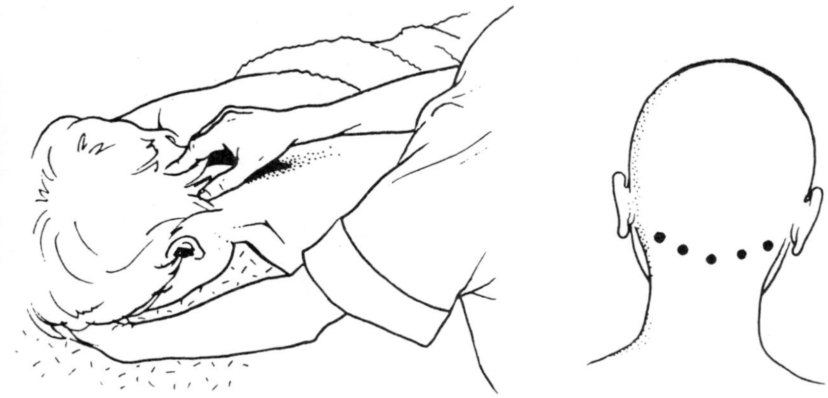

그림 12-2 머리 기저부 압박

3. 등에 오일 바르기

만들어 놓은 오일의 1/3 가량이 소모된다. 쓸어 올리는 에플루라지 방식으로 바른다.

4. 역 에플루라지, 제6장 참조

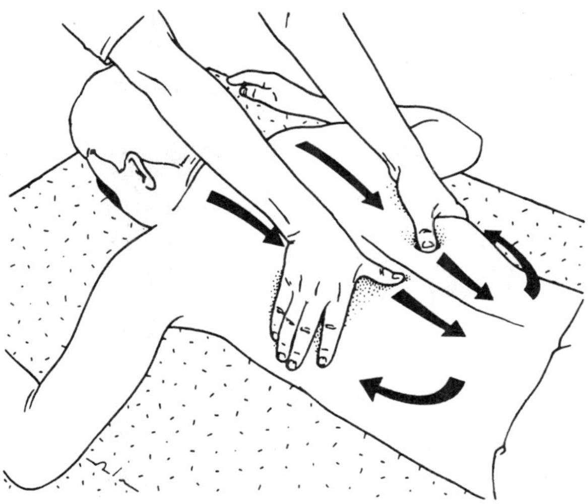

그림 12-3 역 에플루라지(effleurage) [방향 유의] (밀착감 있게 등 쓰다듬기)

5. T자모양 에플루라지(T-shaped effleurage), 제6장 참조

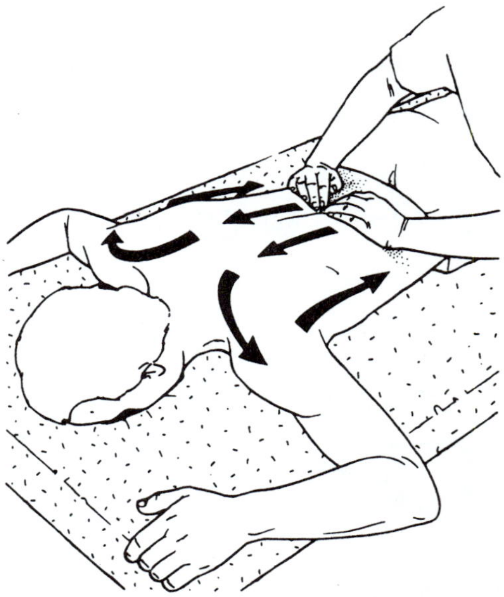

그림 12-4 T자모양 에플루라지(T-shaped effleurage) [방향 유의]

6. 견갑골(scapula) 주위의 원형 스트로크(stroking around the scapula), 제6장 참조

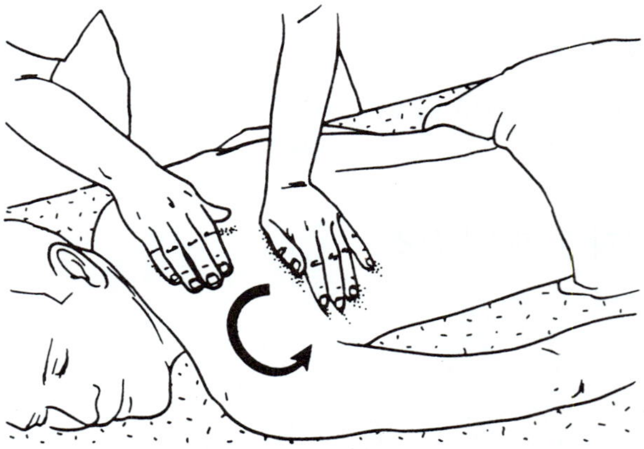

그림 12-5 견갑골(scapula) 주위의 원형 스트로크(stroking around the scapula) [원 그리듯 어루만지기]

7. 견갑골(scapula) 주위의 8자 모양(figure of eight around the scapula), 제6장 참조

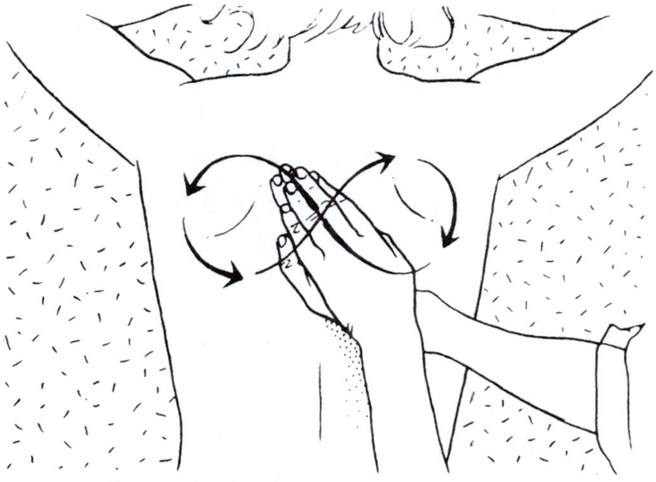

그림 12-6 견갑골(scapula) 주위의 8자 모양 (figure of eight around the scapula)

8. 등뼈 한쪽으로 압박해 내려가기(Pressure down one side of the spine) [한번만 시행]

스탠스 피시술자와 엇갈리게 걷기-가랑이를 넓게 벌리고 서기(walk or stride- stance)

손 손 끝은 어깨 높이의 등에 가볍게 놓고, 엄지끼리 마주보게 한다. 엄지는 척추와 근육(erector spinae muscle) 사이의 움푹 패인 곳에 놓는다. 부드럽지만 안정되게 누른다. 누를 때 피시술자는 숨을 내쉰다. 4~5를 셀 동안 누르며 (피시술자가 이완 보다는 자극을 원하면 좀더 빨라질 수 있다) 엄지를 떼면서 조금 아래로 이동한다. 이때 피시술자는 숨을 들이쉰다. 이렇게 하여 척추 한쪽을 다 한다. 엄지는 척추 사이에 자연스럽게 놓여야 한다.

주의점
척추 옆면을 압박해 내려가기

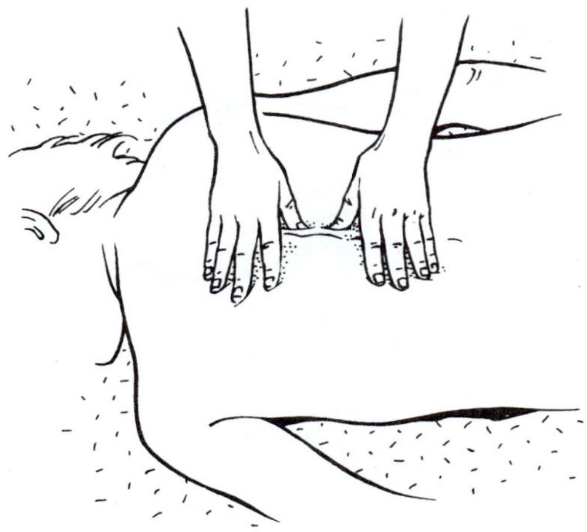

그림 12-7 척추 옆면을 압박해 내려가기

9. 같은 편 눌러 내리기(pressure down the same side)[한번만]

스탠스　8과 같다.

손　　8과 같은 위치에 놓는다. 양 엄지는 지속적으로 누르고(pressure) 압을 유지시킨다. 오른손 엄지를 왼손 엄지 쪽으로 밀고 내려가며, 두 엄지가 만나면, 다시 왼손 엄지를 1인치 밀고 내려간다. 꼬리뼈 위치까지 내려가면, 엄지를 들고, 손가락을 미끄러지듯이 어깨 높이까지 반복하여 압을 주고, 그 후 반대 편을 시술한다.

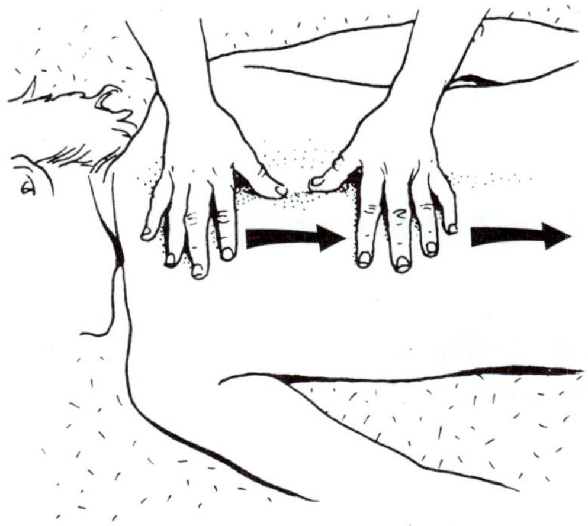

그림 12-8　척추 눌러 내리기(pressure down the side of the spine)

10. 등뼈 한쪽으로 압박해 내려가기(Pressure down other side of the spine) [한번만 시행]

8과 같이 한다.

11. 반대 편 눌러 내리기(pressure down the same side) [한번만]

9와 같이 한다.

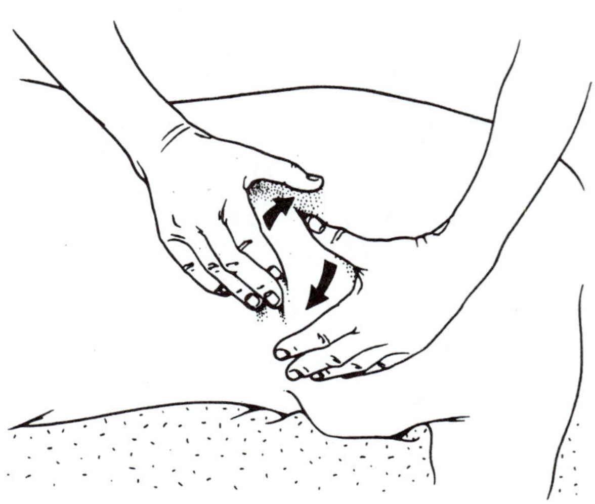

그림 12-9　등의 옆면을 비틀기(wringing)

12. 등의 옆면을 비틀기(wringing)

제6장 참조

13. 등의 옆면을 롤링하기(말아 올리기 rolling)

제6장 참조

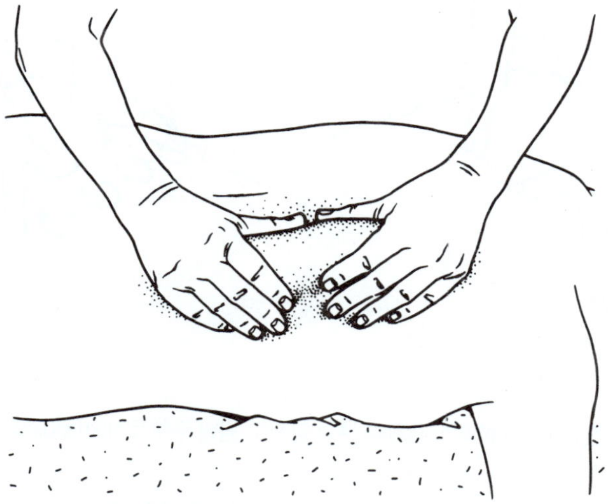

그림 12-10 등의 옆면을 롤링하기(말아 올리기 rolling)

14. 림프절(lymph nodes) 쪽으로 에플루라지(하경부, 겨드랑이, 서혜부 – lower cervical, axillary, inguinal)

제6장 참조

15. 요추(lumbar) 부위로 횡 스트로크(transverse stroking to the lumbar region)

제6장 참조

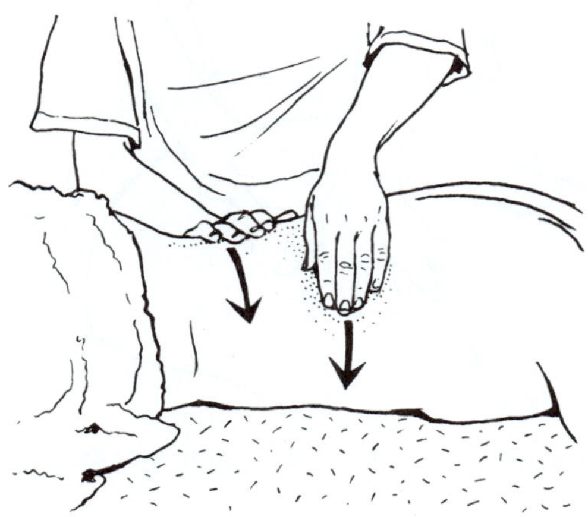

그림 12-11 요추(lumbar) 부위로 횡 스트로크

16. 천골(sacrum)과 장골(iliac) 부위 엄지로 원형 주무르기(kneading)

스탠스 몸쪽으로 걷기-서기 자세

손 허리 부위이고, 엄지는 척추 바로 옆에 둔다.

엄지로 압박하고, 장골 윗면을 따라서 바깥쪽으로 작은 원을 그린다. 1인치 정도 아래 척추 옆으로 엄지를 놓고 원운동을 계속한다. 두 번씩 네 번 정도를 시행한다.

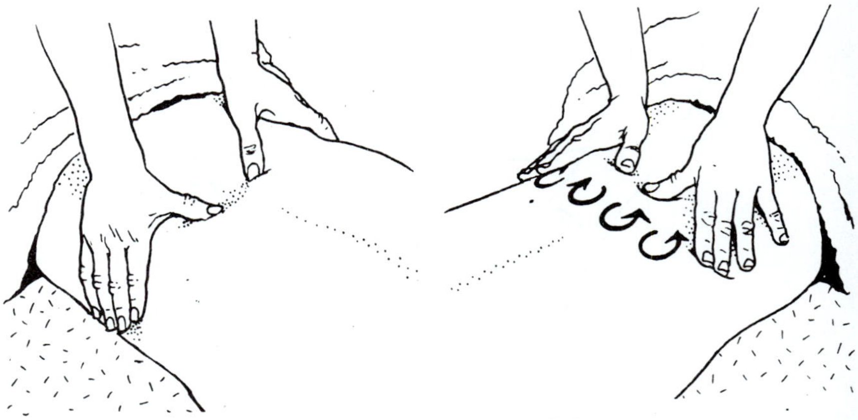

그림 12-12 천골(sacrum)과 장골(iliac) 부위 엄지로 원형 주무르기(kneading)

이것이 끝나면, 손가락이나 손목뼈 부위로 엉덩이를 잠시 잡았다가 놓아준다.

17. 손을 바꿔가며 등 옆 부위 에플루라지하기

스탠스 몸쪽으로 걷기-서기 자세

손 한 손은 척추 맨 아래부터 위 바깥 쪽으로 밀어 올리고, 반대편은 그보다 약간 위에서 같은 움직임을 한다. 등 전체를 이같이 한다. 반대편에도 같이 한다.

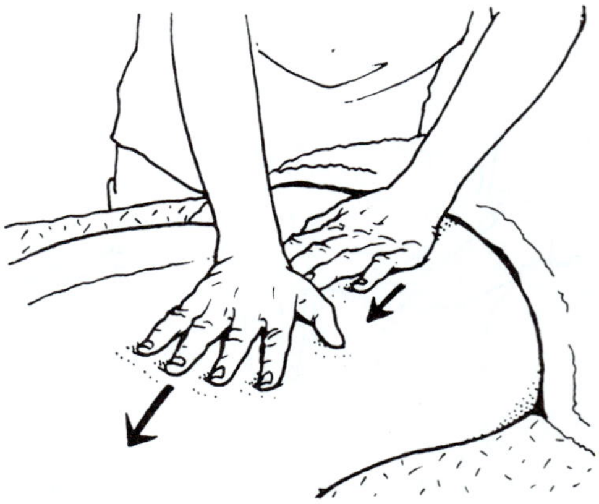

그림 12-13 손을 바꿔가며 등 옆 부위 에플루라지하기 (밀어 올리기)

18. T자 모양 에플루라지

심화 지침

등 마사지를 20분 안에 물 흐르듯 할 수 있도록 연습하라.

만들어 놓은 오일의 1/3 가량이 소모된다.

다리 후면의 순서

6장에서 기술된 것은 자세한 설명을 생략한다.

1. 다리 후면에 오일 바르기

에플루라지 방법으로 양쪽 발, 엉덩이 전체에 오일을 바르고 치료받지 않는 다리는 타올로 가린다.

2. 다리 전체길이로 손을 바꿔가며 평평한 손으로 에플루라지(flat handed effleurage)하기

스탠스 활보 넓이로 피시술자와 엇갈리게 선다.

손 양 손을 컵 모양으로 만들어 한 손은 발목부위에 다른 손은 무릎부위에 안정되게 올려 놓고, 손가락이 아닌 손바닥으로 압을 가한다.

양 손을 서로의 간격을 유지하고, 천천히 지속적으로 압을 주면서 위쪽으로 이동시킨다. 아래 손이 무릎에 닿고 위 손이 대퇴부 상부에 도달하면, 손을 떼며 양 손은 원점으로 되돌아온다. 아래 손이 다시 무릎으로 올라가면서 윗손은 발목에 내려가서 똑같이 반복한다. 항상 양 손을 다 떼지는 말고, 여러 번 반복한다.

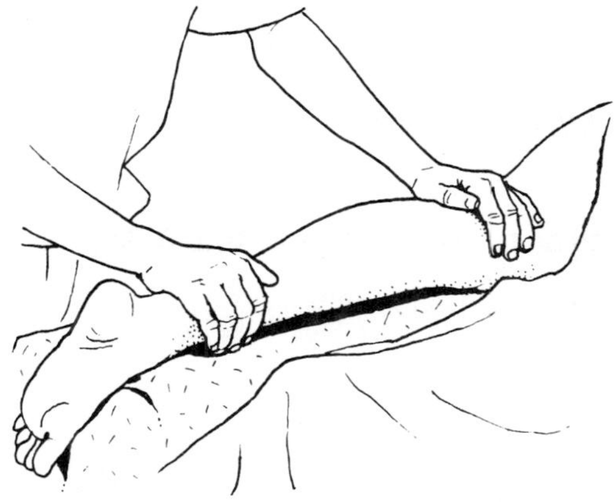

그림 12-14 다리 전체길이로 손을 바꿔가며 평평한 손으로 에플루라지

3. 대퇴부와 엉덩이 링잉하기

제6장 참조

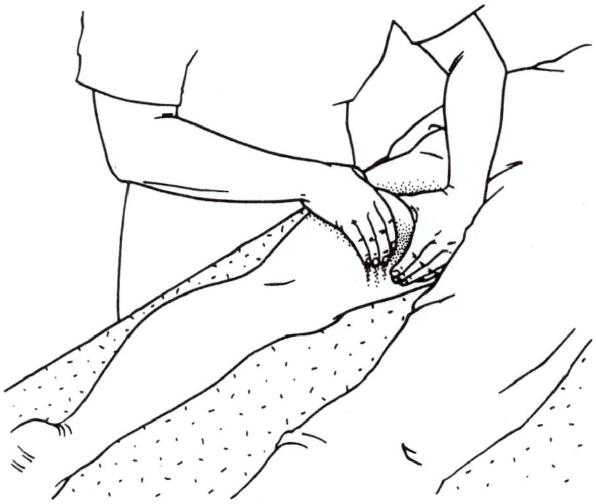

그림 12-15 대퇴부와 엉덩이 링잉하기 (비틀어 주기)

4. 대퇴부와 엉덩이 에플루라지

제6장 참조

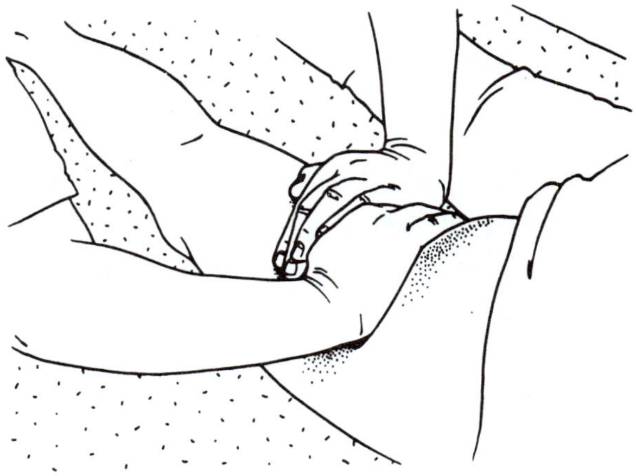

그림 12-16 대퇴부와 엉덩이 에플루라지

5. 손을 번갈아가며 대퇴부 중앙선에 미끄러지듯이 압을 가하기

스탠스 몸을 보며 걷기-서기 자세

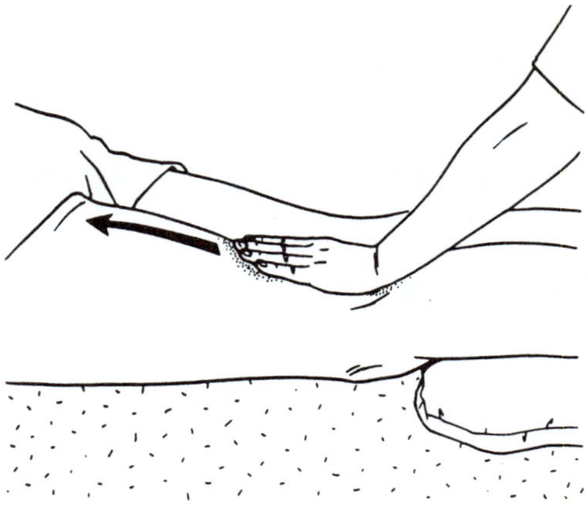

그림 12-17 번갈아가며 대퇴부 중앙선에 미끄러지듯이 압을 가하기

손 한 손은 무릎 바로위 대퇴부 중앙에 놓고 손가락은 위를 가리킨다.

안정되게 매우 깊은 압을 가하면서 천천히 엉덩이 기저부까지 밀어올리며, 손을 떼기 전에 다른 손으로 같은 시술한다.

6. 대퇴부 전체 에플루라지

제6장 참조

7. 무릎 굽힌채 종아리에 한 손 에플루라지

스탠스 무릎 부위에서 마사지 테이블 위를 향해 걷기-서기 자세

손 한 손은 발목 아래 부위에서 다리를 잡아 들고, 무릎을 직각으로 구부린다.

다른 손은 종아리, 발목 바로 위에 컵모양으로 만들어 굳게 손바닥 압을 가하며 무릎으로 스트로크한다. 여러 번 반복하고, 다리를 부드럽게 내려 놓는다.

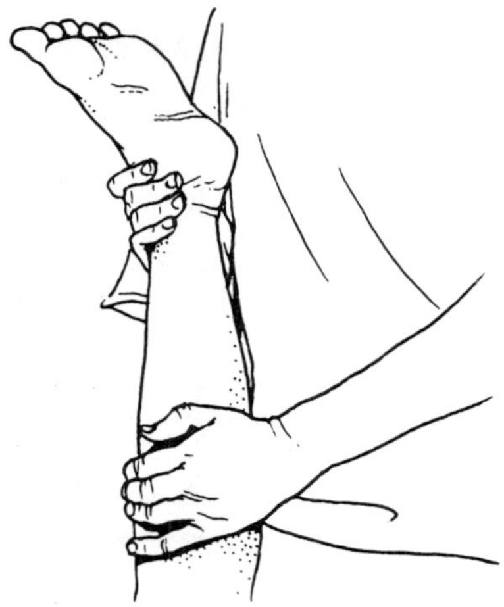

그림 12-18 무릎 굽힌 채 종아리에 한 손 에플루라지

8. 엄지로 발목에서 무릎까지 미끄러 지듯이 압을 가하기

스탠스 마사지 테이블 끝에 선다.

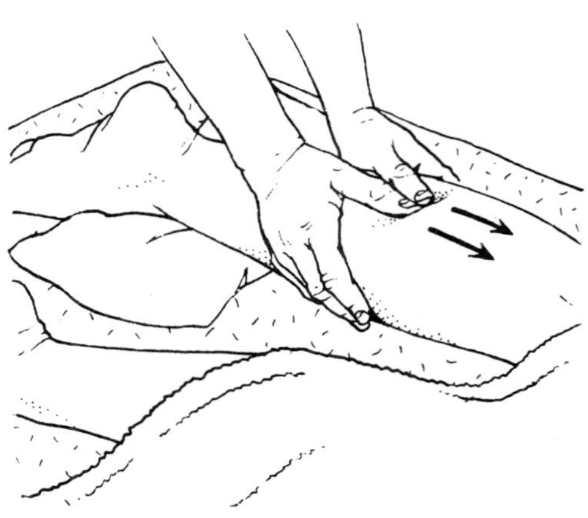

그림 12-19 엄지로 발목에서 무릎까지 미끄러 지듯이 압을 가하기

손 　양 엄지가 종아리 가운데에 가까이 올라오게 발목에 컵모양의 손을 댄다.

엄지 끝을 모으고 엄지 전체와 손 바닥에 힘을 골고루 주어서 무릎까지 미끄러 지듯이 압을 가한다. 내려올 때는 힘을 뺀다. 반복한다. 오일을 바른 상태에서는 스타킹 봉합선 같은 모양을 남겨야 한다.

9. 전체 다리 후면에 에플루라지

6번 동작의 반복이다.

1-9번을 반대편 다리에 반복한다. 다리 앞면을 하기 위해 피시술자를 돌아 눕히고, 적절히 베개를 끼운다.

다리 전면의 순서

제6장에서 기술된 것은 자세한 설명을 생략한다.

양발, 양 다리에 나머지의 1/3 오일을 사용하여 굳게 쓸어내리듯 에플루라지한다.

1. 다리 전체의 측면, 전면을 에플루라지(제6장 참조)

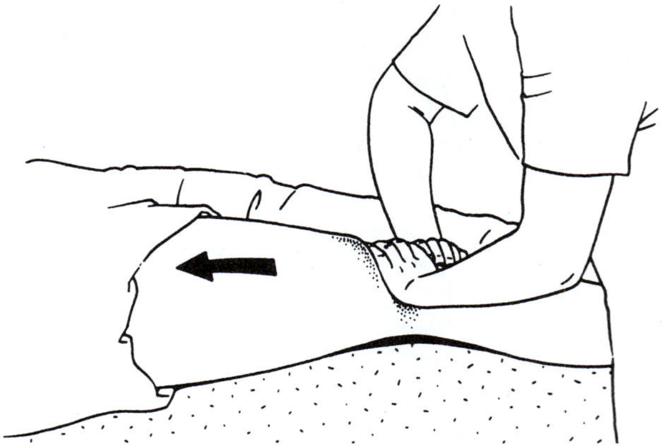

그림 12-20 무릎 굽힌 채 종아리에 한 손 에플루라지

2. 대퇴부 에플루라지

제6장 참조

3. 대퇴부 양손 니딩

제6장 참조

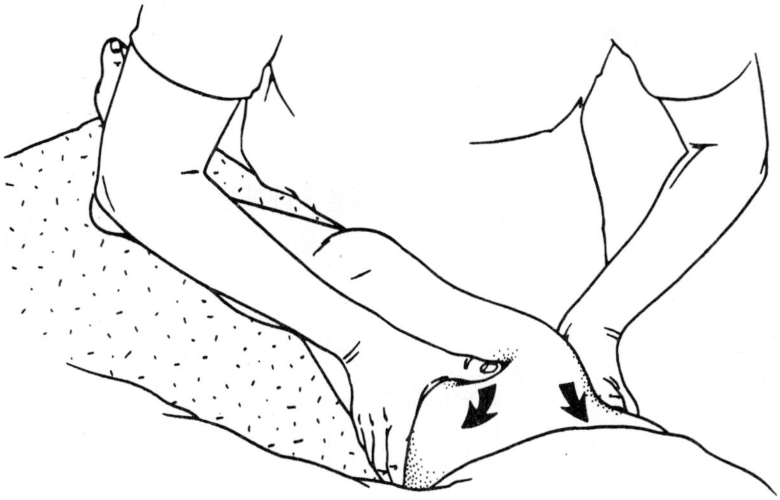

그림 12-21 대퇴부 양손 니딩

4. 대퇴부 근육 링잉

제6장 참조

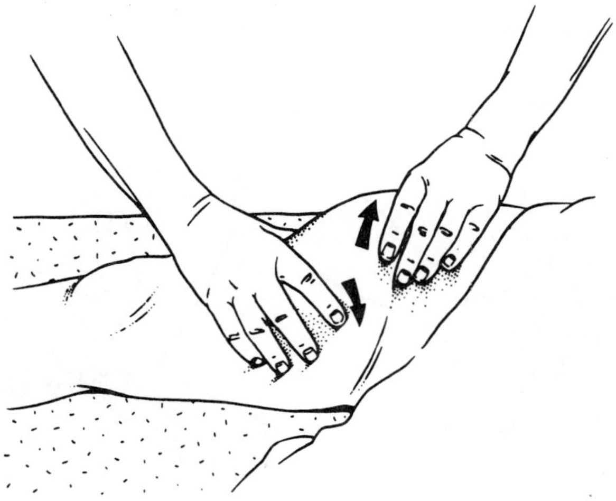

그림 12-22 대퇴부 근육 링잉

5. 무릎 부위 스트로크

제6장 참조

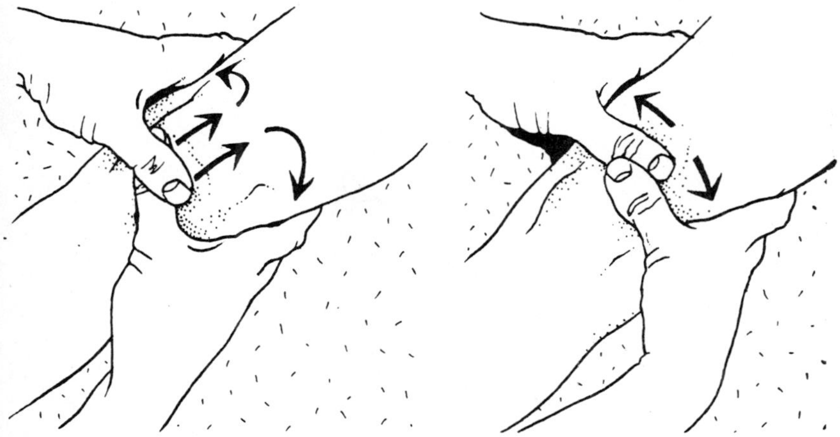

그림 12-23 무릎 부위 스트로크

6. 발과 다리 에플루라지

스탠스 마사지 테이블 끝에서 걷기-서기 자세

손 하나는 발바닥, 하나는 발등에 놓는다.

종아리 측면으로 무릎까지 에플루라지한다. 엄지의 패드가 전면의 경골근(tibialis muscle)을 부드럽게 누르면서 내려온다.

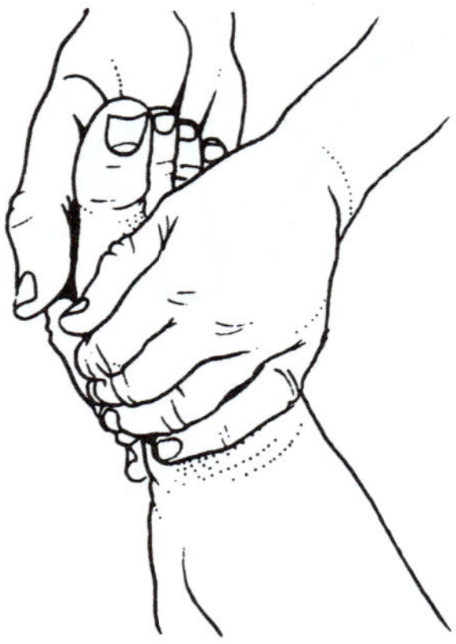

그림 12-24 발과 다리 에플루라지

7. 발에 에플루라지(제6장 참조)

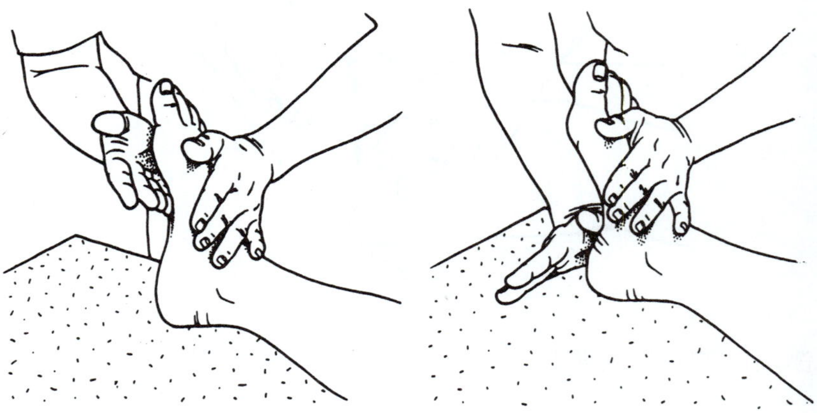

그림 12-25 발에 에플루라지 (밀착 쓸어주기)

8. 발바닥 니딩

제6장 참조

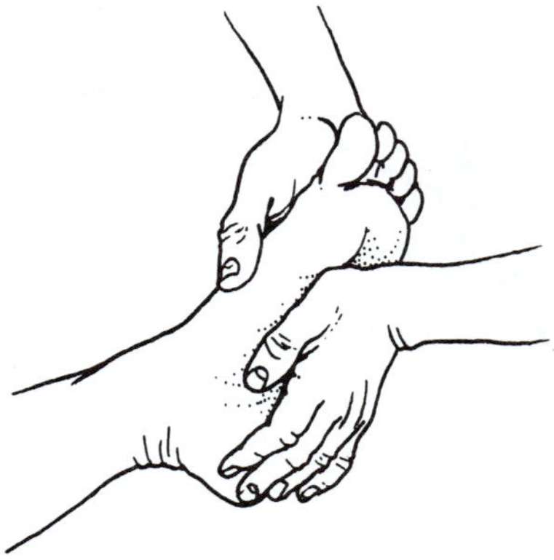

그림 12-26 발바닥 니딩 (원 그리듯 마사지)

9. 발등 엄지 스트로크

제6장 참조

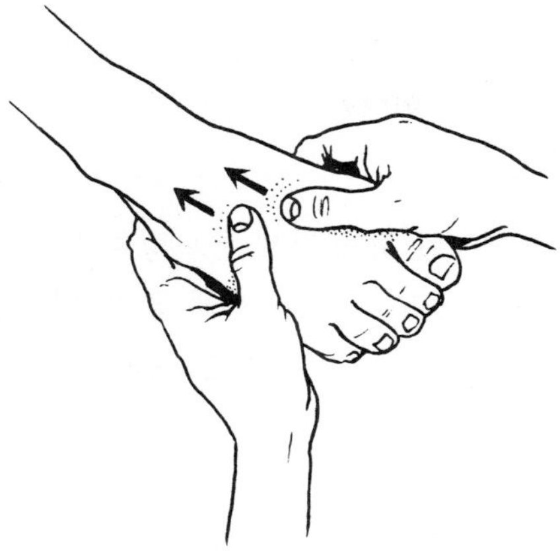

그림 12-27 발등 엄지 스트로크(어루만지듯 쓸어주기)

10. 발바닥 가로지르며 엄지 스트로크

제6장 참조

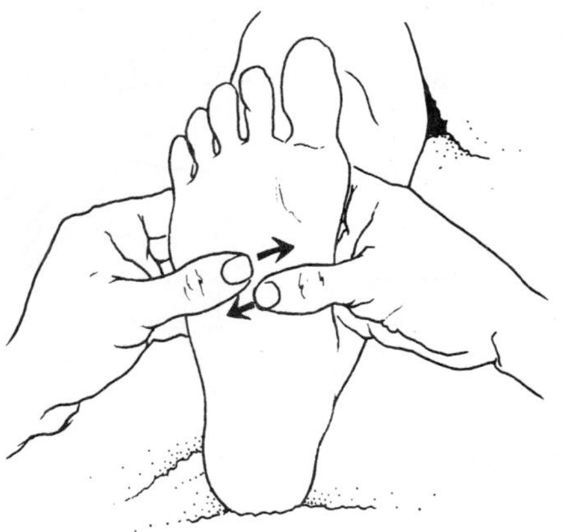

그림 12-28 발바닥 가로지르며 엄지 스트로크

11. 발가락 니딩

제6장 참조

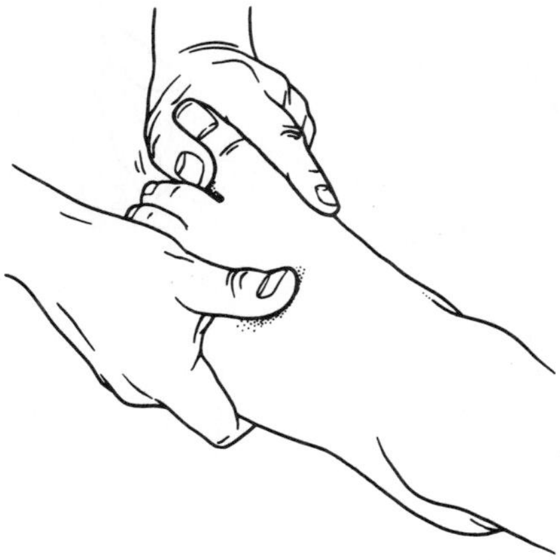

그림 12-29 발바닥 니딩

12. 다리 전체의 전면을 에플루라지

1번을 반복한다.

반대편 다리에서 1-12번을 시행한다.

배(Abdomen)

배의 순서(6장에서 기술된 것은 자세한 설명을 생략한다.)

타올을 접어서 배를 노출 시킨다. 작게 말은 타올을 무릎 밑에 끼워 넣어 배를 이완시킨다. 나머지의 1/3 오일을 사용한다. 복부에 오일을 시계방향으로 둥글게 퍼뜨린다.

1. 전면, 측면에 에플루라지

제6장 참조

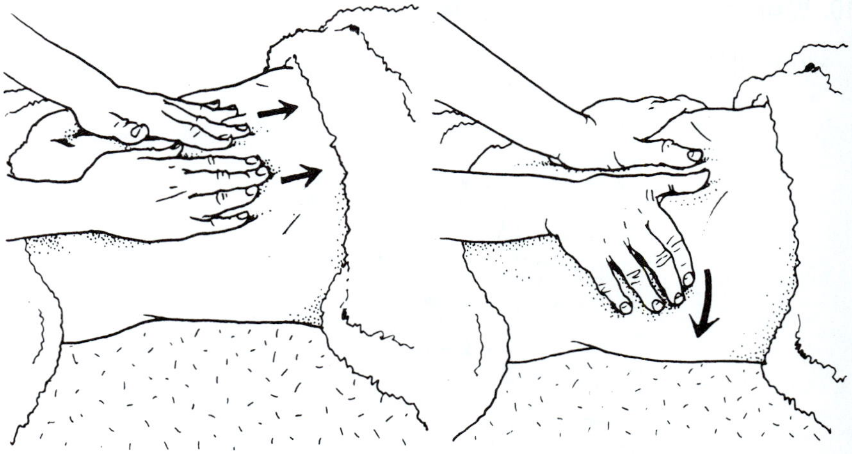

그림 12-30 전면, 측면에 에플루라지

2. 교대로 시계방향 원형 스트로크

제6장 참조

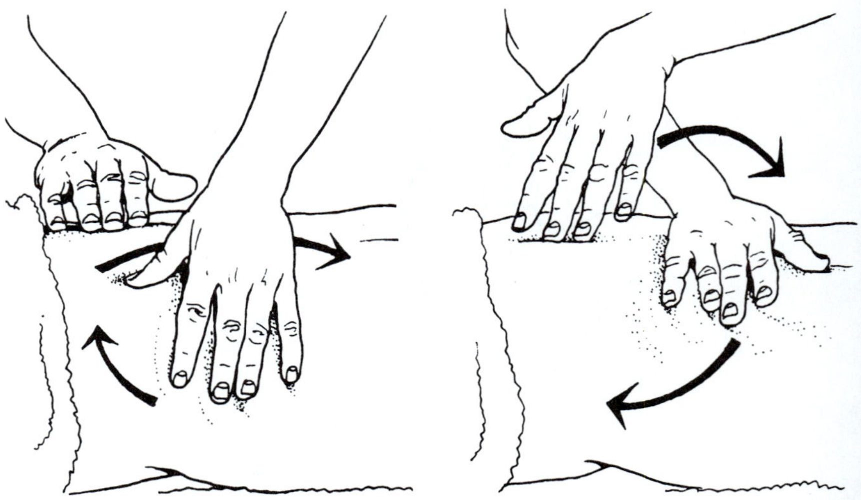

그림 12-31 교대로 시계방향 원형 스트로크

3. 대장 위의 원형 니딩

제6장 참조

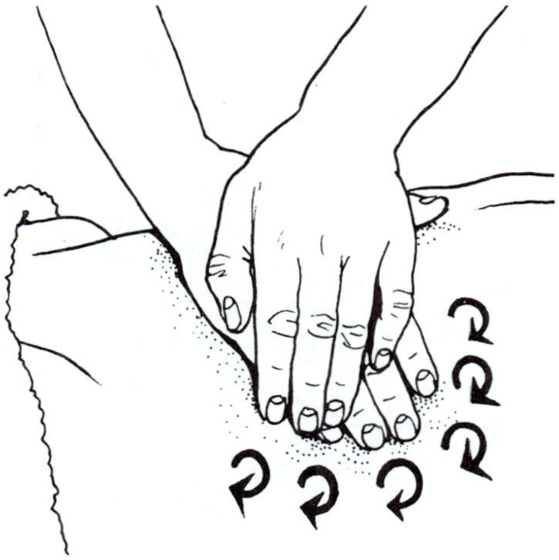

그림 12-32 대장 위의 원형 니딩

4. 교대로 허리 스트로크

스탠스 허리 부근에서 마사지 테이블 위를 보며 걷기-서기 자세

손 한 손은 아래쪽 갈비 위에 놓고 아래, 중심쪽으로 스트로크하며 다른 손은 약간 아래에서 따라온다. 양손으로 갈비 측면에서 엉덩이까지 커버한다. 반대편에도 시행한다.

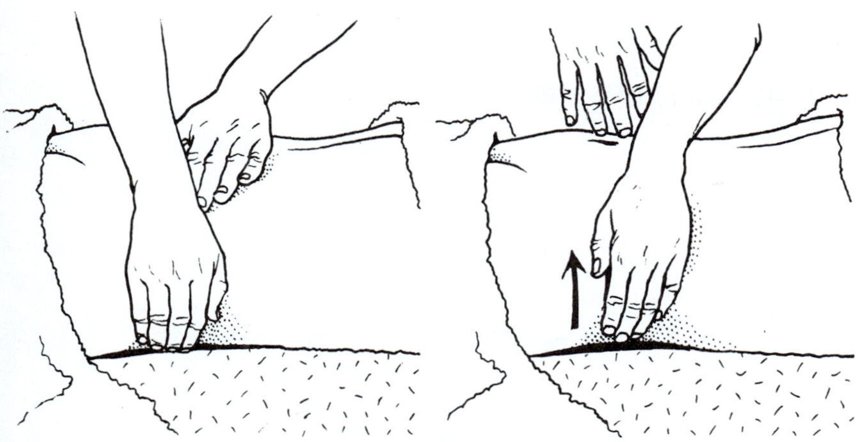

그림 12-33 교대로 허리 스트로크

5. 복부 전, 측면 에플루라지

제6장 참조

팔(Arms)

팔의 순서

나머지 오일을 양손에 바른다. 쓸어 올리며 에플루라지 하며 이 부위 마사지 때는 항상 팔을 지지한다.

1. 팔 전면 에플루라지(제6장 참조)

2. 어깨 포함하여 팔 후면 에플루라지(제6장 참조)

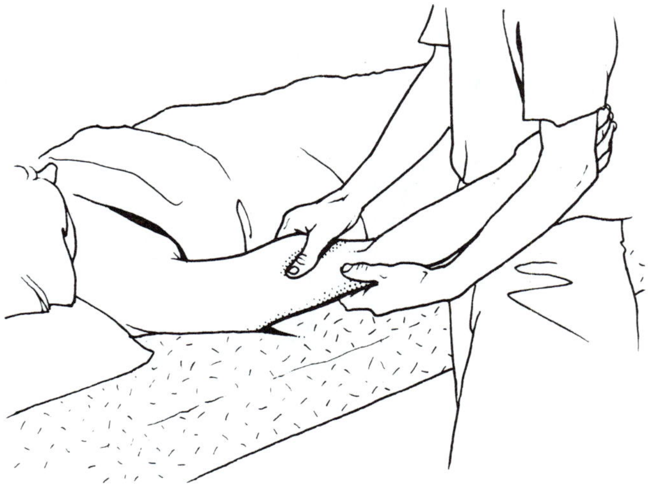

그림 12-34 어깨를 포함하여 팔 후면 에플루라지

3. 팔꿈치에서 어깨까지 에플루라지

스탠스 허리 부위에서 걷기-서기 자세. 피시술자의 팔꿈치를 직각으로 구부려 가슴 위에 올려 놓는다.

손 한 손으로 지지하며 다른 손으로 팔꿈치에서 어깨까지 에플루라지 하고, 어깨를 쓸듯이 돌아 팔꿈치로 내려온다.

4. 전완(forearm) 에플루라지(제6장 참조)

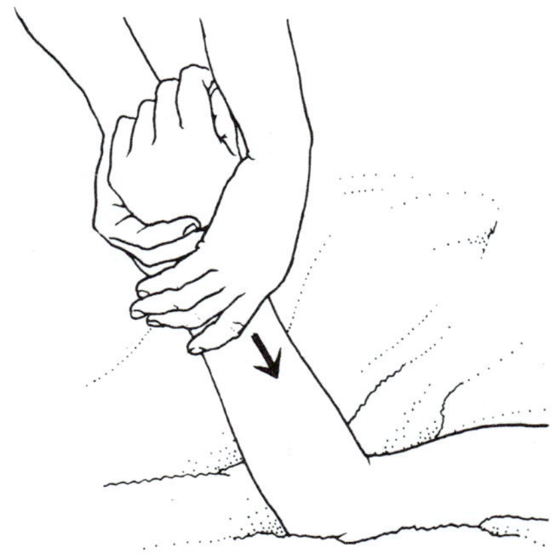

그림 12-35 전완(forearm) 에플루라지

5. 전완 중심선 따라 슬라이딩 프레셔

스탠스 지지된 팔을 바로 보면서 걷기-서기 자세

손 한 손은 팔을 지지하고 다른 손은 손목 위에 팔꿈치를 향하게 놓는다.

전완의 중심선을 따라 팔꿈치까지 안정되게 미끄러 지듯이 압을 가한 다음 가볍게 되돌아온다.

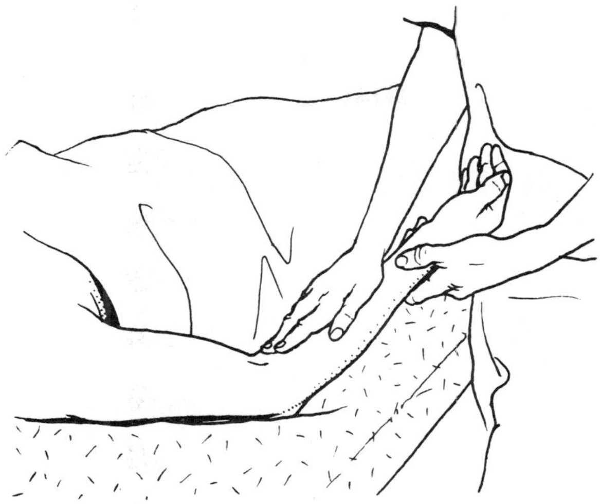

그림 12-36 전완 중심선 따라 미끄러 지듯이 압을 가하기

6. 손바닥쪽으로 엄지 스트로크(제6장 참조)

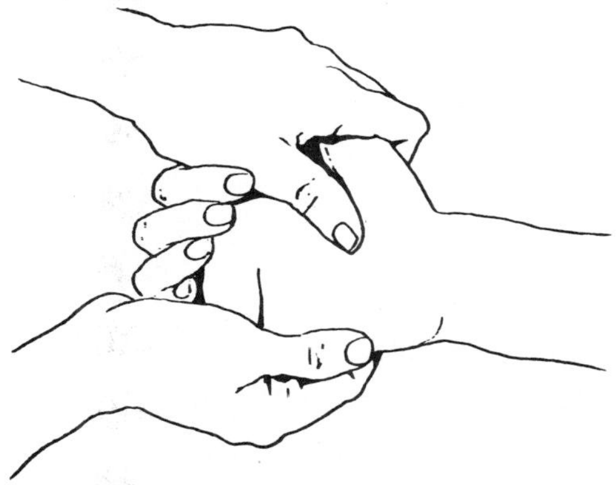

그림 12-37 손바닥 엄지 스트로크

7. 손등쪽으로 엄지 스트로크(제6장 참조)

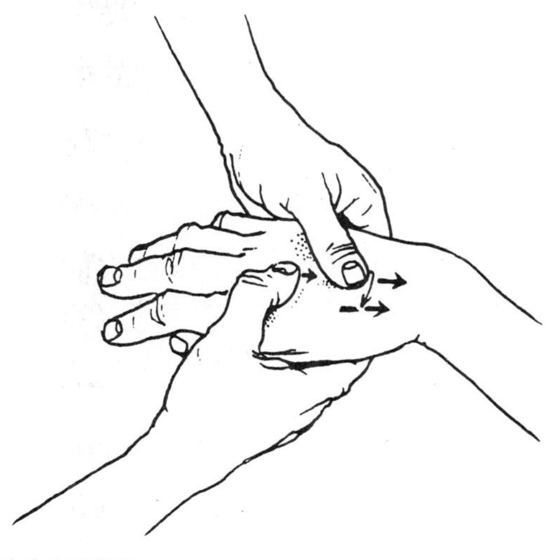

그림 12-38 손등 엄지 스트로크

8. 손 전체 에플루라지

1-2번을 반복한다.

반대편 팔에서 1-8을 시행한다.

이럼으로써 전신 마사지가 끝난다.

시술 요약(SUMMARY OF MOVEMENTS)

등(Back)

1. 등 전체 스트레치
2. 두개골의 기저부 압박
3. 등에 오일 바르기(전신 마사지의 1/3을 소비)
4. 역 에플루라지
5. T자 모양 에플루라지
6. 견갑골 주위의 원형 스트로크
7. 견갑골 주위의 8자 모양
8. 등뼈 한쪽으로 압박해 내려가기
9. 같은 편 눌러내리기
10. 8번 반대편
11. 9번 반대쪽
12. 등의 옆면을 비틀기
13. 등의 옆면을 롤링하기
14. 림프절 쪽으로 에플루라지
15. 요추 부위로 횡 스트로크
16. 천, 장골 부위 엄지로 원형 주무르기
17. 손 바꿔가며 등 옆 부위 에플루라지
18. T자 모양 에플루라지

다리 후면(Back of the leg)

1. 다리 후면에 오일 바르기
2. 다리 전체 손바꿔가며 평평한 손으로 에플루라지
3. 대퇴부, 엉덩이 링잉하기
4. 대퇴부, 엉덩이 에플루라지
5. 손을 번갈아가며 대퇴부 중앙선에 미끄러 지듯이 압을 가하기
6. 대퇴부 전체 에플루라지
7. 무릎 굽힌채 종아리에 한손으로 에플루라지
8. 엄지로 발목에서 무릎까지 미끄러 지듯이 압을 가하기
9. 전체 다리 후면에 에플루라지

다리 전면(Front of the leg)

1. 다리 전체의 측면, 전면을 에플루라지

2. 대퇴부 에플루라지
3. 대퇴부 양손 니딩
4. 대퇴부 근육 링잉
5. 무릎 부위 스트로크
6. 발과 다리 에플루라지
7. 발에 에플루라지
8. 발바닥 니딩
9. 발등 엄지 스트로크
10. 발바닥 가로질러 엄지 스트로크
11. 발가락 니딩
12. 다리 전체 전면을 에플루라지

배(Abdomen)

1. 전면, 측면 에플루라지
2. 교대로 시계방향 원형 스트로크
3. 대장 위의 원형 니딩
4. 교대로 허리 스트로크
5. 복부 전, 측면 에플루라지

팔(Arm)

1. 팔 전면 에플루라지
2. 어깨 포함하여 팔 후면 에플루라지
3. 팔꿈치에서 어깨까지 에플루라지
4. 전완 에플루라지
5. 전완 중심선따라 미끄러 지듯이 압을 가하기
6. 손바닥 쪽으로 엄지 스트로크
7. 손등 쪽으로 엄지 스트로크
8. 손 전체 에플루라지

일단 몸전체를 마사지 했으면, 피시술자를 덮어주고 안락한지, 춥지 않은 지를 체크한다. 얼굴, 두피 마사지로 진행하며 얼굴에는 1%의 블렌딩을 사용한다.

얼굴 두피 마사지(Facial and scalp massage)

두피, 얼굴, 가슴을 포함한 마사지는 약 10 ml의 오일과 2~3방울의 정유를 사용한다. 얼굴과 가슴 마사지에는 약 5 ml가 소모된다.

피시술자가 원하면, 두피마사지를 하는데 처음에는 건조한 손으로 시작하며 아로마테라피 오일로 얼굴 마사지를 하게 된다.

시술자는 마사지 테이블의 머리 위에 앉는다.

두피(Scalp)

손바닥에 오일을 약간 올려 놓고 손가락 끝들로 몇 번 찍는다.

1. 두피에 오일 바르기

손가락 끝들을 원모양으로 움직여 전체 두피에 오일을 바른다.

2. 중앙선 압박(pressure)

헤어 라인 가운데에 양 엄지를 겹쳐서 누른다. 점점 뒤로 이동하면서 두정까지 반복한다.

3. 두피 압박(pressure)

2번의 동작을 중앙선에서 1.5인치 옆으로 이동하여 반복한다. 점점 바깥쪽에서 반복하면서 관자놀이(temple, 귓바퀴 위 광대뼈 위의 파인 부분)부분까지 간다.

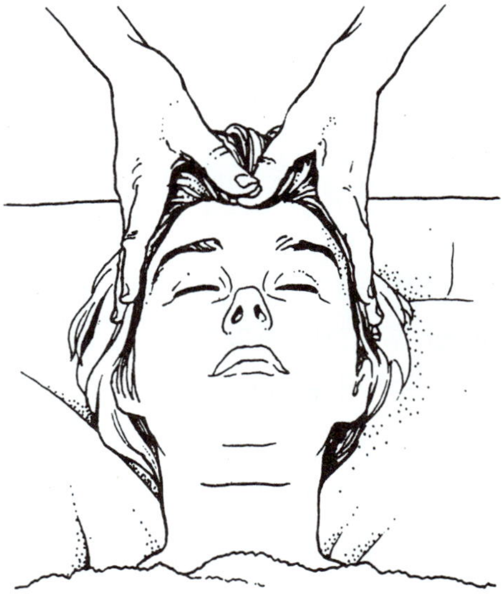

그림 12-39 중앙선 압박

4. 두피에 후릭션

손가락을 구부려 헤어 라인에 댄다. 깊은 원형 동작으로 두피를 두개골

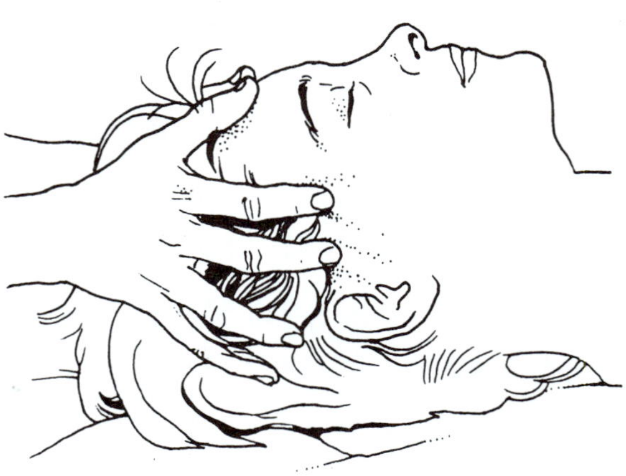

그림 12-40 두피 후릭션(가볍게 원형 마찰)

위에서 움직이게 한다. 점차로 뒤로 이동하면서 전체 두피를 커버한다.

5. 전체 두피 손가락으로 스트로크

인도 헤드 마사지의 테크닉(8장) 참조

얼굴(안면, Face)

목과 가슴을 포함하여야 적절한 얼굴 마사지가 될 것이다.

유용한 정보

시술자는 얼굴 마사지 전에 손을 꼭 씻는다.

얼굴 체계적 순서(Suggested facial routine)

1. 오일 바르기

얼굴과 목 전체에 원형 동작으로 오일을 바른다. 목에서 시작하여 가슴, 어깨, 볼, 콧날, 이마로 진행한다. 아로마 오일을 사용하면, 눈꺼풀은 피한다. 손바닥으로 관자놀이(temple)부위를 살짝 누르면서 끝낸다.

주의점

얼굴에는 1% 용액을 사용한다.

2. 가슴, 어깨, 목 에플루라지

스탠스 마사지 테이블 머리 쪽에 앉는다.

손 가슴 위에 평평하게 놓고 어깨 포인트 쪽으로 진행하며, 목 뒤쪽에서 두개골 기저부를 약간 잡아 끈다.

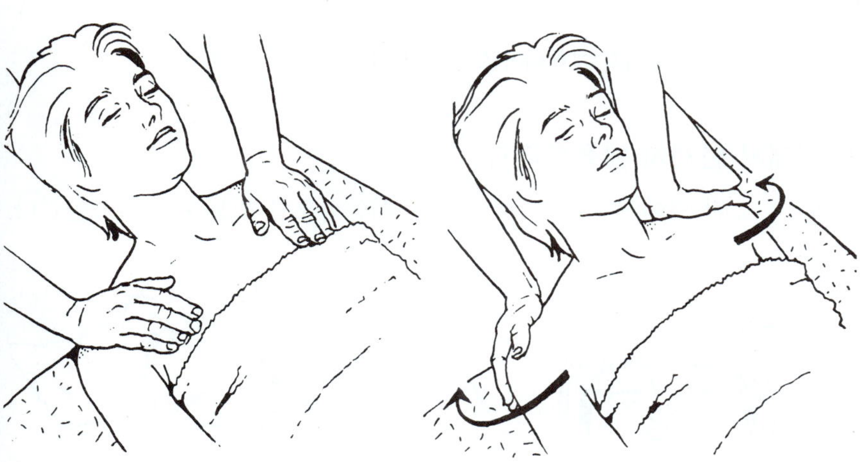

그림 12-41 가슴, 어깨, 목 에플루라지

3. 등 상부 손가락 니딩

손 손가락을 어깨 밑에 넣고 손목의 대다능골(trapezium) 근육을 니딩한다.

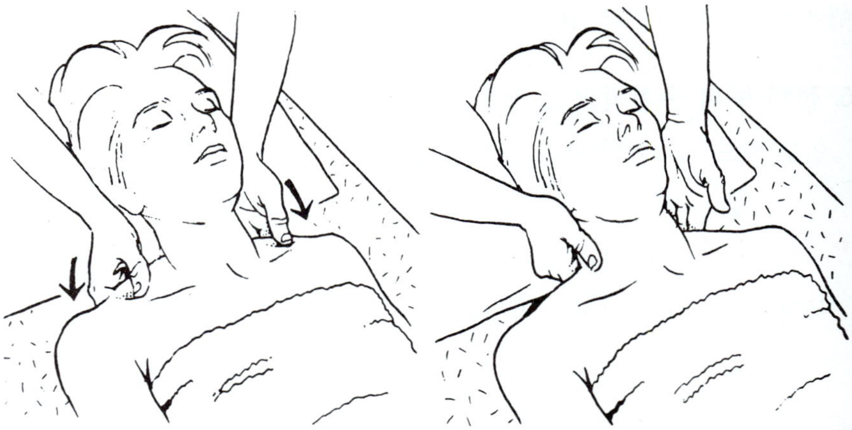

그림 12-42 등 상부 손가락 니딩 (엄지 원형 마사지)

4. 목 에플루라지

손　　어깨와 가슴에서 턱 선까지 교대로 스트로크하여 올린다. 전체 목을 커버한다.

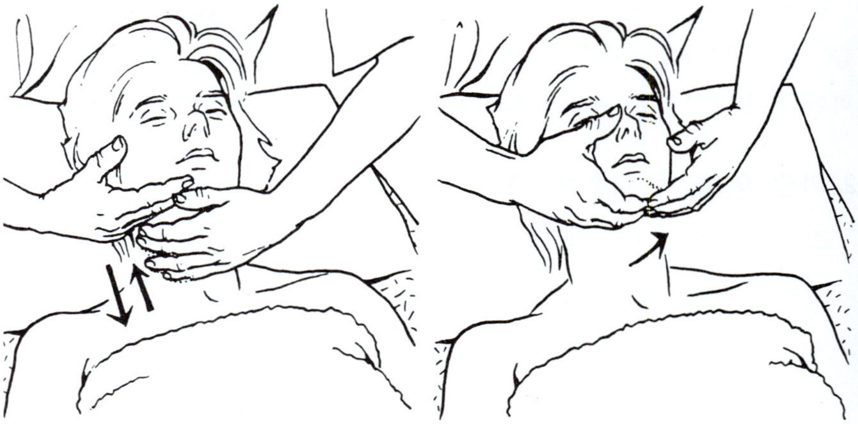

그림 12-43 목 에플루라지 (교차 쓸어올리듯 마사지)

5. 턱에서 뺨까지 에플루라지

손　　턱 밑에서 손을 깍지 낀 후, 양쪽 뺨으로 스트로크하며 올린다.

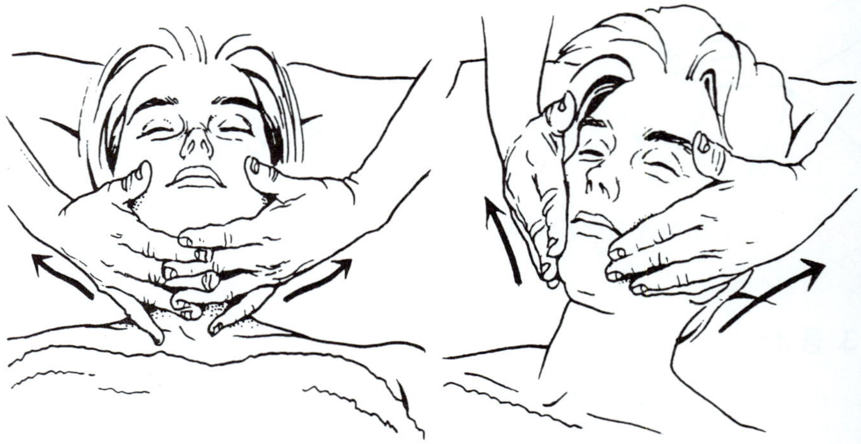

그림 12-44 턱에서 뺨까지 에플루라지 (근육 리프팅 마사지)

6. 안면골 지압

손　　이마에 엄지를 놓고 검지, 중지를 코 옆에 놓는다. 안면 골에서 관자놀이 부위까지 손가락에 압을 주면서 이동시킨다.

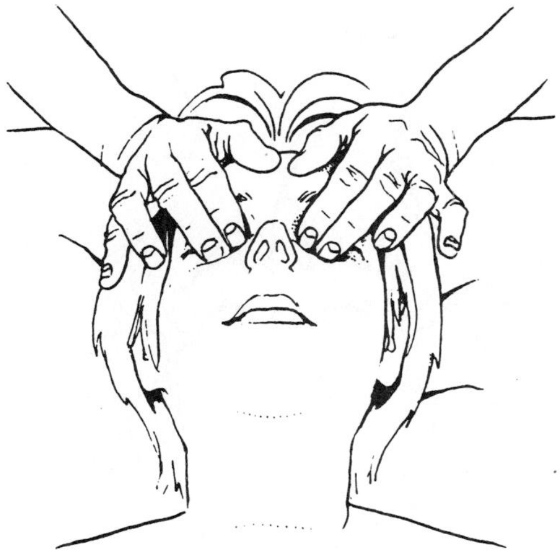

그림 12-45 안면골 지압

7. 손가락으로 원형 스트로크(끌어올리듯 원형 마사지)

손　　중지로 콧날에서 시작하여, 코 등 측면을 따라 위로, 눈썹 위 선을 따라 옆으로, 안면골을 따라 아래로 다시 콧날 옆으로 돌아온다. 양손을 동시에 같이 이동시킨다.

8. 눈썹에서 이마까지 압박(pressure)

손　　양손 손가락을 관자놀이 부위에 놓고 양 엄지는 눈썹 사이에 놓는다.

눈썹을 따라 압박한 후, 1인치씩 위로 이동하여 반복하여 전체 이마를 커버한다.

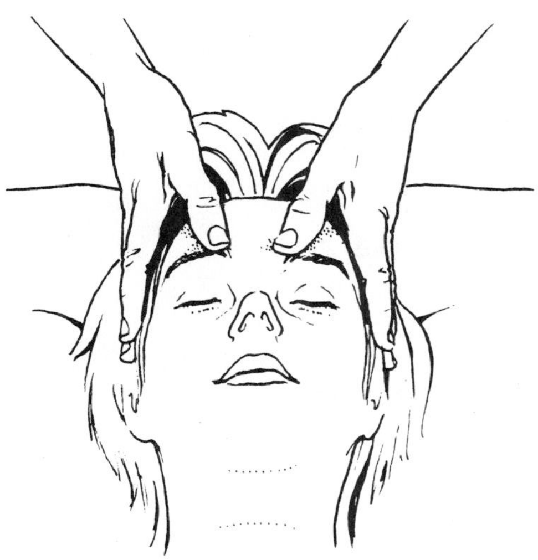

그림 12-46 눈썹 압박

9. 이마를 가로질러 스트로크

손 　손가락을 관자놀이 부위에 놓고, 엄지 기저부를 이마 중앙선에 놓는다. 엄지로 바깥 쪽으로 손가락에 닿을 때까지 스트로크한다.

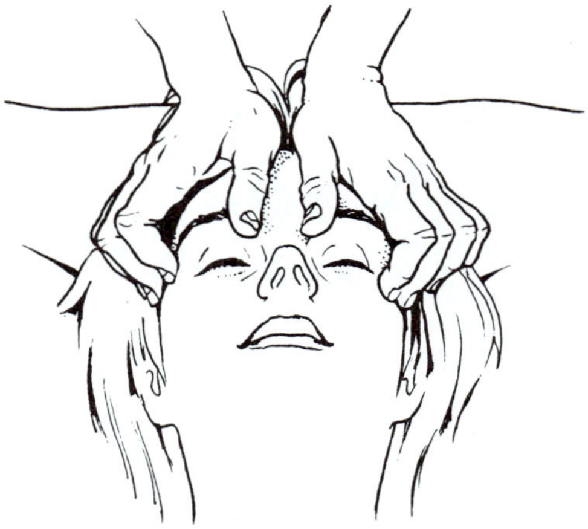

그림 12-47 이마를 가로질러 스트로크

10. 이마에 교대로 손바닥으로 스트로크

손 　교대로 손바닥으로 관자놀이 부위에서 머리 경계선까지, 이마를 건너서 반대편 관자놀이까지 위쪽으로 스트로크한다.

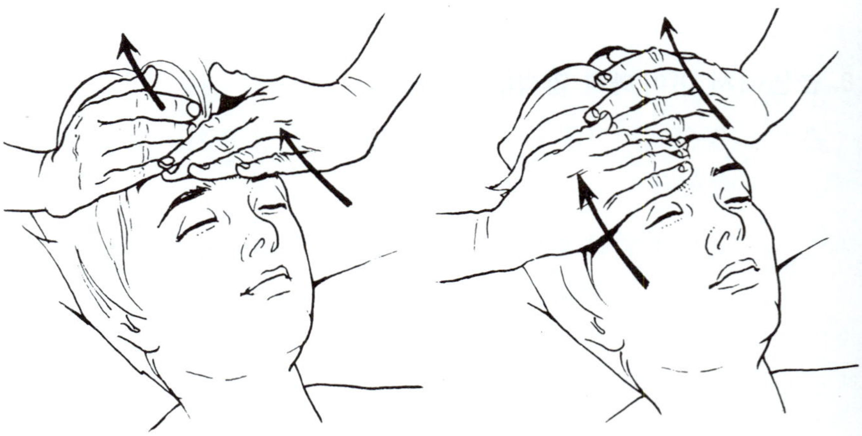

그림 12-48 이마에 교대로 손으로 스트로크

주의점
마사지가 마지막으로 가면 동작은 더욱 천천히 가볍게 한다.

11. 턱에서 뺨까지 에플루라지

5번을 반복한다.

12. 가슴, 어깨, 목 에플루라지

2번을 반복한다.

이로써 마사지가 끝나며, 잠시 후 마사지 테이블의 머리를 들어 피시술자를 일으킨다.

심화 지침

두피 얼굴 마사지를 완전히 할 수 있을 때까지 연습하라.

전신 마사지를 필요로 하지 않거나, 적절하지 않을 수가 있다. 각 부분만 아로마테라피 마사지를 하면, 시간도 적게 들고 비용도 적절히 들 수 있다. 예를 들면:

- 등 마사지 – 30분
- 발과 다리 – 각 15분
- 얼굴과 두피 – 30분
- 얼굴, 가슴과 어깨 – 30분

작은 부위를 마사지하면, 오일은 좀 더 높은 농도를 사용한다. 몸에는 3~4%까지 사용할 수 있으나 얼굴은 안된다. 그리고 오일의 안전성을 체크하여야 한다.

실습사항

어떤 종류의 아로마 마사지를 받아야 피시술자에게 득이 될 수 있을까를 고려해 보라:

- 전신마사지
- 발, 다리 마사지
- 얼굴 두피 마사지
- 얼굴, 가슴과 어깨 마사지

마사지가 끝난 후에 피시술자에게 2~3시간은 오일은 닦지 말라고 한다. 왜냐하면 오일의 효과를 최대로 하기 위해서 이다. 오일이 안정 혹은 자극 효과를 가진 것도 분명히 이야기 해주어야 한다. 운전을 하는 피시술자에는 더욱 그렇다.

의료환경에서의 마사지와 아로마테라피

환자 치료에 이러한 대체의학을 사용하려는 관심이 증가하는 추세이다. 간호사, 물리치료사, 직업적 마사지사들이 여러 해 동안의 의료 환경에서 사용하고 있다. 전인적 접근(holistic approach)이란 용어는 점점 더 신체적인 것보다는 환자의 모든 면을 고려하는 것을 의미하게 되었다. 대체의학 기관에서 교육 받은 비의료인들도 병원, 호스피스 기타 기관에서 환자의 복리를 위해서 정형외과 치료사들과 같이 일하도록 환대받고 있다. 예를 들면, 주요 런던 교육 병원(London teaching hospital)에는 3명의 아로마테라피스트를 암 병동에 배치하고 있고 환자들에게 아로마테라피를 완화 요법으로 제공하고 있다. 이러한 변화는 많은 국립 혹은 사설 치유 센터 (특히, 노인, 정신 병, 말기환자, 다중 장애자를 다루는)에서 반복해서 일어나고 있다.

노인문제(Working with the elderly)

아로마테라피는 노인 간호에 분명한 역할을 할 수 있으며 나이 관련 문제를 해결해 줄 수 있다. 아로마테라피를 교육 받은 간호사들은 많은 문제를 해결해줄 수 있다.

- 면역계가 저하된 호흡기 질환에서 공기 중에 있는 박테리아의 번식을 막기 위해 발향을 한다.
- 순환 장애가 흔하므로 마조람, 블랙페퍼, 진저로 족욕을 하고 아로마마사지를 가미하면 도움이 많이 된다.
- 레몬, 사이프레스, 티츄리를 써서 족욕을 하면, 발의 진균증에 도움이 된다.
- 정신 심리학적 효과도, 특히 착란 상태의 환자에, 역시 중요하다. 아로마는 기억을 자극하고 자신에 관한 이야기를 하게 격려할 수 있다. 기분 좋은 아로마에 부드러운 접촉과 마사지는 환자에게 자기 주변에 좀더 많은 관심을 가질 수 있게 해준다.
- 수면 양상(sleep pattern)에도 영향이 있다. 치매환자에서 라벤더 발향이 수면 양상에 미치는 영향을 분석한 논문이 1993년에 발표되었다. 병원에서 7주간의 과정을 거치며 전기 발향기를 사용했다. 결과로는 환자의 수면 양상이 의미심장한 개선을 보였다.
- 스코틀란드에서 물리치료사들은 정신박약 노인들이 손이 안으로 굽는 내전기형(flexion deformity)을 막기 위해 사용하던 부목(splint)을 제거하고 아로마마사지를 사용하였다. 부목은 손이 주먹을 쥔 상태로 굳어버리는 것을 막는 방법이었다. 간호사와 물리치료사들이 1시간에 수 분(a few minutes) 동안 안정향을 포함한 손 마사지를 시행하고, 느슨하게 말은 타올 위에 손을 올려 놓은 결과, 부목 없이 지낼 수 있었다.

산과 병동(Labour ward)

옥스포드에 존 래드클리프 모성 병원(John Radcliffe Maternity Hospital in Oxford)에서, 출산 시 고통을 줄이고 산모를 안정시키는 방법을 찾으려 했던 조산사(midwives)들은 그 목적을 위해 정유를 사용하여 그것을 평가하기 시작했다. 6달 걸린 이 연구계획에서 라벤더, 클라리 세이지, 페퍼민트, 유칼립투스, 케모마일, 후랑킨센스, 자스민, 로즈, 레몬과 만다린을 사용하였다.

정유는 목욕, 족욕, 흡입, 마사지 등의 방법에 사용되었다. 가장 효과적인 오일은 라벤더와 페퍼민트였고 클레어리 세이지도 훌륭했다. 산모와 조산사들도 매우 만족 했으며 산과 병동에 정유가 계속 사용되어오고 있다.

중환자실(Intensive care)

로얄 서세스 주립병원의 중환자나 심장병동에 관한 연구에서 마사지와 정유 사용은 심박수(heart rate)와 호흡수(breathing rate)를 대부분의 환자에서 줄이고, 마사지만 사용하는 것 보다는 두 가지 사용이 좀 더 효과적이었다 라는 것을 보여준다. 캐리어 오일에 라벤더를 섞어 발 마사지를 한 환자들과 캐리어 오일로만 마사지를 한 환자들을 비교하였다. 라벤더를 섞은 환자들의 심박수는 의미심장하게 저하되었다.

걱정(근심 Anxiety)

버밍햄 여성병원(Birmingham Women's hospital)에서 마사지나 정유의 흡입이 수술 전 환자의 혈압을 떨어뜨릴 수 있을까에 대한 연구를 시도했었다. 수술에 대한 걱정이 혈압을 올리고 이로써 수술이 지연되거나 약을 많이 써야 하는 일이 되었기 때문이다. 아로마테라피로 좋은 성과를 거두었다.

소아 문제(Children)

아로마테라피와 마사지는 최근에는 여러 전문 마사지사들에 의해 관계 개선, 걱정 해소, 신체 기능 개선의 목적으로 사용되고 있다.

한 예로, 치료사가 어린이의 손을 라벤더로 마사지 하는 것이다. 이는 안정을 위하거나, 운동 전에 손의 준비를 위해 한다. 다른 예로는 공기 중에 발향시켜 집중력과 이완을 증대시키는 것이다.

눈이 안보이고 귀가 안 들리는 다중 장애아들은 정유를 사용한 마사지가 시술자나 선생님과의 관계 개선에 도움이 된다.

알코올 중독자(Alcoholism)

여자 알코올 중독자들에게 술을 절제하기 위한 센터에서 작업이 이루어졌었다. 초기 치료의 목표는 라벤더와 로즈를 사용하여 감정을 편안하고 풍부하게 만드는 것이었다. 알코올 중독 말기에 근육 긴장이나 면역계 억제 같은 신체 증상이 나타나며, 이것은 자기의 이미지를 개선하고, 감정적 스트레스를 줄이고, 알코올 중독에 수반되는 신체적 문제를 없애줌으로써 좋아질 수 있다는 것이 발견되었다.

변비(Constipation)

집에서 치료받는 어린이와 어른은 대개 변비로 고생하게 마련이다. 복부에 아로마마사지를 하면, 관장을 대체할 만큼 훌륭한 효과가 있다는 것이 알려졌다. 훨씬 덜 강압적이며 불편을 야기하지 않는 방법이 된다.

앞으로의 전망

병원, 호스피스, 기타 기관에서 아로마테라피와 기타 보조요법을 사용하는 예는 아직도 많다. 전문의들이 그러한 치료의 가치를 받아들이므로써 미래에는 좀더 엄선된 아로마테라피스트가 더욱 필요하게 될 것이며 의료인들의 적임을 맡으려는 요구도 증가될 것이다.

실습사항

전문 잡지를 탐구해서 문헌 연구를 해보라. 그리고 의료환경에서의 마사지와 아로마테라피의 사용에 대해 참고 문헌들을 모아 보라.

핵심용어

이들 단어의 의미를 알아야 한다. 본문이나 용어(glossary)에서 이 단어들을 확인하라.

- 지압(acupressure)
- 확산(diffusion)
- 심리 효과(psychological effects)
- 치료적(therapeutic)
- 완화(palliative)

참고문헌

Barclay, J., 'The Story of Care in Our Hands', *Physiotherapy*, May 1994 vol. 80 no. 5.

Beck, M. *The Theory and Practice of Therapeutic Massage*, Milady Publishing Company, 1988.

Brown, Denise, *Aromatherapy*, Headway Lifeguides Series, 1993.

Burns, E. and Blamey, C., 'Soothing Scents in Childbirth', *The International Journal of Aromatherapy*, 1994 vol. 4 no. 1.

Corbett, M., 'The Use and Abuse of Massage and Exercise', *The Practitioner*, Jan 1972 vol. 208.

Cowmeadow, O., *The Art of Shiatsu*, Element Books Ltd, 1992.

Davis, P. *Aromatherapy*, an A–Z, C.W. Daniel Company Ltd, 1990.

Ernst, E. et al., 'Massages Cause Changes in Blood Fluidity', *Physiotherapy*, 1987 vol. 73 no. 1.

Fire, M., 'Providing Massage Therapy in a Psychiatric Hospital', *International Journal of Alternative and Complementary Medicine*, June 1994.

Gillam, L., 'Lymphoedema and Physiotherapists: Control not Cure', *Physiotherapy*, December 1994 vol. 80 no.12.

Grisogono, V., *Sports Injuries*, Churchill Livingstone, 1989.

Hayward, L., *Indian Head Massage*, Conservatree, 1997.

Henry, J. et al., 'Lavender for Night Sedation of People with Dementia', *International Journal of Aromatherapy*, 1994 vol. 6 no. 2.

Herring, M., 'Aromatherapy – Making Connections', *International Journal of Aromatherapy*, 1994 vol. 6 no. 1.

Hollis, M., *Massage for Therapists*, Blackwell Scientific Publications, 1987.

Hovind, H. and Nielsen, S., 'Effect of massage on Blood Flow in Skeletal Muscle', *Scandinavian Journal of Rehabilitation Medicine*, Med 6: 74–77, 1974.

Holey, E. and Cook, E., *Therapeutic Massage*, WB Saunders Company Ltd, 1998.

International School of Aromatherapy, *A Safety Guide on the Use of Essential Oils*, Nature by Nature Oils Ltd, London, 1993.

Lawless, Julia, *The Encyclopaedia of Essential Oils*, Element Books Ltd, 1992.

Lidell, L., Thomas, S., Beresford Cooke, C., Porter, A., *The Book of Massage*, Ebury Press, 1987.

Liechti, E., *Shiatsu, Japanese Massage for Health and Fitness*, Element Books, 1992.

Lavabre, M., *Aromatherapy Workbook*, Healing Arts Press USA, 1990.

Lundberg, P., *The Book of Shiatsu*, Gaia Books Ltd, 1992.

Marshall Cavendish, *How the Body Works*, Marshall Cavendish,1979.

Maxwell Hudson, C., *The Complete Book of Massage*, Dorling Kindersley, 1988.

Minett, P., Wayne, D., Rubenstein, D., *Human Form and Function*, Collins International, 1992.

Pitman, V., MacKenzie, K., *Reflexology: A Practical Approach*, Stanley Thornes (Publishers) Ltd, 1997.

Price L., *Carrier Oils for Aromatherapy and Massage*, Riverhead, 1999.

Price, S., *Practical Aromatherapy*, Thorsons Publishing Group, 1987.

Price, S., and Price, L., *Aromatherapy for Health Professionals*, Churchill Livingstone, 1995.

Quinter, J., 'Apropos Rub, Rub, Rubbish, Massage in the Ninteenth Century', *Physiotherapy*, 1993 vol. 79 no. 1.

Roberts, P., 'Theoretical Models of Physiotherapy', *Physiotherapy*, June 1994 vol. 80 no. 6.

Sanderson, H., Ruddle, J., 'Aromatherapy and Occupational Therapy', *British Journal of Occupational Therapy*, 1992, 55(8).

Sachs, M., *Ayurvedic Beauty Care*, Lotus Press, 1994.

Simms, J., *A Practical Guide to Beauty Therapy*, 2nd edition, Stanley Thornes (Publishers) Ltd, 1998.

Sigerist, H.E., *A History of Medicine*, Oxford University Press Inc., 1951.

Tisserand, R., 'Aromatherapy Today', *International Journal of Aromatherapy*, 1993 vol. 5 no. 4.

Tortora, G. and Grabowski, S.R., *Principles of Anatomy and Physiology*, John Wiley & Sons Inc., 2000.

Vickers, A., *Massage and Aromatherapy*, Stanley Thornes (Publishers) Ltd, 1996.

Woolfson, A. and Hewitt, D., 'Intensive Aroma Care', *International Journal of Aromatherapy*, 1992 vol. 4 no. 2.

Ylinen, J. and Cash, M., *Sports Massage*, Stanley Paul & Co Ltd, 1988.

용 어

각질(keratin) — 머리와 손톱에 주요 구성요소인 불용성 단백질.

건(tendon, 힘줄) — 근육을 뼈와 접합시키는 비탄력적 질긴 연결조직.

견인(traction) — 어느 한 부분, 특히 관절을 부드럽게 잡아당김.

경락(meridian) — 에너지의 흐름에 따른 몸의 길.

금기(contraindication) — 수행되지 않아야 할 제한조건.

기부의(proximal) — 신체의 기준점에서 가까운.

긴밀한 유대(bonding) — 아이가 부모에게 느끼는 친밀감.

긴장(tension) — 스트레스에 몸이 반응하는 것.

내분비선(endocrine glands) — 혈액이나 림프로 직접적으로 호르몬을 분비하는 관이 없는 선으로 신체를 조절하는 신경계와 함께 기능하고 항상성을 유지한다.

대사율(metabolic rate) — 한정된 시간에 몸에서 사용되어지는 에너지의 양.

덱스트로우스(dextrous) — 숙련된, 솜씨 좋은.

독소(toxin) — 조직에 위해를 가하는 물질.

둔근(gluteal) — 엉덩이 위의 부분.

롤링(rolling) — 엄지와 손가락 사이로 피부를 굴리는 듯한 마사지 방법.

림프구(lymphocytes) — 바이러스나 박테리아를 파괴시키는 항체를 만드는 하얀 혈액세포.

마찰(friction) — 온기를 생산하는 피부의 빠른 문지름.

말단의(distal) — 신체의 기준점에서 멀리 떨어진.

메일샷(mailshot) — 광고와 같이 많은 고객에게 한 번에 편지를 보내는 일.

모세기관지(bronchioles) — 폐에 작은 관이 알베올리로 이끄는 즉, 폐포의 작은 가지.

모세혈관(capillary) — 동맥과 정맥을 연결하는 매우 작은 혈관.

물리치료(physiotherapy) — 병, 불구, 상해를 물리적인 방법으로 치료하는 것.

미세정맥(venule) — 정맥계의 끝부분에 있는 작은 정맥.

반사(reflex) — 자극에 무의식적으로 반응하는 것.

변연계(limbic system) — 감정과 정서에 영향을 주는 대뇌의 시상과 시상하부에 연결되어 시상하부가 받아들인 충동이 여기서 통합된다. 즉, 간뇌 시상하부의 기능지배하는 역할.

봉와직염(cellulitis) — 피하조직과 연관되는 염증.

비뇨기계의(urinary) — 방광과 연관된.

사지골격(appendicular skeleton) — 두 개의 환상골과 사지의 뼈들.

세동맥(arterioles) — 모세관 끝 동맥의 작은 가지들..

셀룰레이트(cellulite) — 피부를 두툼하게 하는 울퉁불퉁한 피하의 지방.

소화관(alimentary canal) — 입부터 항문까지 음식물의 소화가 일어나는 근육성의 관.

수용체(receptors) — 자극을 받아들이는 감각기.

슈파인(supine) — 누운 상태.

스트레스(stress) — 어떤 상황이나, 사람에게서 받는 심리적 압박.

슬개골(patella) — 무릎 뼈.

슬와(popliteal, 오금) — 무릎 관절 후방 부위.

시너지(synergy) — 합하면 각각의 작용의 효과보다 더 큰 작용의 효과가 나타남.

시아추(shiatsu, 지압) — 신체 특정 부위를 눌러 치료하는 방법.

신장의(renal) — 신장과 관련된.

아유르베딕(ayurvedic) — 균형 있는 몸과 마음 정신을 위한 전통적 인도의 치료 시스템.

안정적(sedative, 수면의) — 활성을 줄이는.

알레르겐(allergens) — 알러지와 특이 과민증을 일으키는 물질.

알레르기(allergy) — 알레르겐이나 어떤 물질에 접촉함으로서 일어나는 과민반응.

액와(axilla) — 겨드랑이.

에플루라지(effleurage) — 정맥과 임파 흐름을 촉진시키는 마사지 움직임의 자극.

연결조직(connective tissue) — 섬유와 세포의 다른 타입의 포함하는 다른 조직을 고정시키고 구성하고 지탱시켜주는 조직.

연골(cartilage) — 몸을 지탱하는데 필요한 부분의 단단함을 연결하는 유연한 조직.

연동운동(peristalsis) — 음식물을 전진시키는 규칙적인 장 근육 운동.

오픈 질문(open questions) — 예 또는 아니오로 대답되어질 수 없는 질문.

완화제(palliative) — 고통을 감소시키고 문제를 도와주는 것.

위생(hygiene) — 환경 및 신체가 깨끗한 상태.

이뇨제(diuretic) — 신장에 의해 소변 생산을 증가시키는 물질.

인대(ligament) — 관절에서 뼈와 뼈를 연결해주는 단단한 섬유성 조직 대.

림프(lymph) — 림프관에 포함되는 노르스름한 액체. 조직액과 비슷하나 단백질을 더 함유하고 있다.

림프절(lymph nodes) — 흔히 림프관이라 불리며 항체와 림프구를 만들며 림프를 여과시키는 림프관을 따라 작은 콩처럼 생겼다.

자율신경계(autonomic nervous system) — 내장을 조절하는 신경계, 상응하는 교감, 부교감신경계로 이루어짐.

전인치료(holism) — 정신적, 감성적 심리적인 것을 포함한 건강의 개념.

정골 요법(osteopathy) — 조정에 의한 관리 방법.

중축골격(axial skeleton) — 골격, 두개골, 척추 그리고 몸통뼈의 중심부분.

지방조직(adipose tissue) — 지방세포를 포함하는 결합조직.

직업훈련교육을 위한 국가위원회(NCVQ) — National Council for Vocational Qualifications.

진피(dermis) — 혈관과 신경, 분비기관 모근이 포함되어있는 피부의 두꺼운 층.

척골의(ulnar) — 손과 팔의 새끼손가락 방향.

치료법(therapy) — 치료 방법.

콜라겐(collagen) — 조직과 뼈의 연결 물을 구성하는 단단한 탄력 없는 물질.

클로즈드 질문(closed question) — 예 또는 아니오로 대답할 수 있는 질문.

터포우트먼트(tapotement) — 두드리거나 타격을 가하는 마사지 방법.

패치 테스트(patch test) — 반응이 의심되는 물질을 피부에 작은 반창고에 소량을 묻혀 피부에 접촉시키는 방법.

페트리사지(petrissage) — 조직을 누르거나 짜내는 마사지 방법.

페하, 산도(pH value) — 산/알칼리 수치, 몸에서는 일정수준으로 유지됨.

폐포(alveoli) — 폐 속의 공기주머니.

표피(epidermis) — 진피를 보호하기 위한 피부의 최외측으로 혈관이 없는 층이며 내측에서 외측으로 다섯 개의 층으로 이루어져 있다.

표피탈락(desquamation) — 피부세포 작은 층의 상피성분의 박리.

프로운(prone) — 엎드린 자세.

피토호르몬(phytohormones) — 식물성 호르몬성 물질.

항상성(homeostasis) — 몸의 체내환경의 유지.

항원(antigens) — 항체의 생산물을 자극하는 물질로 면역계가 이물질로 인식하는 단백질.

항체(antibody) — 질병과 싸우는 림프구의 종류인 혈액 속의 단백질.

혈전(thrombus) — 심장이나 혈관 내에 혈액이 응고된 것.

호르몬(hormone) — 내분비선에서 분비되는 화학적 물질.

홍반(erythema) — 피부의 발적.

해저드(hazard) — 위험 요인.

확산(diffusion) — 공기 속에 유동적인 작은 물방울을 고르게 퍼트리는 방법.

활액성의(synovial) — 활액을 만드는 활액막에 둘러싸이고 자유로이 움직이는 관절의.

효소(enzyme) — 몸 안에서 화학반응을 위한 촉매 작용을 하는 복합단백질.

휘발성의(volatile) — 대기속으로 쉽게 퍼지는 성질의 물질.

히스타민(histamine) — 가려움 붉은 자극의 결과인 염증반응부위에서 모세혈관의 확장과 혈관투과성을 증가시키는 화학물질.

B-세포(B-cell) — 항원에 반응하는 항체가 만들어내는 백혈구 세포.

T-세포(T-cell) — 면역세포로서 흉선에서 숙성되며 외부에서 침입하는 세포를 살해함.

유용한 관련기관 주소

Equipment(treatment couches and accessories)

Carlton Professional
Carlton House,
Commerce Way
Lancing
West Sussex BN15 8TA
Tel: 01903 761100

Marshcouch
14, Robinsfield
Hemel Hempstead
Herts HP1 1RW
Tel: 01442 263 199

New Concept
2 Bermuda Road
Ransomes Euro Park
Ipswich,
Suffolk IP3 9RU
Tel: 01473 721559

Polmac Enterprises (Storage boxes)
3, The Briars
High Wycombe,
Bucks. HP1 1ED
Tel: 01494 533857

Oils

Bay House Aromatics (also burners)
88, St Georges Rd.
Brighton BN2 1EE
Tel: 01273 601109

Essentially Oils
8-10 Mount Farm
Junction Road
Churchill
Chipping Norton OX7 6NP
Tel: 01608 659 544

Neal's Yard Remedies
15 Neal's Yard
Covent Garden
London WC2H 9DP
Tel: 020 7379 7222
or by mail order:
29 John Dalton Street
Manchester M2 62S
Tel: 0161 831 7875

Saffron Oils
Belmont House
Newport
Saffron Walden
Essex CB11 3RF
Tel: 01799 540622

Associations

The Association of Reflexologists
27 Old Gloucester Street
London WC1N 3XX
Tel: 0870 5673 320
www.aor.org.uk

Aromatherapy Organisations Council
PO Box 19834
London SE25 6WF
020 8251 7912
www.aromatherapy-uk.org

British Association of Beauty Therapy and Cosmetology
BABTAC House
70 Eastgate St.
Gloucester GL1 1QN
Tel:01452 421114
www.babtac.com

British Complementary Medicine Association (BCMA)
Kensington House
33 Imperial Square
Cheltenham GL50 1QZ
01242 519911
www.BCMA.co.uk

Shiatsu Society of the UK
Eastlands Court

St Peter's Road
Rugby
Warwickshire CV21 3QP
Tel: 0178 855 5051
www.shiatsu.org

Journals

Complementary Therapies in Nursing and Midwifery
Harcourt Publishers Ltd
Foots Cray High St.
Sidcup
Kent DA14 5HP
Tel: 020 8308 5700

Health and Beauty Salon
Quadrant House
The Quadrant
Sutton
Surrey SM2 5AS
020 8652 8268

The International Journal of Aromatherapy
Harcourt Publishers Ltd
Foots Cray High Street
Sidcup
Kent DA14 5HP
Tel: 020 8308 5700

찾아보기

ㄱ

ㄴ

ㄷ

ㅈ

ㅊ

ㅋ